Rauch/Mayr

Die neue Milde Ableitungsdiät

nach F. X. Mayr

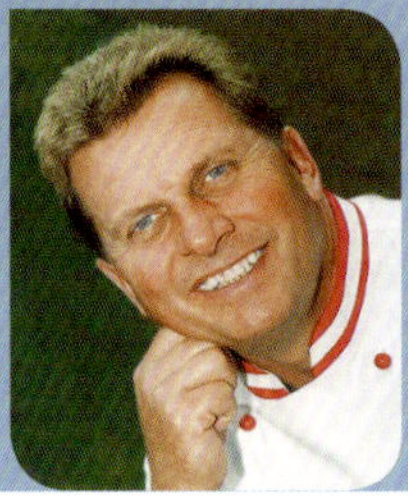

Medizinalrat Dr. Erich Rauch (1922 – 2003) konnte als junger Klinikarzt so hervorragende Heilerfolge Dr. F. X. Mayrs miterleben, dass er sich als sein Schüler entschloss, diesem Weg zu folgen. Heute steht der Name Dr. Rauch wie kein anderer für das erfolgreiche Leben nach dem F. X.-Mayr-Gedanken.

Peter Mayr (Foto) war als Wegbegleiter von Dr. Erich Rauch 27 Jahre lang Chefkoch im bekannten Gesundheitszentrum Golfhotel am Wörthersee und hat die Milde Ableitungsdiät (MAD) von Grund auf entwickelt. Er ist Ernährungsberater und Ehrenmitglied der Internationalen Gesellschaft der Mayr-Ärzte. Homepage: www.fxmayr.com

Liebe Leserin, lieber Leser,

Sie halten ein Buch mit der Kennzeichnung »Das Original von TRIAS« in den Händen – und fragen sich vielleicht, was das bedeutet? Der TRIAS Verlag legt großen Wert darauf, gemeinsam mit seinen Autorinnen und Autoren »Original-Methoden« zu entwickeln, die einzigartig sind und die von uns erstmals publiziert werden. Unsere Autorinnen und Autoren arbeiten kontinuierlich an diesen speziell für unseren Verlag entwickelten Inhalten und der Erweiterung dieser »Original-Methode«. Mit unseren »Original-Methoden«-Büchern liegen Sie immer richtig – es sind allesamt Erfolgstitel im TRIAS Programm. Für das Vertrauen, das Sie uns schenken, bedanken wir uns bei dieser Gelegenheit sehr herzlich.
Ihr TRIAS Verlag

Dr. Erich Rauch, Peter Mayr

Die neue Milde Ableitungsdiät nach F. X. Mayr

Die Aufbaukur für Ihren Darm

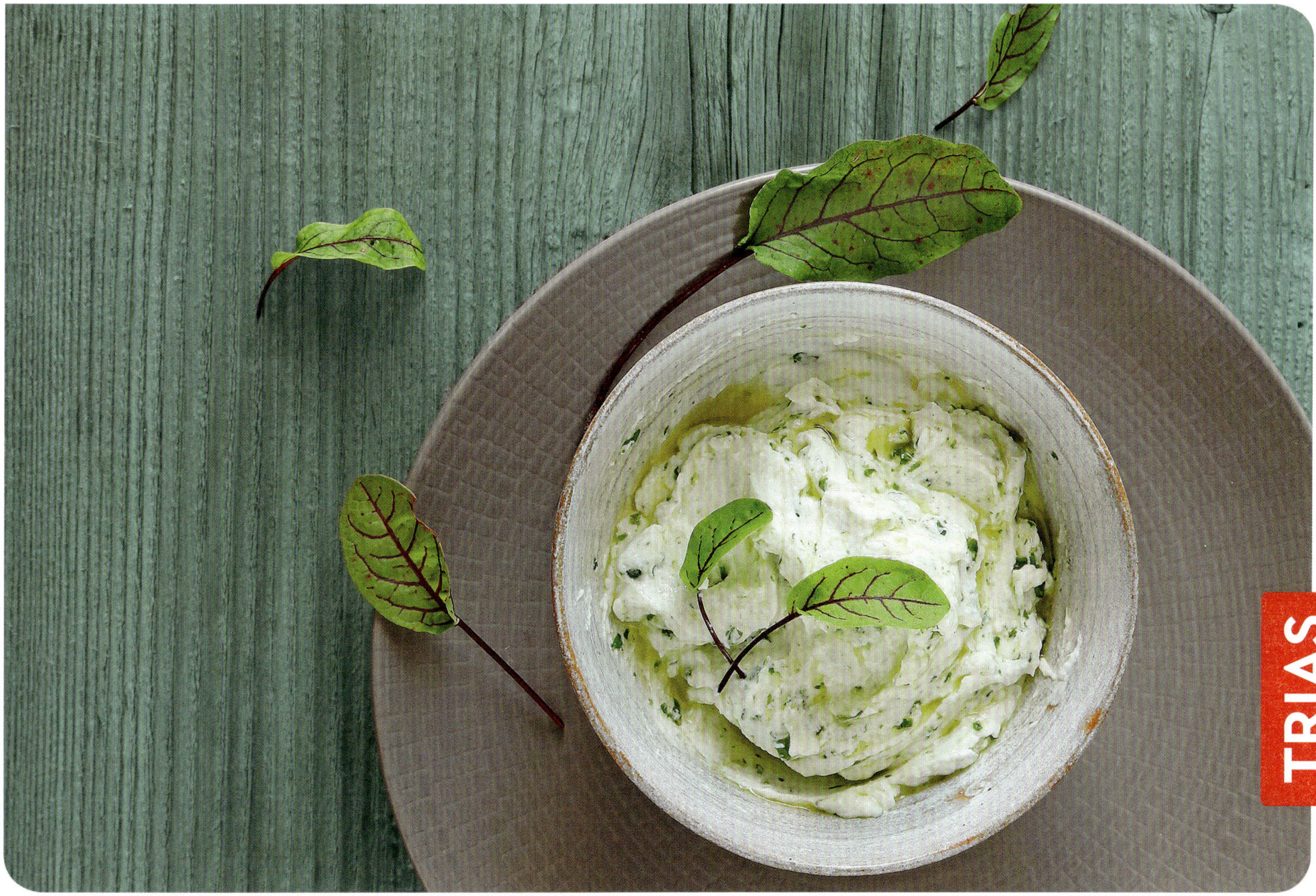

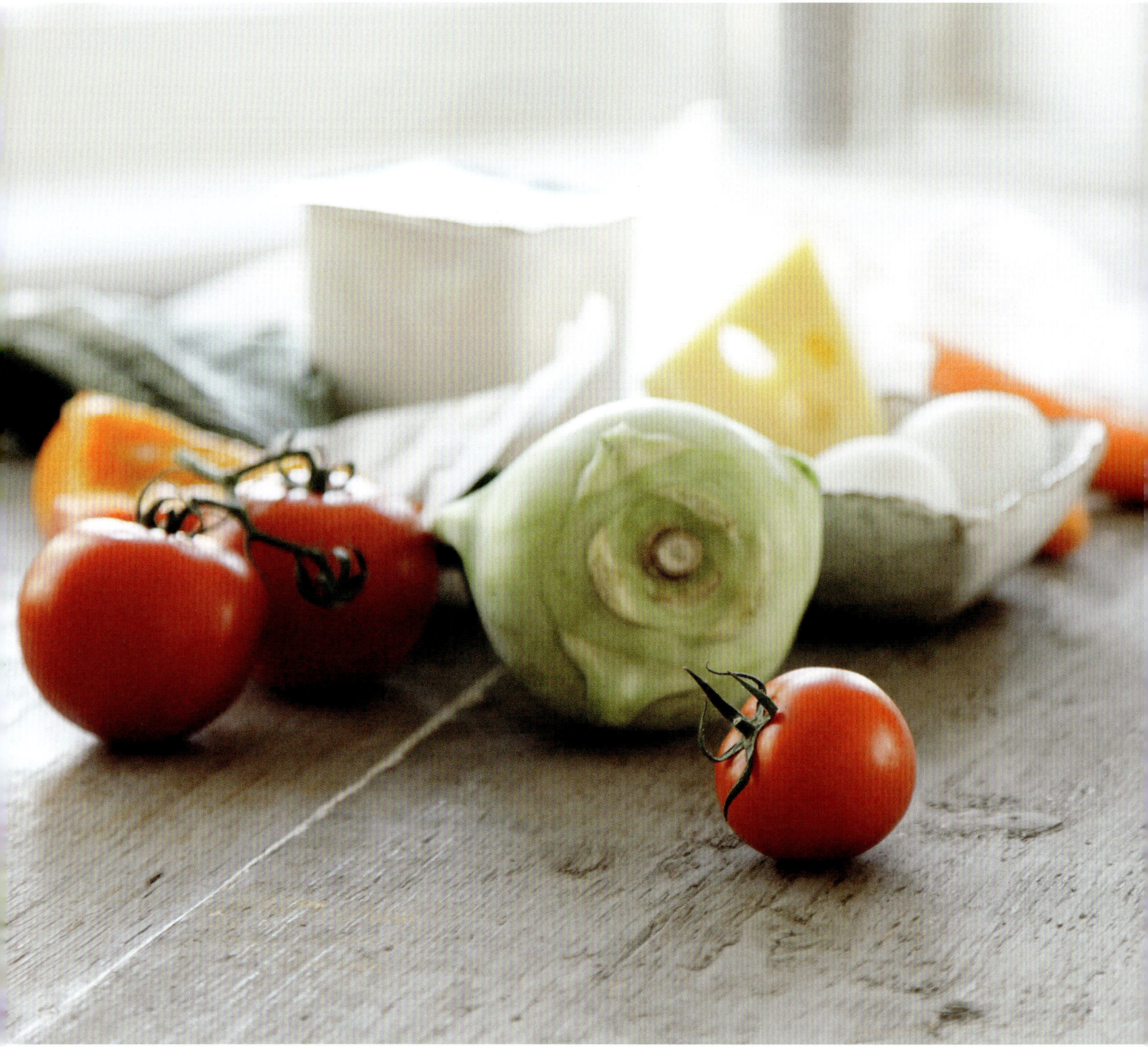

Das Rezept zum Covermotiv finden Sie auf Seite 121.

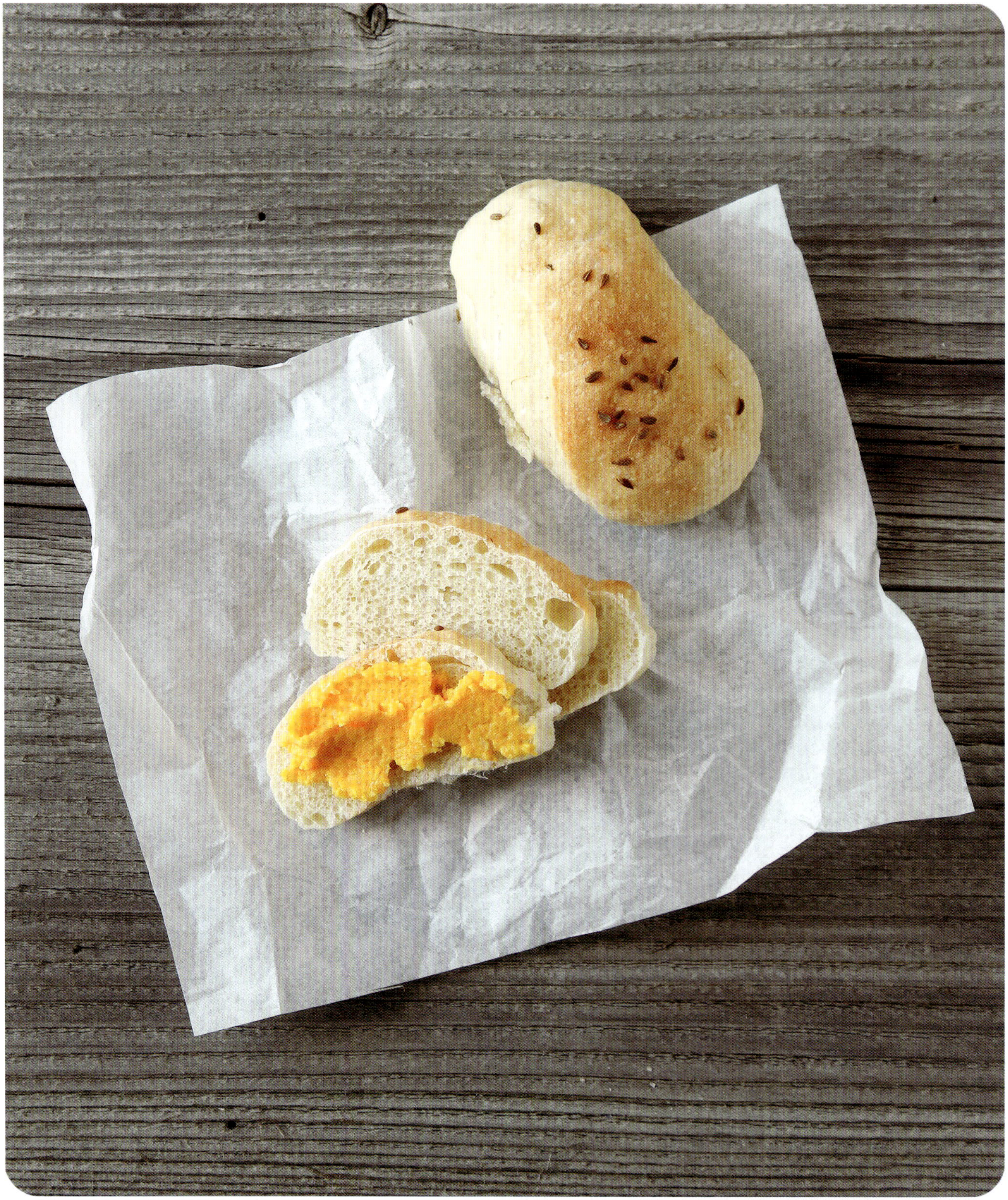

Liebe Leserin, lieber Leser,

Mayr-Kuren haben Tradition. Der österreichische Arzt Dr. med. Franz Xaver Mayr (1875 – 1965) entwickelte die nach ihm benannte Diagnostik- und Therapiemethode, denn er erkannte früh, dass die Darmgesundheit entscheidend für die Gesamtgesundheit und das Wohlbefinden ist. Dr. med. Erich Rauch (1922 – 2003) wurde sein Schüler, entwickelte die Methode weiter und machte sie durch zahlreiche Bücher bekannt. Dieses Wissen hat nichts an Brisanz eingebüßt. Im Gegenteil, im Zeitalter von Fastfood und Fertigprodukten auf der einen sowie Rohkost und Vollkorn auf der anderen Seite bleibt unser Darm auf der Strecke. Es gab wohl noch nie so viele Menschen wie heute, die durch falsche und Überernährung unter Verdauungsschwäche, Verschlackung und Übersäuerung mit allen Folgebeschwerden und -erkrankungen leiden.

Eine Mayr-Diät ist da die reine Wohltat für den malträtierten Darm: Endlich erhält er genau das und nur so viel, wie er tatsächlich verarbeiten kann. Es gibt verschiedene Abstufungen von Mayr-Kuren. Sie dienen alle der Schonung und Regeneration des Verdauungstraktes sowie der Stärkung der Verdauungskraft. Das Ziel ist eine gesunde, bedarfsangepasste, vollwertige Ernährung, die der individuellen Verdauungsleistung entspricht. Die Milde Ableitungsdiät (MAD), um die es hier geht, ist die mildeste Mayr-Kurform, die auch problemlos zuhause durchgeführt werden kann. Sie ist für jeden geeignet, der etwas für seine (Darm-)Gesundheit tun möchte, unabhängig davon, ob dies vorbeugend geschieht oder Sie bereits unter Beschwerden leiden. Die MAD kann ebenfalls als Überleitung von einer anderen Mayr-Diät (z. B. Teefasten oder Milch-Semmel-Diät) zur Normalkost dienen.

Dieser Buchklassiker wurde für die 18. Auflage gründlich entschlackt und überarbeitet. Dies haben Peter Mayr, der als Diät-Küchenmeister schon für die 1. Auflage 1978 die Rezepte entwickelte, und für den 2003 verstorbenen Autoren Dr. Erich Rauch sein Sohn Dr. Florian Rauch – ebenfalls Mayr-Arzt – übernommen.

Klagenfurt und Wien, Herbst 2014
Peter Mayr und Florian Rauch

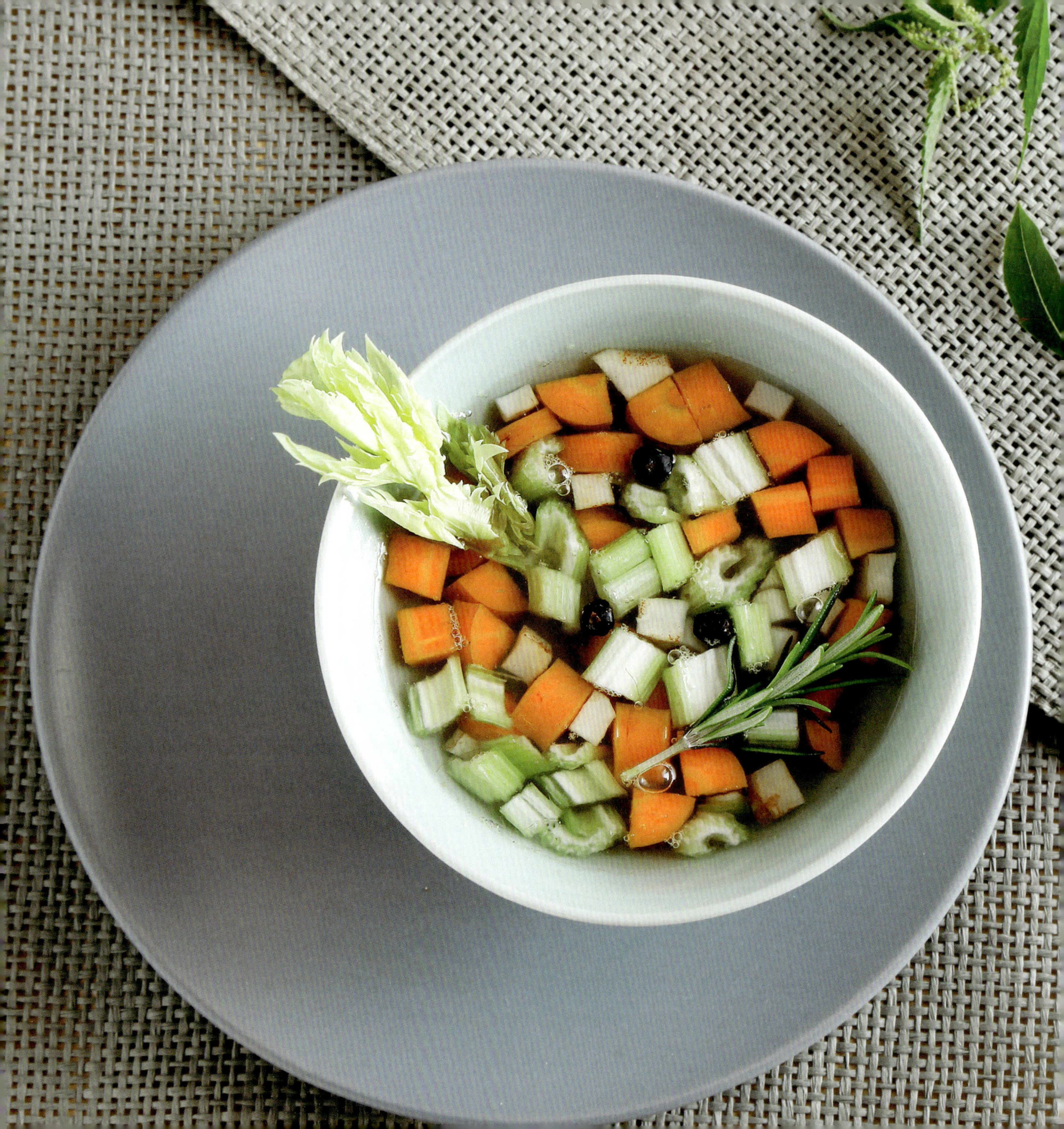

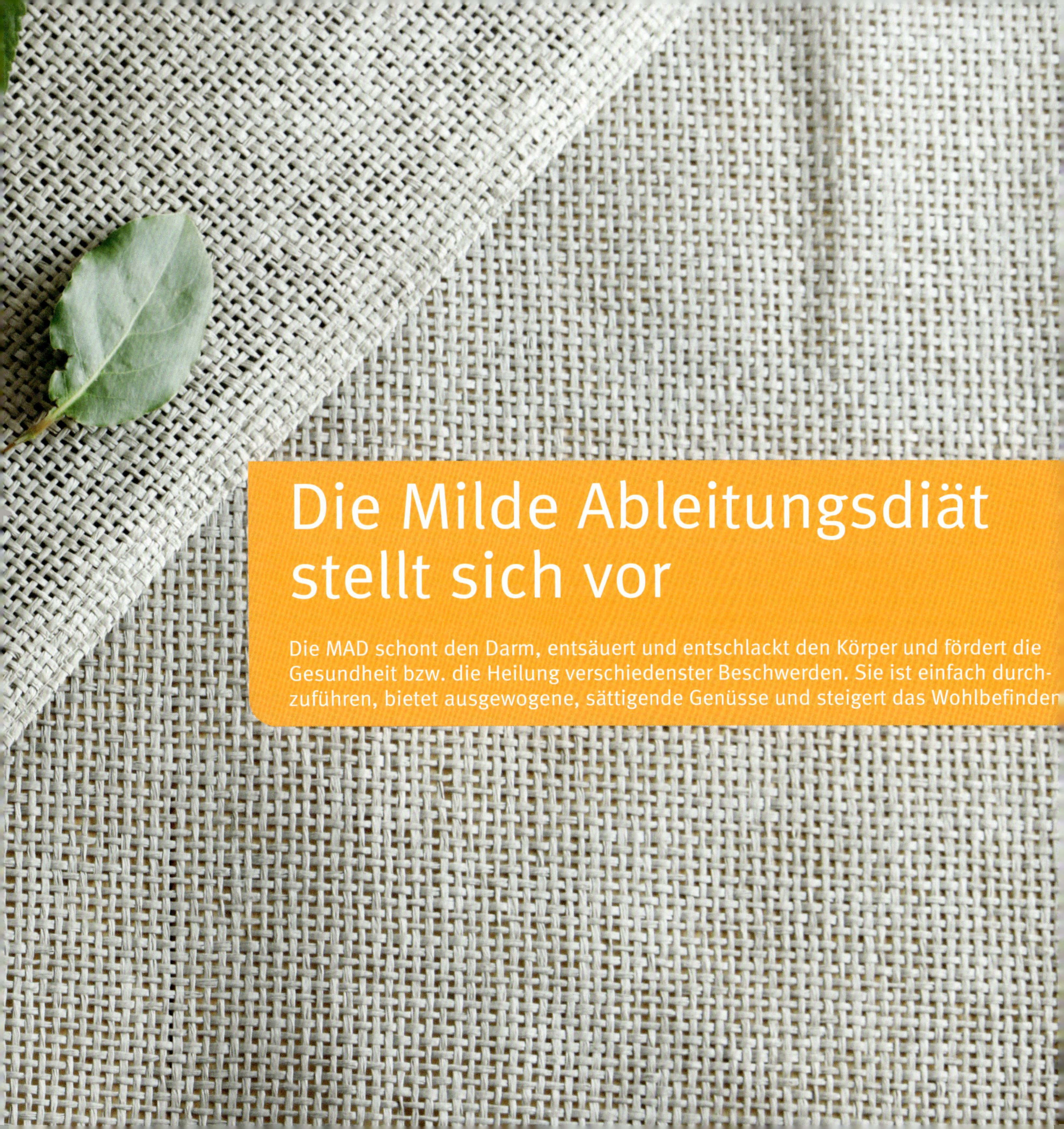

Die Milde Ableitungsdiät stellt sich vor

Die MAD schont den Darm, entsäuert und entschlackt den Körper und fördert die Gesundheit bzw. die Heilung verschiedenster Beschwerden. Sie ist einfach durchzuführen, bietet ausgewogene, sättigende Genüsse und steigert das Wohlbefinden

Die Grundlagen der MAD

Die MAD entspricht einer leichten Vollkost. Es werden nur Nahrungsmittel verzehrt, die reizarm, fettarm und leicht verdaulich sind. Gedünstetes Gemüse und Milchprodukte kommen täglich auf den Tisch. Auf Rohkost oder Vollkornprodukte wird verzichtet.

Nach einer fernöstlichen Erzählung hat einst ein berühmter Weiser seinen Schülern in der Lebenskunst die Frage gestellt: »Wo beginnt die Verdauung?« Der Erste sagte: »Im Darm, denn da wird die Nahrung in ihre Bestandteile zerlegt und das Gute davon dem Blut übergeben.« Der Meister verneinte. Der Zweite verwies auf den Magen, er sei die erste Station der Verdauung. Der Meister verneinte. Der Dritte meinte: »Im Mund, da mit der Verkleinerung durch die Zähne und den Speichel die Verarbeitung der Kost in Gang gesetzt wird. Hier beginnt die Verdauung.« Der Meister verneinte wieder. Nun wusste keiner mehr eine Antwort.

Der Meister aber sagte: »Die Verdauung beginnt schon in der Küche. Mit der richtigen Nahrungsauswahl, dem Einweichen, Zerkleinern, Kochen, Braten, Würzen und der richtigen Zusammenstellung der Gerichte, und mit der Herstellung einer hohen Geschmacksqualität, die auch Lust am Essen bereitet, wird die Nahrung erst für die bestmögliche Verdauung vorbereitet. Nur so lässt sich die geheimnisvolle Umwandlung der Nahrung in Kraft und Energie fördern und die gesamte Gesundheit grundlegend anheben. Ein gutes Zusammenspiel von Nahrung und Verdauung von der Küche bis zur Ausscheidung der Schlacken ist ein Hauptgebot echter Gesundheitspflege!«

Tatsächlich nimmt die Küche und mit ihr die gesamte Ernährungsweise eine durch nichts ersetzbare Schlüsselstellung für unsere Gesundheit ein. In unzähligen Fällen und in allen Altersstufen haben schon eine gründliche Verdauungssanierung, eine Darmreinigung und eine bescheidene, leicht bekömmliche Ernährungsweise vielen Menschen entscheidend geholfen.

Als der große amerikanische Erfinder Edison einmal erkrankte, ließ er erst nach langem Drängen seiner Angehörigen einen Arzt rufen. Dieser untersuchte den Patienten und verschrieb Medikamente. Edison ließ sie sogleich aus der Apotheke holen und schüttete sie – zum Entsetzen der Familie – aus dem Fenster. »Was machst du da?«, rief man entrüstet. »Meine Lieben«, antwortete Edison, »die Ärzte wollen leben, und so habe ich einen Arzt kommen lassen; die Apotheker wollen leben, und so ließ ich die Medikamente kommen. Und ich will auch leben, und darum habe ich sie aus dem Fenster geschüttet! Aber seid ohne Furcht! Ich werde nun strenge Diät halten und bald gesunden!« Edison hatte recht, lebte noch Jahrzehnte in voller Schaffenskraft und verstarb mit 84 Jahren.

Wie Edison gesunden auch heute unzählige Menschen durch Diät. So ist es kein Wunder, wenn Dr. Franz Xaver Mayr (1875 – 1965) am Ende seines schaffensreichen Lebens resümierte: »Die erste aller Arzneien ist Fasten und Diät.« Man muss sie nur richtig anwenden!

Die Mayr-Heilprinzipien

F. X. Mayr hat 3 Heilprinzipien erkannt, durch die unser überlasteter, geschwächter Verdauungstrakt gesunden kann: Schonung, Säuberung und Schulung. Dank der Schonung kann sich der Verdauungstrakt erholen und regenerieren. Man isst und trinkt nur so viel und vor allem nur solche Nahrungsmittel, die der Verdauungsapparat verarbeiten kann und der Körper tatsächlich benötigt. Zur Reinigung gehören unterschiedliche Maßnahmen wie reichliches Trinken, Heilpflanzentees, verschiedene Anwendungen und die Wiederherstellung des Selbstreinigungsvermögens. Mit Schulung ist das Einüben einer neuen Esskultur gemeint, zu der gründliches Kauen gehört.

Eine Mayr-Kur kann je nach Gesundheitszustand in 4 Abstufungen erfolgen:

- Beim Heil- oder Teefasten nach Mayr, das grundsätzlich in einer entsprechenden Einrichtung erfolgen sollte, gibt es nur Kräutertees mit etwas Honig und Zitronensaft, Gemüse- oder Basenbrühe und Wasser.
- Bei der Milch-Diät (Milch-Semmel-Kur) werden zusätzlich Milch bzw. Milchprodukte gemeinsam mit der legendären Kursemmel verzehrt.
- Bei der erweiterten Milch-Diät sind zusätzlich weitere Nahrungsmittel wie Quark, verschiedene Breie, Suppen und Aufstriche erlaubt.
- Die Milde Ableitungsdiät (MAD), um die es in diesem Buch geht, stellt die leichteste Form der Behandlung im Sinne von F. X. Mayr dar. Die MAD kann als eigenständige Diät oder auch als sanfter Übergang von vorherigen Diätformen zur normalen Ernährung fungieren.

Wie die MAD entwickelt wurde

Die ersten Anfänge der MAD gehen auf das Jahr 1961 zurück. Da hatte einer der beiden Autoren (Dr. med. Erich Rauch) schon seit 10 Jahren als Mayrs persönlicher Schüler etliche 100 Patienten mit Mayr-Kuren behandelt. Die Kuren wurden ambulant bei voller Berufstätigkeit durchgeführt und zeigten sehr beeindruckende Heilergebnisse. Nur in vereinzelten Fällen zeigten sich bei sehr schlanken und beruflich stark beanspruchten Patienten unerwünscht hohe Gewichtsverluste. Um diese zu vermeiden, galt es, solchen Personen von vornherein andere, mildere, aber dennoch verdauungsschonende Diätformen zu empfehlen und zusätzlich entgiftend-ableitende Anwendungen zu verordnen. Dabei stellte sich heraus, dass sich mit solchen diätetisch veränderten Kurformen ein breiteres Anwendungsgebiet einer Therapie »im Sinne F. X. Mayrs« eröffnete. Zwar musste an den Diätformen noch viel geforscht werden, aber die Ergebnisse erwiesen sich schon bald als vielversprechend.

Die MAD ist für jeden geeignet

Die Milde Ableitungsdiät ist die Heilkost der Milden Ableitungskur und eine kurz- bis mittelfristige Diät, wie sie heute praktisch jeder gut durchführen kann

- zur Krankheitsvorbeugung,
- zur Anhebung der Grundgesundheit sowie
- zur Förderung der Heilung verschiedenster Störungen, Krankheiten und Gebrechen.

Die MAD entspricht der leichten Vollkost; sie ist reizarm, fettarm, leicht verdaulich und gut bekömmlich. Diese Heilkost dient in erster Linie der Verbesserung des Zustandes des Verdauungsapparates, da nur über gute Verdauung eine gute Ernährung und gute Gesundheit erzielbar ist. Das Wohlfühlen nach dem Essen spart auch Energie.

Im Verlauf der weiteren Jahre wurde die Mayr-Kur – bekannt als Milch-Semmel-Kur – dank ihrer enormen Heilerfolge immer populärer. Dabei steigerte sich überdimensional bei immer mehr Patienten die Notwendigkeit, bei ihnen nur die milden Diätformen einzusetzen. Dazu mussten weitere, besonders geeignete Lebensmittel kombiniert, getestet und erforscht sowie neue verdauungserleichternde Zubereitungsformen entwickelt werden. Hier war es der Diät-Küchenmeister Peter Mayr, der durch Forschung, Erprobung und küchentechnische Vereinfachung für die entscheidende Verbesserung und Weiterentwicklung sorgen konnte. Unter Berücksichtigung der F.X.-Mayr-Lehre und des Säure-Basen-Haushaltes entstand eine völlig neue Richtung einer modernen Mayr-Küche mit besonders leicht verdaulicher Küchentechnik, die sich vor allem bei den basischen Gemüsebrühen, Basensuppen und pürierten Basensaucen bewährt hat. Auch die wertvollen, hochwertigen Öl-Eiweiß-Kombinationen als pikante Brotaufstriche, die Weiterentwicklung der Kursemmel und Neuentwicklung der hefefreien Dinkelfladen führten zu enormen Verdauungsentlastungen.

Unsere Verdauungsorgane sind unser »Wurzelsystem«

Die Schlüsselposition der Verdauungsorgane für die gesamte Gesundheit ergibt sich aus ihrer Tätigkeit als »Wurzelsystem der Pflanze Mensch«. Wie die Feinwurzeln der Pflanzen die Nährstoffe aus dem Erdreich aufnehmen und für die Ernährung aller Pflanzenteile sorgen, so saugen die Darmzotten die vom Verdauungsapparat umgewandelten Nährstoffe aus dem Speisebrei und beliefern damit Blut, Zellen und Gewebe des Organismus. Erkranken einmal die Wurzeln der Pflanze, dann welken Blätter und Blüten, die ganze Pflanze leidet darunter. Ähnlich wird der Mensch in Mitleidenschaft gezogen, wenn der Verdauungsapparat minderwertig arbeitet. Der Zustand des Wurzelsystems des Menschen ist für die Bevölkerung der modernen Industriegesellschaft so wichtig, weil zivilisationsbedingte Verdauungs-Ernährungsmängel fast allgemein verbreitet sind. Bei nahezu jedem Menschen lässt sich ein solcher Verdauungs-Ernährungsmangel oder -schaden nachweisen, weshalb Dr. Mayr auch vom »Allerwelts- und Grundübel« des heutigen Wohlstandsmenschen gesprochen hat.

Die erfolgreiche Bekämpfung dieses Übels und die grundlegende Verbesserung des gesamten Gesundheitszustandes ist das Ziel der Milden Ableitungsdiät. Es heißt zu Recht: »Wird der Bauch entschlackt und enger, lebt man leichter, lieber, länger!« Mit der richtigen Auswahl von Nahrungsmitteln und der schonenden Zubereitung kann das Wohlbefinden entscheidend beeinflusst werden.

Gute Gründe, die MAD durchzuführen

Bei jedem Menschen lagern sich mit zunehmenden Jahren in Gefäßen, Gelenken und Geweben Stoffwechselschlacken, Fremd- und Schadstoffe ab. Dieser Verschlackungsprozess beginnt im jugendlichen Alter. Folgen verspürt man viel später, wenn Leistung, Vitalität, Lebensfreude nachlassen und Aufbrauch-, Alterungs- und Degenerationsbeschwerden auftreten.

Aktive Krankheitsvorsorge bedeutet, schon zu einem Zeitpunkt Positives für seine Gesundheit zu unternehmen, bevor sich die ersten Krankheits- und Alterungssymptome melden. Darmreinigungs- und Ableitungskuren entschlacken, entgiften und reinigen den Organismus, sodass vorbeugende und regenerierende Wirkungen zustande kommen, wie sie jeder Mensch von Zeit zu Zeit benötigt. Dank der modernen Medizin wird zwar der heutige Mensch im Schnitt gesehen wesentlich älter, aber allzu oft geht dieser Vorteil mit Medikamentenabhängigkeit, zahlreichen Beschwerden und jahrelanger Invalidität einher, wenn nicht rechtzeitig aktive Gesundheitsvorbeugung betrieben wurde. Eine gewisse Vorsorge für seine eigene Gesundheit zu übernehmen, gehört immer mehr zur Präventivmaßnahme mit Eigenverantwortung.

Magen- und Darmstörungen

Alle Darmreinigungskuren nach F.X. Mayr zielen primär auf die Gesundung des Wurzelsystems des Menschen, somit des Verdauungsapparates. Gut gekaute und leicht bekömmliche Alltagskost und abendliches Fasten bewirken einen Schon- und Erholungseffekt für alle Verdauungsorgane, sodass sich im Bauchbereich die verschiedensten Störungen, Entzündungen, Stauungen usw. zurückbilden oder völlig schwinden. Zu den Kuranzeigen gehören Entzündungen des Magens und Zwölffingerdarms, Über- und Untersäuerung, Leber-, Gallen- und Darmerkrankungen, auch Gastritis, Dyspepsie, Darmträgheit, Durchfallneigung, Entzündung von Divertikeln, Hämorrhoiden usw.

Rheuma, Gicht

Weichteilrheumatische und Gichtprozesse stellen abnorme Stoffwechselvorgänge dar. Sie sind durch Gesundung des Verdauungssystems, Entschlackung und anschließende Neuorientierung der Ernährungsweise meist sehr gut zu beeinflussen. Dies gilt auch für gelenkrheumatische Veränderungen und sonstige Gelenkbeschwerden. Dabei ist zu berücksichtigen, dass in der Ernährung alles ausgeschaltet wird, was einen Entzündungsprozess fördert. Kaltgepresstes Leinöl mit Omega-3-Fettsäuren hilft dabei.

Wirbelsäulen- und Bandscheibenschäden

Erstaunlicherweise können selbst Wirbelsäulen- und Bandscheibenschäden mit einem fehlerhaften Stoffwechsel in Zusammenhang stehen. Die Wirbelsäule der meisten Menschen wird außerdem durch Verdauungsschäden, die beispielsweise einen zu großen Bauch verursachten, zu einer Fehlhaltung genötigt. Die Fehlhaltung wiederum kann zu Nacken-, Schulter- oder Kreuzschmerzen beitragen. Verbessert sich der Zustand der Verdauungsorgane, nehmen die Gewebeübersäuerung und der Mineralmangel ab, verschwinden viele Beschwerden der Wirbelsäule. Manuelle Therapie, Massagen, Schwimmen und basenüberschüssige Kost unterstützen die Heilvorgänge.

Übergewicht und Folgezustände

Übergewicht bedingt viele Risikofaktoren und Erkrankungen wie zu hohen Cholesterin- und Fettspiegel, alimentären Bluthochdruck, vorzeitige Verkalkung, Schlaganfall, Herzinfarkt, Fettleber, Fettembolie, Diabetes, Gicht und wirkt sich auf Wirbelsäule, Bandscheiben, Gelenke, Füße und Venen aus. All dies ist vorwiegend ernährungsbedingt, daher sollten Sie mit Darmreinigung, Entschlackung und Gewichtsverminderung entgegenwirken. Hierzu sind die Fasten- und Entschlackungskuren nach F.X. Mayr bestens geeignet. Die MAD als mildeste Mayr-Variante führt ebenfalls zu einer Gewichtsnormalisierung. Entscheidend ist ohnehin die Neuorientierung der Ernährungs- und Lebensweise, die langfristig beibehalten wird. Dazu ist die MAD ein wunderbarer Einstieg.

Herz-Kreislauf-Störungen, Bluthochdruck

Seit Beginn der Wohlstandsernährung nach dem letzten Weltkrieg und Einsetzen des Luxuskonsums sind Herz- und Kreislauf-Krankheiten zur häufigsten Todesursache geworden. Entschlackungskuren wirken hierbei grundlegend entlastend, verbessernd bis heilend. Kurbedingte Gewichtsverminderungen, Entschlackung des Herzmuskels und der Gefäßwände, Reinigung von Blut und Lymphe, Senkung von erhöhten Cholesterin- und Blutfettwerten und die Beseitigung der bauchbedingten Herz-Kreislauf-Belastungen wirken mit. Verkleinerung und Entstauung des Bauches, Verminderung des Zwerchfellhochstandes mit Querlagerung des Herzens, Beseitigung von Blähungszuständen und gastrokardialen Symptomen entlasten entscheidend. Der noch nicht fixierte Hochdruck pflegt während Ableitungskuren abzusinken. Auch für später gilt: Beste Salzqualität, aber entscheidend weniger davon! Zu viel Kochsalz erhöht den Blutdruck.

Psychosomatische Störungen

Schon der Nervenarzt und Nobelpreisträger Professor Wagner von Jauregg betonte, dass energische Darmreinigung oft genügt, um psychosomatische Verbesserungen zu erzielen. Tatsächlich kommt zumeist über die Entgiftung des Darmes und der Körpersäfte eine tiefgehende, wohltuende psycho-physische Entlastung, Entkrampfung bis Befreiung zustande. Dies stellt eine glückliche Grundlage für das vertrauliche Gespräch mit dem Arzt dar und sorgt für gutes Ansprechen auf etwaige zusätzliche Behandlungsmethoden.

Untersuchung durch einen Mayr-Arzt

Wie bei jeder Kur nach F.X. Mayr empfiehlt es sich auch bei der MAD, diese in Begleitung eines Mayr-Arztes durchzuführen. Bei der ärztlichen Erstuntersuchung erhält man zunächst Klarheit über seinen augenblicklichen Zustand. Diese benötigt nicht nur der Kranke, sondern auch der Gesunde, der ja in Wirklichkeit meist eher ein »Halb-Gesunder«, ein »Noch-nicht-Kranker«, oder sogar schon ein »Halb-Kranker« ist. Dies kann vor allem ein Arzt, der die diagnostische Methode nach F.X. Mayr beherrscht, gut nachweisen. Denn die Spezialdiagnostik nach F.X. Mayr vermag bei der überwiegenden Mehrzahl der sogenannten Gesunden zumindest eindeutige Krankheitsvorstadien aufzudecken. Solche Vorstadien oder Vorfeldstufen werden durch die meisten dabei verwendeten Untersuchungsmethoden wie Röntgen- oder Labordiagnostik zunächst noch nicht erfasst. Ihre frühest mögliche Erfassung ist aber sehr wichtig, um gezielt gegensteuern zu können. Nach der Untersuchung bespricht der Arzt mit Ihnen die individuell auf Ihre Gesundheit und Bedürfnisse zugeschnittenen Diätvorschläge und welche ergänzenden Maßnahmen er empfiehlt. Einen allgemeinen Tagesablauf, der die Ernährungsumstellung, Entschlackung und Entsäuerung optimal begleitet, finden Sie im Kapitel »Ein Wort zum Hunger« (S. 19).

Die 3 Stufen der Milden Ableitungsdiät

Die MAD gliedert sich in 3 Stufen – MAD I – III –, wobei die erste Stufe die größtmögliche Schonung des Verdauungsapparates bezweckt, damit dieser sich regenerieren kann. In Stufe II und III wird die Verdauungsleistung langsam gesteigert, wobei immer die individuelle Verträglichkeit ausschlaggebend ist. Welche Nahrungsmittel in jeder Stufe verwendet, wie sie zubereitet werden und welche Auswirkungen das auf Verdauung und Gesundheit hat, können Sie vor jedem Rezeptblock ausführlich lesen. Sie finden für jede MAD-Stufe eine Auswahl an Rezepten für die 3 Mahlzeiten des Tages, damit sich jeder nach individuellem Geschmack, möglichen Unverträglichkeiten und Saison einige Lieblingsrezepte aussuchen kann, die er dann eine Weile beibehält. Denn Monotonie, also eine gewisse Beschränkung der Nahrungsmittel, ist vor allem während der ersten Phase ein gewollter Schonfaktor.

MAD I: Diese Stufe enthält die am leichtesten verdauliche Kost. Morgens gibt es einen warmen Brei aus Getreideflocken oder eine Kursemmel bzw. einen Fladen mit Quark, Quarkaufstrich oder Schafsjoghurt zu essen. Dazwischen gibt es viel Kräutertee zum Trinken. Vormittags oder auch zu anderen Tageszeiten kann eine Gemüsebrühe gelöffelt werden. Vor jedem Mittagessen nehmen Sie eine pürierte Basensuppe zu sich, die aus besonders bekömmlichem Wurzelgemüse zubereitet wird. Alle Mittagsgerichte sind nach den Regeln der Trennkost aufgebaut, das bedeutet, eiweißreiche und kohlenhydratreiche Nahrungsmittel werden bei der Hauptmahlzeit des Tages nicht vermischt. Das Mittagessen besteht also entweder aus leicht bekömmlichen Fisch-, Fleisch oder pflanzlichen Eiweißanteilen wie Tofu plus gedämpftem Gemüse oder aus Kohlenhydratspendern wie Kartoffeln, Polenta, Bulgur, Hirse o. Ä. plus gedämpftem Gemüse. Abends sollte kein oder nahezu kein Abendessen eingenommen werden, weil die Nahrungszufuhr zur Abendzeit am ungünstigsten ist. Bei echtem Hunger wird etwas Quark oder ein Schafsjoghurt mit einer Kursemmel oder eine warme Basensuppe gegessen.

MAD II: Dies ist die mittlere, leicht bekömmliche Koststufe. Alle Mittagsgerichte sind weiterhin nach den Regeln der Trennkost aufgebaut. Im Gegensatz zur MAD I haben Sie nun eine reichhaltigere Auswahl an für die Verdauungsleistung etwas anspruchsvolleren Nahrungsmitteln, die gegessen werden. Kombinieren Sie gelegentlich basisches Gemüse mit Fisch und Fleisch. Im Rezeptteil finden Sie dazu verschiedene Anregungen. Sie lernen nun auch hochwertige Öl-Eiweiß-Gerichte (Quarkaufstriche) nach Dr. J. Budwig kennen. Bei Bedarf können Sie jederzeit zu Stufe I zurückkehren, wenn beispielsweise erneut Verdauungsprobleme auftreten.

MAD III: Die letzte MAD-Stufe stellt bereits den Übergang zur Normalkost dar. Hierbei kann die Trennkost bereits mit etwas Mischkost kombiniert werden. Mit dieser Stufe der MAD sind Sie bereits auf dem besten Weg zur zukünftigen Dauerkost. Etwas größere Portionen und eine Auswahl an gelegentlich genossenen Desserts – vorwiegend auf Milchbasis – stellen noch einmal höhere Ansprüche an die Verdauungsleistung. Sie können weiterhin das Trennkostprinzip einhalten, aber auch ab und zu zum Gemüse zusätzlich eine kleine Kartoffel zu Fisch und Fleisch kombinieren. Bei Bedarf können Sie jederzeit zu Stufe II oder I zurückkehren.

Die Dauer der MAD-Stufen ist variabel

Besprechen Sie die Dauer und eventuelle Besonderheiten bei der Durchführung der MAD mit Ihrem betreuenden Mayr-Arzt. Grundsätzlich sollen alle 3 Stufen durchlaufen werden, wobei man mit Stufe I beginnt und meist jeweils nach einigen Wochen auf die nächste und übernächste Stufe übergeht. Es gibt für die Zeitdauer der einzelnen Stufen keine genauen Festlegungen; weniger als 1 Woche pro Stufe wäre allerdings nicht sinnvoll. Richten Sie sich nach Ihren individuellen Bedürfnissen; braucht Ihr Darm eine längere Schonzeit, dehnen Sie die erste Stufe aus. Ist die MAD nur die Überleitung von einer anderen Mayr-Diät zur Normalkost, können Sie die Stufen eventuell schneller durchlaufen. Die gesamte MAD kann also wenige Wochen bis mehrere Monate dauern. Sie ist aber nicht als Dauerernährung gedacht, da sie nicht alle Nährstoffe abdeckt.

Die Bauch- und Haltungsformen nach F. X. Mayr

Kein F. X.-Mayr-Buch kommt ohne die Darstellung der Bauchformen aus, denn daran kann der Mayr-Arzt vieles ablesen; und auch Sie erkennen im Profil vor dem Spiegel, wie es um Ihren Bauch und damit Ihren Verdauungstrakt steht. Der Unterschied vor und nach der MAD ist oft verblüffend.

Stellen Sie sich in ungezwungener, lässiger Haltung, unbekleidet, seitlich vor einen großen Spiegel und vergleichen Sie die Konturen Ihres Bauches und Ihrer gesamten Figur mit den abgebildeten Bauch- und Haltungsformen. Den Bauch einzuziehen oder die Brust vorzustrecken, wäre nur Selbstbetrug. Stehen Sie natürlich und entspannt da. Sie erkennen die Konturen noch deutlicher, wenn Sie die Arme über dem Kopf verschränken.

Es gibt nur eine gesunde Bauchform! Alle Formen, die nicht ganz der gesunden Norm entsprechen, verraten Gesundheitsmängel, vor allem der Verdauungsorgane! Bei einer solchen Diagnose ist in den meisten Fällen eine Entschlackungskur angeraten. Die Effekte dieser Kur lassen sich auch äußerlich erkennen, was zusätzlich motiviert: Ihre Haltung verbessert sich, der Bauch wird flacher, die Haut strafft sich. Der ganze Körper erfährt eine Gesundung und Verjüngung.

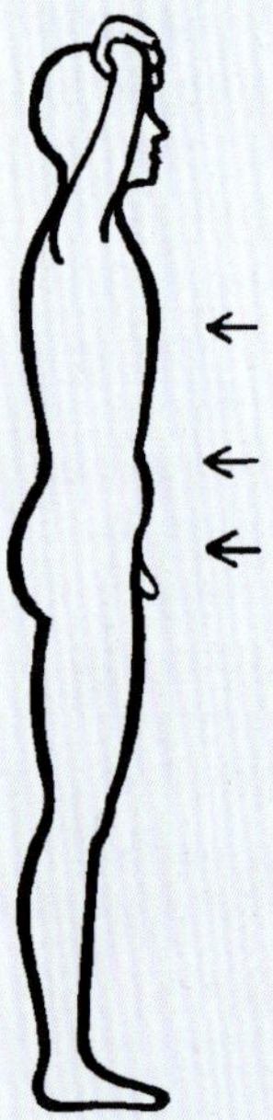

1. Normalbauch und -haltung beim gesunden Mann: Der obere Pfeil weist auf den senkrecht stehenden Brustbeinkörper hin, der mittlere und untere Pfeil auf charakteristische zarte Einziehungen an Ober- und Unterbauch.

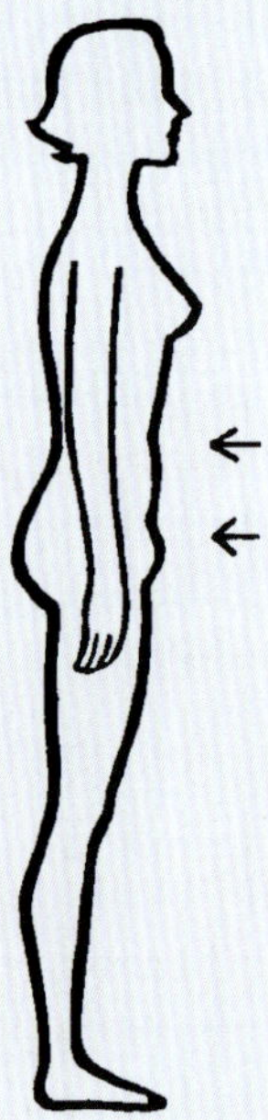

2. Normalbauch und -haltung bei gesunder Frau: Pfeilerklärung wie bei Punkt 1.

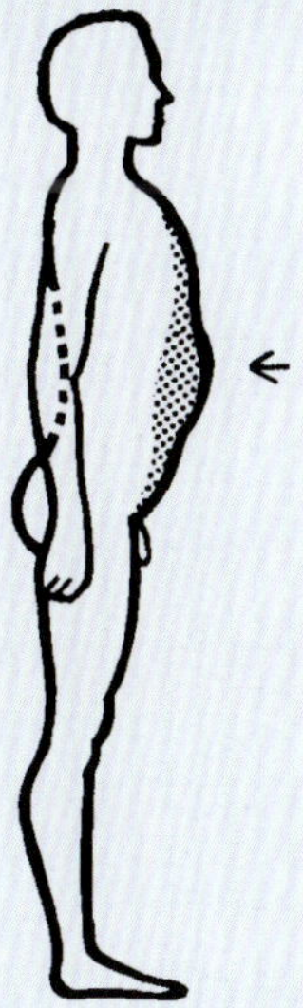

3. Beginnender Gasbauch: Der Pfeil weist auf abnorme Oberbauchvorwölbung hin; der Brustbeinkörper steht hier schon schräg (Habachthaltung).

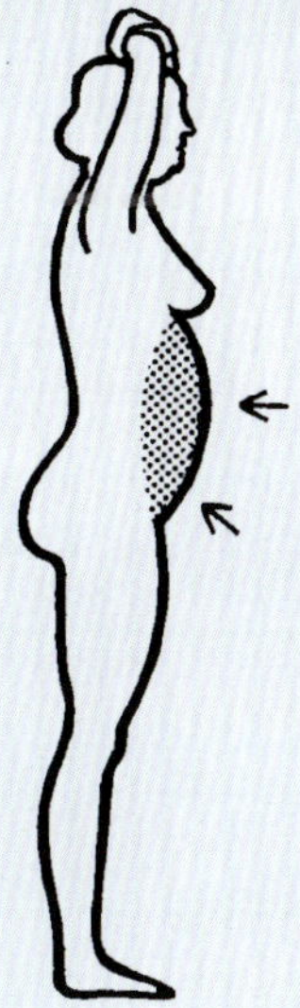

4. Eiförmiger Gasbauch: Verschlechterung gegenüber 3; vermehrte Ober- und Unterbauchvorwölbung (beginnende Großtrommelträgerhaltung).

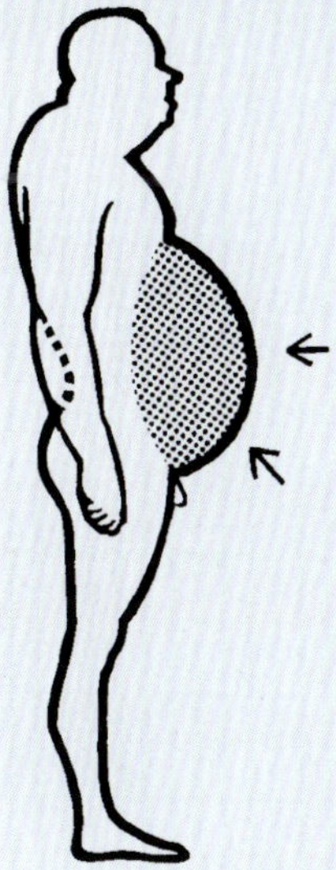

5. Kugelförmiger Gasbauch: Schlechter als 4; extreme, durch Darmgase bewirkte Bauchvergrößerung (Großtrommelträgerhaltung).

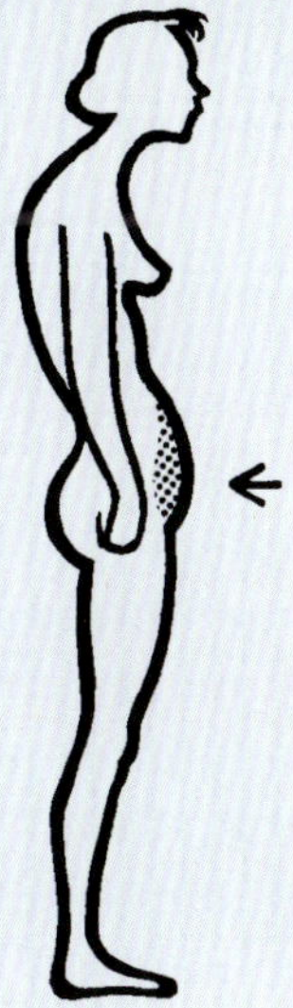

6. Schlaffer Kotbauch: Dieser ist durch die abnorme Inhaltsvermehrung in erschlafften Därmen bedingt (Fragezeichenhaltung bzw. lässige Haltung).

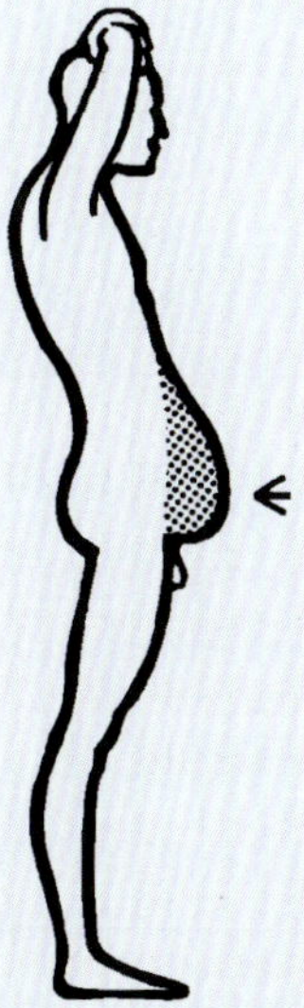

7. Ausgeprägter schlaffer Kotbauch: Massive Inhaltsvermehrung in erschlafften, erweiterten und gesenkten Därmen (Sämannshaltung).

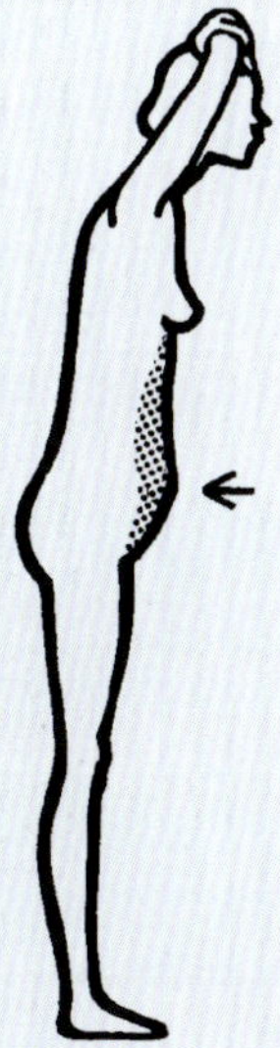

8. Spitzbauch (entzündlicher Kotbauch): durch Entzündungsprozesse harter und druckschmerzhafter Bauch – Selbstvergiftung aus dem Darm!

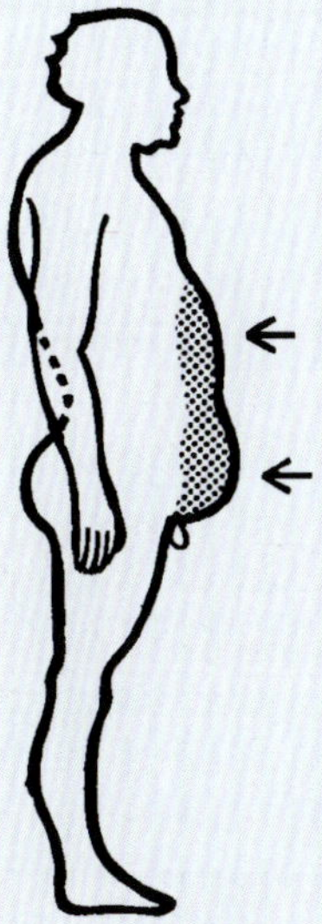

9. Schlaffer Gas-Kot-Bauch: Der obere Pfeil betont den gasüberfüllten, der untere den kotüberfüllten Darmteil (beginnende Großtrommelträgerhaltung).

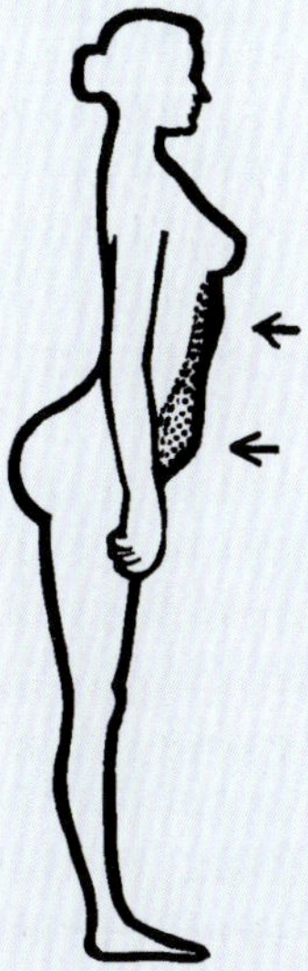

10. Entzündlicher Gas-Kot-Bauch. Der obere Pfeil betont den leichten Gasbauch, der untere den Spitzbauch (entzündlicher Kotbauch; Entenhaltung).

So funktioniert die MAD

Zu hastiges Essen, das nebenbei geschieht, ist einer der Gründe für Verdauungsbeschwerden. Neben der richtigen Nahrungsauswahl und -zubereitung geht es bei einer Mayr-Diät daher auch darum, die Esskultur zu pflegen, um in Ruhe und mit Genuss zu essen.

Die Esskultur nach F.X. Mayr ist eine besonders kultivierte und gründliche Art zu essen. Dabei werden wohltuende Atmosphäre, gepflegte Form und appetitliches Anrichten der Speisen mit Konzentration auf sorgfältigstes Kauen und Einspeicheln jedes einzelnen Bissens kombiniert.

Das Milch-Semmel-Essen gibt die dafür erforderliche Kauschulung: Die Kursemmel oder der Dinkelfladen wird in dünne Scheiben geschnitten, auf die man jeweils eine Messerspitze Aufstrich gibt. Das kann reiner Quark, Schafsquark oder Quark mit Leinöl und Kräutern oder püriertem Gemüse sein. Die Kursemmel bzw. der Dinkelfaden müssen altbacken sein, also 3–4 Tage alt und schnittfest. Davon wird ein kleiner (!) Bissen so lange gekaut, bis ein flüssiger Semmel-Quark-Speichelbrei entsteht, der schließlich einen leicht süßlichen Geschmack erhält. Die Semmelstärke wird durch Speichelfermente zu Zucker abgebaut. Noch nicht schlucken! Nun wird ein kleines Löffelchen Milch oder eine Alternative dazu »gesüppelt« (wie Suppe eingenommen) und mit dem Semmel-Quark-Speichelbrei in der Mundhöhle vermischt, sodass die Speichelfermente auch die Milch vorverdauen können. Erst dann schlucken Sie. So essen Sie, bis Sie ein leichtes Sättigungsgefühl verspüren. Dann sofort aufhören.

Die Art der Nahrungsaufnahme ist für den Erfolg der MAD entscheidend! Ohne diese Esskultur können Sie keinen Heilerfolg erzielen!

Pflegen Sie die Mayr-Esskultur

- Nehmen Sie sich ausreichend Zeit zum Essen. Planen Sie mindestens eine ½ Stunde für das Einnehmen einer Mahlzeit ein. Wenn Sie nur weniger Zeit haben, lassen Sie die Mahlzeit ausfallen.
- Das Auge isst mit. Richten Sie die Speisen appetitlich an. Essen Sie an einem schön gedeckten Tisch.
- Nehmen Sie in Dankbarkeit Ihr »täglich Brot« zu sich. Millionen Menschen leiden täglich bitteren Hunger.
- Nehmen Sie immer nur einen kleinen Bissen in den Mund. Kauen Sie sorgfältig und speicheln Sie jeden Bissen ein. Das ist gewöhnungsbedürftig, weil wir meist viel zu schnell abschlucken.

- Konzentrieren Sie alle Sinne auf die Speise in Ihrem Mund und schmecken jede Nuance aus. Bemerken Sie, wie sich der Geschmack im Laufen des Kauens ändert. Die Kursemmel wird beispielsweise immer süßer.
- Beschäftigen Sie sich jetzt wirklich nur mit dem Essen. Betrachten Sie die Aufnahme und Umwandlung von Speise in Körpersubstanz schlicht als Wunder.
- Essen Sie in Stille, Behaglichkeit und Muße. Das gilt auch dann, wenn Sie das Essen gemeinsam mit anderen Menschen einnehmen.
- Alles andere ist während Ihrer Essenszeit tabu. Das heißt, Sie lesen weder Ihre E-Mails, noch die Zeitung oder sonst etwas. Sie grübeln auch nicht über Ihrem Terminplaner oder sehen nebenbei fern. Stellen Sie Ihr Handy aus.
- Sollten Sie Probleme mit Ihren Zähnen haben, sodass Sie nicht richtig kauen können, sollte Sie dies schnellstens beheben lassen.
- Zur vollen Nahrungsverwertung gehört reichlich Bewegung an der frischen Luft. Je weniger Bewegung – desto weniger Essen – desto leichtere Kost!
- Wenn Sie nach dem Essen müde werden, Völle, Magendruck oder Ähnliches verspüren, haben Sie zu viel gegessen.
- Bedrängen Sie keinen Menschen zum Mehressen.
- Ärgern Sie weder sich noch andere vor, während oder nach dem Essen.
- Lassen Sie die Mahlzeit ebenfalls lieber ausfallen, wenn Sie keine Zeit zu ruhigem Essen haben (mindestens eine ½ Stunde) oder wenn Sie sich überfordert fühlen. Wenn Sie übermüdet oder krank sind, ist Fasten ebenfalls sehr zu empfehlen.

Essen soll

- in erster Linie die Gesundheit erhalten,
- in zweiter Linie – durch Einschränkung und Umstellung – die Gesundheit wiederherstellen,
- in dritter Linie der elementaren Freude und dem kultivierten Genuss dienen.

Ein Wort zum »Hunger«

Wer bei seinen Mahlzeiten die Esskultur nach Mayr richtig praktiziert, der erzielt eine angenehme, lang anhaltende Sättigung, weil die ideal im Mund vorverdaute Nahrung besser verwertet wird. Zwischen Frühstück und Mittagessen soll eine Pause von rund 5 Stunden bestehen. Zwischen den Mahlzeiten viel Kräutertee trinken. Bei richtigem Essen des Frühstücks stellt sich meist erst kurze Zeit vor dem Mittagessen ein gesundes Hungergefühl ein. Ein keinesfalls quälendes, sondern gesundes Hungergefühl oder – was dasselbe ist – ein kräftiger Appetit einige Zeit vor der nächsten Mahlzeit ist die Voraussetzung für die Einnahme eines weiteren Essens. Haben Sie keinen Hunger, dann warten Sie mit dem Essen, auch auf die »Gefahr« hin, einmal eine Mahlzeit zu überspringen.

Ohne Hunger …

- kein Essen!
- keine gute Verdauung!
- keine Gesundheit!

Neben der Kultivierung des Hungers ist sicherlich auch der Ratschlag, bei der Nahrungsauswahl eine gewisse Monotonie walten zu lassen, gewöhnungsbedürftig. Doch auch die Monotonie ist ein wichtiger Schon- und Heilfaktor. Frühstück und Abendessen sollten Sie möglichst zumindest eine Weile nicht variieren.

Ihr Tagesplan während der MAD

Tageszeit	Mahlzeiten und Verrichtungen
Morgens direkt nach dem Aufstehen	Trinken Sie nüchtern ¼ Liter warmes Wasser oder Kräutertee mit 1 Teelöffel Bittersalz/Passagesalz und 1 Teelöffel Basenpulver (siehe Kap. »Die Säuren neutralisieren«; S. 32).
im Anschluss	Den ganzen Körper trocken frottieren. Dann kurz warm und kalt duschen oder abwaschen. Danach mit einem groben, trockenen Tuch warmreiben oder trockenbürsten. Das entgiftet und regt den Kreislauf an.
frühestens 30 Min. später: Frühstück	Frühstücken Sie in Ruhe, wobei Sie je nach Stufe aus den Rezepten für MAD I – III auswählen.
vormittags	Viel trinken: Wasser, Kräutertee oder Gemüsebrühe. Das schwemmt die Schadstoffe aus. Täglich mindestens 2 Liter.
vor dem Mittag	Legen Sie vor dem Mittagessen, das ja die Hauptmahlzeit des Tages ist, eine Entspannungspause ein. Idealerweise legen Sie sich dazu mit einer feuchten Wärmeauflage auf dem Bauch 30 – 60 Min. hin.
Mittagessen (im Abstand von 4½ – 5 Stunden zum Frühstück)	Nehmen Sie sich Zeit, um die Basensuppe und das Hauptgericht des Tages zu genießen. Halten Sie dabei die Esskultur nach Mayr ein.
nachmittags	Viel trinken nicht vergessen.
Abendessen	Abends 1 – 2 Tassen Kräutertee evtl. mit 1 Teelöffel Honig und etwas Zitronensaft, löffelweise einnehmen. Dazu nur 1 – 2 ideal gekaute Kursemmeln oder Dinkelfladen, eventuell mit Aufstrich. Oder nehmen Sie eine wärmende Basensuppe zu sich.
vor dem Zubettgehen	Nochmals den ganzen Körper trocken frottieren. Dann kurz warm und kalt duschen oder abwaschen. Danach mit einem groben, trockenen Tuch warmreiben oder trockenbürsten. Davor oder danach trinken Sie noch einmal 1 Teelöffel Basenpulver auf ¼ Liter warmem Wasser.
nachts	Gehen Sie möglichst früh zu Bett, mit feuchter Wärmeauflage auf dem Bauch.

Was isst und trinkt man bei der MAD?

Die Auswahl der für die MAD geeignetsten Rezepte erfolgte in erster Linie aufgrund ihrer objektiv feststellbaren Auswirkungen wie Verträglichkeit, messbare Verkleinerung und Weichwerden des Bauches, Verbesserung der Körperhaltung, Straffung der Haut und gehobenes psychisches und körperliches Allgemeinbefinden.

Besonders empfehlenswert sind folgende Lebensmittel:

- Milch und Milchprodukte wie Sahne, Quark, leicht verdaulicher Joghurt, Schafsjoghurt, frische Käsesorten, auch Schafsquark, Ziegenquark oder milder Schafskäse.
- Veganer können die Milch und Milchprodukte nach individueller Verträglichkeit durch Sojamilch, Hafer-, Reis- oder Kokosmilch, Sojaquark und andere Sojaprodukte ersetzen. Für die Aufstriche bieten sich solche mit Gemüse, Avocado oder Kartoffeln an.
- Leicht bekömmlich und basenreich ist zartes, gedünstetes oder gedämpftes Gemüse aller Art, besonders Fenchel und Wurzelgemüse. Die pürierten Gemüsesuppen werden vorerst völlig ohne Fett als cremige Basensuppen gegessen.
- Dampf- und Pellkartoffeln, die werterhaltend im Kocheinsatz oder Dampfgarer zubereitet werden, sättigen lang anhaltend.
- Auch ein weich gekochtes Ei, zarte, magere Fleisch- und Fischgerichte, die schonend gegart wurden, sind leicht verdaulich und sättigend.
- Veganer können auf ein reichhaltiges Angebot von pflanzlichen eiweißreichen Produkten zurückgreifen, wobei immer auf die Bekömmlichkeit geachtet werden sollte.
- Leicht verdauliche Getreidearten aus kontrolliertem Anbau wie Haferflocken, Maisgrieß, Hirse und Reis sind empfehlenswert. Das gilt auch für altbackenes Hefe- oder Sauerteiggebäck.
- In kleinen Mengen: hochwertige, kalt gepresste Pflanzenöle, guter Honig, heimische Kräuter und Gewürze, Meersalz, Vollsalz oder Steinsalz.
- Gutes Wasser oder stille Mineralwässer, qualitätsvolle Kräutertees, Malzkaffee mit Milch.

Schauen wir uns einige Lebensmittel und ihre Wirkung genauer an.

Milch nimmt eine zentrale Stellung ein

Sie ist ein hochwertiges Lebensmittel, ein wichtiger Vitalstoffträger und wird mit Recht als Königin der Nahrung bezeichnet. Milch gehört zu den wichtigsten basenüberschüssigen Lebensmitteln und wird während der MAD täglich verzehrt. Bei Milchzuckerunverträglichkeit (Laktoseintoleranz) nehmen Sie einfach laktosefreie Milch.

Von den Sauermilcharten sind die Produkte Sanoghurt, Bioghurt und Biogarde durch ihre Bakterienarten besonders darmfreundlich und können häufig gegessen werden. Auch Buttermilch, Dickmilch, Kefir und saure Sahne sind wertvoll.

Sahne wird als wichtiger Eiweiß- und Basenspender zum Verfeinern von Saucen, für Nachspeisen und als Schlagsahne verwendet. Quark zählt ebenfalls zu den wertvollsten, leicht verdaulichen Eiweißspendern, ist aber milder Säurespender. Daher empfiehlt sich die geschmacklich günstige Mischung mit der basenspendenden Süßmilch oder Sahne, auch mit naturbelassenem Öl. Letzteres hebt auch die stopfende Wirkung von reinem Quark auf.

Es gibt bereits sämtliche Milchprodukte (Butter, Sahne, Quark, Milch, Sauermilch, Käse usw.) laktosefrei im Handel. Butter, Sahne und Hartkäse enthalten allerdings ohnehin kaum Milchzucker. Bei diesen Milchprodukten ist es daher meist nicht erforderlich, die teurere »laktosefreie Variante« zu kaufen. Als Kuhmilchalternative gibt es im Supermarkt auch pflanzliche Hafer- oder Sojamilch.

Trinken Sie viel Kräutertee und Wasser

Während der MAD soll oft und reichlich getrunken werden: Gutes Quellwasser, stilles (kohlensäurearmes) Mineralwasser und viel, viel Biokräutertee. Es empfiehlt sich, Biokräutertees aus Reformhäusern, Bioläden oder Apotheken zu beziehen, die werden offen verkauft und haben gute Qualität. Auch frisch geerntete Kräuter aus dem Garten können dazu verwendet werden.

Kein Tag ohne Gemüsebrühe

Gemüsebrühen gehören zu den besonders wichtigen und beliebten Bestandteilen der MAD. Sie sind frisch zubereitet als warmes Getränk gedacht und dienen als Flüssigkeitsbasis für sämtliche Basensuppen und -saucen. Nehmen Sie für die Herstellung nur einwandfreies Biogemüse, bevorzugt kräftig schmeckende Sorten wie Karotte, Gelbe Rübe, Sellerieknolle, Stangensellerie, Fenchelknolle, Petersilienwurzel und Pastinake. Die Qualität und die passende Mischung der Gemüse entscheiden über den guten Geschmack.

Wenn Sie das Biogemüse gut waschen und bürsten, können Sie die Schale meist dranlassen. Das klein geschnittene Gemüse wird mit kaltem Wasser (auf ⅓ Gemüse kommen ca. ⅔ Wasser) aufgesetzt, wobei man es dann über 30 – 40 Min. mehr ziehen als kochen lässt. Die genaue Zubereitung finden Sie im Rezeptteil. Am Anfang empfehlen wir, die Brühe völlig natur – auch ohne Salz – zu trinken. Seihen Sie die benötigte Menge durch ein feines Haarsieb und löffeln die Brühe oder trinken sie in kleinen Schlucken.

Den Rest auskühlen lassen und mitsamt dem Gemüse im Kühlschrank aufbewahren. Über den Tag immer nur so viel abseihen und erwärmen, wie benötigt wird. Durch das Stehenlassen der Brühe mit dem Gemüseinhalt wird der Geschmack immer besser. Das beim Abseihen der Brühe zurückgebliebene Gemüse kann danach noch 1- bis 2-mal mit kaltem Wasser aufgekocht werden. Damit lassen sich sämtliche Basensuppen oder Basensaucen aufgießen.

Wenn Sie wenig Zeit haben, können Sie die klein geschnittene Gemüsemischung sauber verpackt portionsweise einfrieren, herausnehmen und in einem Topf mit kaltem Wasser aufkochen und 20 Min. nachziehen lassen. Die fertig gekochte Brühe einzufrieren, ist hingegen nicht empfehlenswert, sie würde dabei grau und trüb werden.

Bei guter Verträglichkeit kann man nach der MAD III beim Übergang zur Alltagskost diese einfache Gemüsemischung durch Zugabe weiterer Sorten aufwerten, wie etwa durch einen kleinen Teil anderer Gemüsearten, wie Brokkoli, Spargelschalen, Lauch oder Zwiebeln, Frühlingszwiebeln, Knoblauchstreifen und weiterhin die Stängel bzw. Stiele abgezupfter Frischkräuter. Mit ein paar Tropfen Sojasauce kann die Brühe dunkler gemacht und, falls gewünscht, mit etwas pflanzlicher Bio-Streuwürze kräftiger gewürzt werden. Das ergibt eine wohlschmeckende Grundlage für alle klaren Suppen, die ohne Fleisch gemacht werden. Durch die Zufügung einiger Tropfen hochwertigen Pflanzenöls kann man die fertige Suppe zusätzlich aufwerten.

Wohltuend: warmer Brei aus Getreideflocken

Einen warmen Brei aus Haferflocken mit Milch oder Wasser gekocht kennt wohl jeder als gutes Heilmittel bei Magen-Darm-Verstimmungen oder zumindest noch aus Kindertagen. Solche Breie haben aufgrund ihrer wohltuenden Wirkung auf den Darmtrakt und die gute Bekömmlichkeit einen festen Platz in der MAD. Dabei wird nicht das ganze Getreidekorn (Vollkorn) verwendet, das wäre zu schwer verdaulich, sondern immer nur Getreideflocken. Das müssen keine Haferflocken sein, sondern können auch Dinkel- oder Reisflocken sein. Achten Sie auch hier auf Bioqualität. Noch feiner und bekömmlicher als Haferflocken ist Hafermark. Ebenfalls geeignet und gut verträglich ist Maismehl (Gofio).

Grundsätzlich wird ein Brei unter ständigem Rühren mit Wasser oder mit halb Milch und halb Wasser etwa 5 Min. gekocht und mit einer Prise Salz gewürzt. Zusätzlich können Sie den gekochten Brei nach der MAD II evtl. mit Honig, zerdrückter Banane, geschabtem Apfel, frischem Ingwer, Datteln, Mandeln oder Nüssen und kalt gepresstem Pflanzenöl verfeinern. Nehmen Sie den Brei als hochkalorische, vollwertige Mahlzeit im Sinne der Esskultur nach Mayr mit einem kleinen Löffel ein.

Tipps zur Nahrungsauswahl

- Genießen Sie milde, verdauungsschonende Kost.
- Bereiten Sie verdauungserleichternd und möglichst werterhaltend zu.
- Verwenden Sie biologisch hochwertige Produkte nach Jahreszeit.
- Legen Sie den Schwerpunkt auf basenspendende Nahrungsmittel.
- Nutzen Sie mäßige Monotonie als Schonfaktor.
- Berücksichtigen Sie individuelle Empfindlichkeiten oder möglicherweise bestehende Unverträglichkeiten (Intoleranzen).
- Demnach sollten Sie nur essen, was aus eigener Erfahrung gut vertragen und als leicht bekömmlich empfunden wird und alles meiden, was sich als belastend, schwer verdaulich, blähend, Völle bereitend, luftaufstoßend oder säurebildend erwiesen hat.

Entsäuernd: die vielseitige Basensuppe

Die Mittagsmahlzeit der MAD wird mit einer Basensuppe eingeleitet. Diese wird aus verschiedenen, vorwiegend der Jahreszeit entsprechenden Biogemüsesorten – anfangs völlig ohne Fett, dann mit etwas Butter oder Olivenöl und immer mit Verzicht auf Mehlbindung – hergestellt. Die Wurzelgemüse werden im richtigen Verhältnis mit der Flüssigkeit gekocht und im Mixer püriert. Dadurch werden sie ohne weiteres Zutun sämig dicklich. Diese Basensuppen beinhalten zahlreiche Vitalstoffe, vor allem Mineral- und Spurenelemente, und führen dem Organismus basische Substanzen zu. So unterstützen sie die Heilvorgänge. Da unsere Nahrung oft überwiegend aus säurebildenden und basenraubenden Nahrungsmitteln besteht, sind Basensuppen auch nach der MAD in etwas abgeänderter Form für die Alltagskost nur zu empfehlen. Die unterschiedlichen Grundzubereitungen der Basensuppen von Stufe I – III finden Sie im jeweiligen Rezeptteil.

Sie können den Eigengeschmack sämtlicher Gemüse und Kräuter in den Basensuppen viel besser wahrnehmen, wenn Sie keinerlei Aromat, Glutamat oder Streuwürze verwenden. Ihr Geschmacks- und Geruchssinn regeneriert sich schnell und wird es Ihnen danken. Bei Verwendung von frischem Gemüse und beim Aufgießen mit bereits vorgefertigter schmackhafter Gemüsebrühe statt Wasser können Sie auf den üblichen Zusatz von Suppenpulver oder Streuwürze völlig verzichten. Eine Prise fein gemahlenes Meersalz und frische Kräuter quer durch die Küche reichen zum Würzen völlig aus. Nicht zu empfehlen sind fertige Gewürzmischungen, die oft auch Glutamat oder andere Geschmacksverstärker enthalten. Sollten Sie trotzdem auf ein wenig pflanzliche Streuwürze nicht verzichten wollen, achten Sie bitte darauf, dass Sie Bio-Streuwürze verwenden, die laktosefrei, glutamatfrei und hefefrei ist.

Alle Suppen oder schlecht einzuspeichelnde Speisen sollen mit der zum Kauen zwingenden Kursemmel oder mit hefefreien Fladen eingenommen werden!

Die empfohlenen Basensuppen sind köstlich und vielseitig, außerdem haben sie noch viele weitere Vorteile:

- Sie können die Basensuppen zu Mittag kochen und auch am Abend essen.
- Die Suppen lassen sich gut ins Büro mitnehmen und können dort warm gemacht oder in der Thermoskanne warm gehalten werden.
- Sie können auf Vorrat gekocht werden und halten 1 – 2 Tage im Kühlschrank.
- Sie können auch als Grundlage für Saucen ohne Mehl verwendet werden.
- Sie können mit Frischkräutern je nach Saison variiert werden.
- Junge Kräuter mit zarten Stielen können im Ganzen verwendet werden.

Gewürze und Kräuter einsetzen

Gewürze und Kräuter aus biologischem Anbau sind besonders wirksam und reich an Duft- und Aromastoffen. Letztere beleben die Geruchs- und Geschmacksorgane, regen die Drüsen des Verdauungsapparates an und entfalten wertvolle spezielle Wirkungen. Daher rechnet man sie zu den lebenswichtigen Vitalstoffen.

Die Kunst des Würzens besteht darin, eine Speise mit dem zu ihr passenden Hauch von Würze so einzuhüllen, dass ihr wesentlicher Eigengeschmack diskret betont, nicht aber verzerrt, überwürzt, verfälscht, verdrängt oder unterdrückt wird. Denken Sie an eine süße Kuchenmasse, die auch immer mit einer Prise Salz versehen wird, um den Eigengeschmack zu wecken. Richtig gewählte und mit Fingerspitzengefühl dosierte Gewürze fördern und entlasten spürbar die Tätigkeit der Verdauungsorgane, steigern die Bekömmlichkeit der Speisen und wirken vielfach noch als wohltuende Arznei. Seit Jahrtausenden haben sich Würz- und Heilkräuter, wie sie etwa im Mittelalter in Klostergärten liebevoll gepflegt wurden, als Heilmittel bewährt. Die Tabelle gibt Ihnen einen Überblick über wichtige Kräuter und Gewürze, ihre Anwendung und die (arzneiliche) Wirkung.

Sie werden bemerken, dass sich während und nach der MAD Ihr Empfindungsvermögen verfeinert. Es erfasst besser den Eigengeschmack der Lebensmittel und vermag das Wohltuende der passenden heimischen Würzkräuter besser zu würdigen.

Richtig dosieren

Die Frischkräuter sind in den Rezepten entweder mit Bund, Zweigen oder Esslöffel angegeben, wobei der Esslöffel mit abgezupften frischen Blättern oder grob geschnittenen Streifen gut gehäuft sein sollte. Im Gegensatz zu getrockneten Kräutern

Verwenden Sie nur Meer- oder Vollsalz

Die chemische Formel Natriumchlorid bleibt zwar bei allen Salzen gleich, Meersalz beinhaltet aber im Gegensatz zum handelsüblichen Speisesalz oder Kochsalz zahlreiche wichtige Spurenelemente. Es sollte unbedingt bevorzugt werden. Eine gute Alternative zu Meersalz stellen auch Vollsalze (z. B. Ischler Vollsalz) und auch Ur-Steinsalze dar. Aber auch Meer-, Voll- oder Steinsalz soll nur in geringen Mengen zum Würzen in Speisen verwendet werden. Es ist jedoch falsch, es weitgehend oder völlig zu meiden. Wenn Sie eine Salzmühle verwenden, lässt sich auch grobes Meersalz fein vermahlen.

werden frische Kräuter immer erst zum Schluss zur Suppe, Sauce oder zum fertigen Gericht gegeben, da beim langen Kochen wertvolle Inhalts- und Geschmacksstoffe verloren gehen würden. Schmecken Sie die Basensuppe oder Gerichte vor dem Anrichten erstmal gut ab, dann können Sie immer noch frische Kräuter mitmixen oder dazugeben. Die Kräuterstängel finden in der Gemüsebrühe ihre weitere Verwendung.

Achten Sie bei Fleisch und Fisch auf Qualität

Artgerechte Pflege, Haltung und Fütterung der Tiere sind ausschlaggebend für den Geschmack und die Wertigkeit von tierischen Eiweißprodukten. Bewegt sich das Tier in frischer Luft, z. B. auf der Alm, so ist die Fleischqualität eine andere als bei dem im Stall gemästeten Tier, welches keine Sonne sieht und keinerlei Bewegung hat. Die biologische Wertigkeit von Eiweiß ist bedeutend für eine gesunde Ernährung. Verwenden Sie daher nach Möglichkeit nur Biofleisch bzw. Fleisch von kontrollierten Betrieben und Meeresfisch sowie Zuchtfisch aus möglichst reinen Gewässern. Der etwas höhere Preis für Fleisch von biologisch und artgerecht gehaltenen Tieren relativiert sich, denn die Menge, die während der MAD verwendet wird, ist viel geringer als normal üblich. Es gibt kein XXL-Schnitzel, das über den Tellerrand hängt, sondern 2-mal pro Woche eine Fleisch- oder Fischportion nicht größer als 100 g. Dazu gibt es nach dem Trennkostprinzip mehr Gemüse als Beilage.

Kalb- und Rindfleisch

Kalbfleisch ist das Fleisch von wenige Wochen bis Monate alten Rindern (Kälbern). Es ist allgemein zarter und heller als Rindfleisch. Je nach Alter sowie Art der Aufzucht und Fütterung hat es eine hellrote, rosa oder auch weißliche Farbe. Bei Weidehaltung und reinem Grünfutter färbt sich das Fleisch rot, bei Stallmast ist es heller. Kälber aus artgerechter Tierhaltung, die einer Milchmast unterzogen wurden, sind am günstigsten. Ältere Kälber werden als Jungrind vermarktet. Rindfleisch, das Fleisch vom Hausrind, gehört neben dem Schweinefleisch zu den beliebtesten Fleischsorten der deutschen Küche. Laut Gesetz müssen auf den Etiketten Angaben zu Geburt, Mast, Schlachtung und Zerlegung des Tieres, von dem das Fleisch stammt, gemacht werden. Die verschiedenen Muskelpartien des Rindes kommen oft als Ganzes, z. B. als Rinderbraten, Filet, Roastbeef, in Scheiben als Steak oder kleiner aufgeschnitten in Form von Gulasch in den Handel und so auf den Tisch. Rindfleisch gehört zum roten Fleisch und ist schwerer verdaulich als weißes Fleisch. Während der MAD I wird daher neben Geflügel nur Kalbfleisch verwendet.

Geflügel

Für einen Österreicher gibt es keine bessere Qualität als das Sulmtaler Huhn, ein wetterfestes Freilufthuhn, bei dem die Haltung und die Fütterung stimmig sind und sich zum besten Geschmack entwickeln. Achten Sie beim Einkaufen von Hühnerfleisch besonders auf Qualität und Herkunft. Jeder kennt die Bilder der katastrophalen Haltungsbedingungen in der Massentierhaltung, bei der die krankmachenden Bedingungen durch den massiven Einsatz von Antibiotika ausgeglichen werden. Nehmen Sie also nur Bio-Freiland-Geflügel von kontrollierten Betrieben. Falls Sie keine vertrauenswürdige Bezugsquelle in Ihrer Nähe ausfindig machen können, verzichten Sie lieber auf Geflügel. Da vor allem Geflügelfleisch oft Salmonellen enthält, sollten alle Gerätschaften, die mit dem rohen Fleisch in Kontakt gekommen sind, wie Brett und Messer, sofort gründlich gereinigt werden. Die Salmonellen im oder am Fleisch werden durch das Erhitzen abgetötet. Gefährlich sind nur die Erreger, die durch mangelnde Hygiene mit Lebensmitteln in Kontakt kommen, die vor dem Verzehr nicht erhitzt werden.

Die Heilkraft biologischer Gewürze und Kräuter nutzen

Gewürzkräuter	Verwendung während der MAD für	Verwendung nach der MAD zusätzlich für	Wirkung bei richtiger Dosis (bei Überdosierung reizende Wirkung)
Anis	Desserts, Brötchen, Fladen	Obstspeisen, Mixgetränke, Backwerk	vermindert Blähungen, desinfizierend, gut bei einem Darmkatarrh
Basilikum	Suppen, Saucen, Gemüse, Brühe, Fisch, Quarkaufstrich	Salate, Rohkost, Tomaten	wirkt Blähungen entgegen, lindert Husten
Beifuß	Basensuppen, Brühe, Sauce	Gemüse, Salate, Ente, Gans	verdauungsfördernd, leber- und nervenstärkend
Bibernelle (Pimpinelle)	Basensuppen, Saucen	Suppen, Fleischgerichte, Gurkengemüse	entgiftend, anregend auf Drüsensekretion
Brennnessel (Pulver)	Basensuppen, Saucen	Gemüse, Salate	herz- und nervenstärkend, mildert Rheuma
Curry	Huhn, Saucen, Reisgerichte	Geschnetzeltes mit Früchten	verdauungsanregend, verbessert Durchblutung
Dillkraut	Gemüse, Suppen, Brühe, Fischgerichte, Quarkaufstrich	Gurkengemüse, kalte Saucen	vermindert Blähungen, mildert Verdauungsstörungen, schlaffördernd
Estragon	Basensuppen, Fischgerichte, Brühe	Sauce béarnaise, Salate	magenstärkend, verdauungsfördernd
Fenchelsamen	Backwerk, Gemüse, Saucen, Tee, Basensuppen, Brühe	Fenchel zum Kauen	Asthma, Keuchhusten, mildert Bronchialleiden, darmreinigend
Koriander	Gemüse, Suppen, Saucen, Brühe, Quarkaufstrich	Salate, Eintopfgerichte	nervenstärkend, magen- und darmkräftigend
Kresse	Basensuppe, Quarkaufstriche	Salate, Saucen	desinfizierend, blutbildend
Kümmel	Kartoffeln, Quarkaufstriche, Gemüse, Fleischgerichte, Suppen, Saucen	Krautsalate, Gulasch	magenstärkend, entblähend, krampfstillend
Liebstöckel	Tee, Suppen, Saucen, Brühe	Gemüsegerichte, klare Suppen, Eintöpfe	desodorierend, darmregulierend, entblähend
Lorbeer	Kartoffeln, Suppen, Saucen, Fischgerichte, Brühen	Gulasch, Wildspeisen	verdauungsfördernd, appetitanregend, stärkend
Majoran	Quarkaufstriche, Suppen, Saucen, Fleischgerichte, Brühe	Geschnetzeltes, Gulasch, gegrilltes Gemüse	krampfstillend, beruhigend, verdauungsfördernd

Gewürzkräuter	Verwendung während der MAD für	Verwendung nach der MAD zusätzlich für	Wirkung bei richtiger Dosis (bei Überdosierung reizende Wirkung)
Meerrettich	ab MAD III: Saucen, Aufstriche	Rohkost, Salate	regt Leber und Galle an
Muskatnuss	Saucen, Suppen, Kartoffelpüree	klare Suppen, Eintöpfe	magenstärkend, verdauungsfördernd
Nelke	Desserts, Milchspeisen, Saucen, Tee	Glühwein, Gebäck, Zwiebelgerichte	schmerzstillend
Oregano/Dost	Basensuppe, Saucen, Aufstriche, Brühe	Pizza, Gulasch, Geschnetzeltes, Eintöpfe, Gemüse	verdauungsstärkend, entzündungshemmend, natürliches Antibiotikum
Petersilie	Quarkaufstriche, Basensuppen, Brühe, Gemüse, Fisch	Rohkost, Salate, Gemüse, Fleisch- und Fischgerichte	verdauungsfördernd, harntreibend, Vitamin-C-spendend
Rosmarin	Fisch, Fleischgerichte, Kartoffeln, Saucen, Brühe	Fleisch und Fischgerichte, Bratkartoffeln	herzberuhigend, kreislauf- und nervenanregend
Safran	Gemüsebrühe, Fischsuppe, Reisgerichte, Saucen, Kuchen	Bouillabaisse, Eintöpfe, Desserts	nerven- und verdauungsanregend
Salbei	Saucen, Fleischgerichte, Gemüse	Saltimbocca alla romana	blutreinigend, gut gegen Gicht und Rheuma, mildert Durchfall
Schnittlauch	noch nicht, da schwer verdaulich	kalte Saucen, Salate, Garnitur, Rohkost	appetitanregend, Vitamin-C-spendend, nierenanregend
Sellerie	als Gemüse in Brühen, Suppen, Saucen	Rohkost, Salate, Sugo	speichel-, magendrüsen- und nierenanregend
Senf	nur guter Leinölsenf für Aufstriche	Saucen, Fleisch- und Fischgerichte	reinigend, desinfizierend, verdauungsfördernd
Thymian	Suppen, Brühe, Saucen, Fleisch- und Fischgerichte	Eintöpfe, Gulasch	verdauungsfördernd, desinfizierend
Vanilleschote	ab MAD III: Desserts, Cremes, Gebäck	Vanillesauce, Süßspeisen	appetitanregend, verdauungsfördernd
Wacholder	Gemüse, Saucen, Gemüsebrühe	Wildgerichte, Eintöpfe, Sauerkraut	magen- und darmkräftigend, mildert Blasenkatarrh
Zitronenmelisse	Tee, Suppen, Saucen, Brühe, Milchspeisen, Cremes	Salate, Rohkost, Erfrischungsgetränke	nervenkräftigend, schlaffördernd, herzberuhigend
Zimt	Milchspeisen, Reis ab MAD III: Desserts, Gebäck	Germteiggebäck, Süßspeisen	entsäuernd, blutstillend

Fisch liefert leicht verdauliches Eiweiß und gesunde Fette

Auch wenn ein Lebensmittel allein niemanden gesund machen kann, kann Fisch den meisten von uns helfen, unsere Ernährung und unsere Gesundheit zu verbessern. Fisch steht in vielen Studien über die vorteilhaften Omega-3-Fettsäuren als deren wichtigste Quelle im Mittelpunkt. Lachs, Sardinen, Thunfisch und auch Schalentiere sind besonders reich an Omega-3-Fettsäuren. Neben Fisch sind diese entzündungshemmenden Fettsäuren noch in Mandeln und Walnüssen sowie in Pflanzenölen aus Leinsamen, Nüssen und Raps zu finden. In Flüssen, Bächen und Seen und von Aquakulturen gibt es in Europa viele sehr gute und gesunde Qualitäten und zwar dort, wo in Europa das Süßwasser sauber ist. Es gibt solche Süßwasserfische, die sich mit den besten Qualitäten der Meeresfische messen können. Diese Fische liefern hochwertiges, leicht verdauliches Eiweiß, fettere Fische sind reich an Omega-3-Fettsäuren und sind aufgrund ihrer Nährstoffzusammensetzung ernährungsphysiologisch hochwertig. Bei Aquakulturen ist die Fütterung entscheidend. Vom Kaloriengehalt her sind vor allem die fettarmen Fische interessant, sofern auch die Zubereitung stimmt. So hat der Zander z.B. 0,8% Fett, wird er aber paniert zubereitet, dann hat er 50% Fett. Wenigstens 2-mal pro Woche sollte Fisch in leicht verdaulicher Zubereitungsform auf dem Speisezettel stehen. Für die MAD besonders geeignet sind: Forelle, Lachsforelle, Saibling, Seezunge, Hecht, Zander, Barsch und Scholle. Für alle Fischgerichte während der MAD werden Fischfilets (frisch oder tiefgekühlt) verwendet, weil hier Einkauf, Lagerung und Zubereitung am einfachsten und schnellsten sind. Wenn Sie Lust, Zeit und eine gute Quelle für frischen Fisch haben, können Sie den Fisch natürlich auch im Ganzen kaufen und dann selbst filetieren.

Einkauf und Lagerung

Wenn Fleisch oder Fisch verzehrt wird, so sollte beachtet werden:

- Die Qualität hängt sehr von der Frische ab. Tiefgekühlte Ware stellt eine Alternative zu frischem Fisch oder Fleisch dar, geschmacklich kommt sie jedoch nicht an frischen Fisch oder Fleisch heran.
- Fleisch und Fisch nach dem möglichst raschen Heimtransport zu Hause sofort auspacken und kühlen.
- Da Fisch und Frischfleisch sehr leicht Fremdgerüche annehmen und außerdem leicht austrocknen, empfiehlt es sich, diese in einem zugedecktem Gefäß (Kunststoff, Porzellan oder Glas) im kältesten Teil des Kühlschrankes, also im unteren Teil, aufzubewahren.
- Vakuumverpacktes Fleisch kann entsprechend länger gelagert werden (siehe Haltbarkeitsdatum am Etikett). Kaufen Sie kein vakuumverpacktes Fleisch, das Luft gezogen hat!
- Die Verpackung soll ca. ½ Stunde vor Verwendung geöffnet werden, damit das Fleisch »auslüften« und »umröten« kann, d.h. durch die Einwirkung von Sauerstoff seine blasse Farbe verliert.
- Durch die richtige Lagerung können Sie Fleisch auch über mehrere Tage verteilt genießen, ohne Qualitätseinbußen in Kauf nehmen zu müssen. Fisch und Meeresfrüchte verderben wegen ihrer Eiweißzusammensetzung leichter als Fleisch, daher nur 1–2 Tage im Kühlschrank lagern.
- Fleisch, Geflügel und Fisch kann sowohl roh als auch gekocht eingefroren werden. Wichtig hierbei ist jedoch, dass Sie insgesamt nur einmal einfrieren und immer das Einfrierdatum und Ablaufdatum dazuschreiben.
- Das Auftauen sollte möglichst schonend erfolgen. Im Sommer am besten über Nacht im Kühlschrank, sonst bei Zimmertemperatur.
- Erst kurz vor Gebrauch Fisch oder Fleisch portionieren und immer erst unmittelbar vor dem Braten salzen, sonst geht Saft verloren.
- Bitte Fleisch niemals im Ofen, warmen Wasser oder in der Mikrowelle auftauen lassen.

- Um den Säuregehalt des Fleisches zu neutralisieren, keine reduzierten, d. h. stark eingekochten Knochen- oder Fleischsaucen und Suppen, sondern als Alternative Basensuppen und basische Gemüse- und Kräutersaucen dazuessen.

Im Wok garen

Während der MAD werden Fisch- und Fleischgerichte fettarm zubereitet, z. B. durch Garen in einer Folie, Schmoren im Bräter auf einem Gemüsebett, Grillen auf einem Rost oder Braten in einer beschichteten Pfanne. An dieser Stelle wollen wir Ihnen die Zubereitung im Wok vorstellen, die viele Vorteile hat: Man braucht kaum Öl, das Gemüse wird schonend gegart und Fleisch- und Fischstücke können gleich mitzubereitet werden.

Der aus Asien stammende Wok – heißt übersetzt Kochgeschirr – wird bei uns in Europa immer populärer. Früher war der Wok eine Halbkugel und wurde über offenes Feuer gehängt. So konnten die aufsteigenden Flammen auch den Rand des dünnwandigen Woks gut erhitzen, wodurch ständig gerührt werden musste. Wenn man mit dem Wok richtig umgeht, hat man einige Vorteile: Zum Ersten brauchen Sie nur wenig Fett. Das mitgebratene Gemüse bleibt vitaminreich und knackig. Fleisch oder Fisch werden stets in kleineren Mengen und klein geschnitten verwendet und zumeist mit viel Gemüse gemischt. Diese Gerichte sind besonders leicht bekömmlich und entsprechen sowohl den Richtlinien der Trennkost als auch des Säure-Basen-Haushalts.

Es werden viele verschiedene Woks oder Wokpfannen im Handel angeboten. Achten Sie darauf, dass er auch genug Leistung hat, damit es schnell geht. Hier eignet sich auch die Gasflamme für kurze, hohe Hitze sehr gut. Mit den normalen Haushalts-Kochplatten hat man wegen mangelnder Leistung oft Ärger. Es gibt auch für den Haushalt speziell ausgehöhlte Wokbrenner, wo die halbkugelförmigen Pfannen eingesetzt werden, die auch in der asiatischen Küche vorwiegend verwendet werden. Um einen Wok zu benutzen, müssen Sie grundsätzlich auch keine asiatischen Zutaten verwenden. Es heißt ja: Man soll sich immer von jenen Lebensmitteln ernähren, die bei uns wachsen. Damit wird gewährleistet, dass alles drin ist an Nährstoffen, die wir brauchen. Nutzen Sie den Wok oder die Wokpfanne als interessante Möglichkeit für schnelle, kurz gebratene Gerichte, die Speisen völlig frisch, in kurzer Zeit fertig zu haben. Neben Vitaminen, Mineralstoffen und sekundären Pflanzeninhaltsstoffen bleiben auch Aroma, Farbe und Konsistenz im Wok besser erhalten als in jedem anderen Kochgeschirr. Zudem kann gleich im Wok serviert werden.

Unbedingte Voraussetzung dafür ist, dass alle Zutaten bereits geschnitten, am besten in kleinen Gefäßen vorbereitet wurden, bevor Sie damit beginnen, im Wok zu braten oder zu kochen. Dann geht nämlich alles sehr schnell. Sie brauchen auch kein spezielles Öl dazu, es geht auch mit Rapsöl oder Olivenöl. Sie sollten nur kein hochwertiges, kalt gepresstes Pflanzenöl dazu verwenden. Versuchen Sie es einmal mit besonders wenig Fett. Messen Sie das Öl mit einem Esslöffel. Das entspricht einer Menge von nur 5 g Fett und reicht zumeist völlig aus. Auch für ein Essen für 4 Personen.

Welche Fette und wie viel?

Beim Nahrungsfett unterscheiden wir lebensunfreundliche und lebensfreundliche Fette.

Lebensunfreundliche Fette

Dies sind Fette, bei denen wertvolle Anteile durch industrielle Bearbeitung, Konservierung, Härtung, hohe Erhitzung, Sterilisation, chemische Stabilisation usw. zerstört worden sind. Zu diesen nicht empfohlenen Industriefetten gehören Konsummargarinen versetzt mit Emulgatoren und Stabilisatoren, gebleichte, hoch erhitzte Salatöle, billige Mayonnaisen, Ziehfette in Back- und Wurstwaren, Öle zum Einlegen in Fisch- und anderen Konserven. Alle minderwertigen Fette und Öle wie gehärtete Fette, die in den meisten Gaststättenbetrieben und Großverpflegungsbetrieben verwendet werden, sind ungeeignet. Billige Frittierfette, auch Kokosfett und besonders alle mehrfach erhitzten Öle und Fette, woraus dann ungewollt die schädlichen Transfette entstehen, sollten nicht verzehrt werden. Auch tierische Fette von Schlachttieren, vor allem Schweine- und Gänsefett sowie das Depotfett anderer Tiergattungen, wie etwa Rindertalg und Nierenfett, sind nicht zu empfehlen. Diese tierischen Fette zählen nicht nur zu den gesättigten Fetten, sie sind zudem sehr cholesterinreich und sollten daher gemieden werden.

Lebensfreundliche Fette

Lebensfreundliche Fette sind weitgehend naturbelassen und reich an hoch ungesättigten Fettsäuren. Dazu gehören alle guten, kalt gepressten Pflanzenöle aber auch die Butter. Die Butter bildet eine Ausnahme bei den tierischen Fetten, sie beinhaltet zwar etwas Cholesterin, stammt aber vom lebenden Tier und ist daher das edelste tierische Streichfett. Mit lebensfreundlichen Fetten braucht man nicht allzu sparsam umzugehen, da sie im Gegensatz zu den gehärteten Industriefetten, bei sachgemäßer Verwendung, d.h. nicht hoch erhitzt, auch von Magen-, Leber- und Gallenkranken gut vertragen werden. Außerdem machen sie nicht dick, weil sie die innere Atmung und Verbrennung aktivieren. Man wird eher von zu vielen Kohlenhydraten dick als von guten Fetten. Hoch ungesättigte Fettsäuren, dazu zählen vor allem die Omega-3-Fettsäuren, helfen mit, einen erhöhten Cholesterinspiegel zu senken und werden zur Vorbeugung und Behandlung verschiedener Herz- und Kreislaufschäden, Leber- und Gallenleiden, Arterienverkalkung und nach Dr. J. Budwig zur Krebsvorsorge und -therapie empfohlen.

Welche Fette werden besonders empfohlen?

Empfohlen werden naturbelassene, hochwertige, kalt gepresste Pflanzenöle, die auf kaltem Wege ohne Erhitzung oder aus nicht stark gerösteter Saat gewonnen worden sind. Sie beinhalten die lebenswichtigen, hoch ungesättigten Fettsäuren. Letztere spielen besonders bei der Atmung der Körperzellen eine wesentliche Rolle. Die Fett-Expertin Dr. J. Budwig empfiehlt vor allem Leinöl, das die besonders sauerstofffreundliche hoch ungesättigte Linolensäure enthält und mit Abstand das beste Verhältnis von Omega-3- zu Omega-6-Fettsäuren aufweist. Aber auch bestes Hanf-, Raps- und Walnussöl sowie natives Olivenöl extra (einfach ungesättigt) sind als hochwertige Öle sehr zu empfehlen, falls sie, was auf jeder Packung vermerkt sein muss, naturbelassen, somit kalt gepresst und reich an mehrfach ungesättigten Omega-3-Fettsäuren sind. Verwenden Sie solche hochwertigen Öle immer nur für kalte Zwecke oder zum Veredeln fertig gekochter Speisen. Zum Erhitzen werden grundsätzlich nur warm gepresste Öle empfohlen.

Aufstrichfett und kalt gepresste Öle

Als Aufstrichfett empfiehlt sich aus pflanzlicher Sicht besonders die naturbelassene Leinölmargarine »Diäsan« oder »Alsan-S«, welche Sie im Naturkostladen bekommen. Als tierisches Fett kann die gute Landbutter, Süß- oder Sauerrahmbutter, in Maßen verwendet werden. Butter ist empfehlenswert, sie enthält zwar wenig einfach und mehrfach ungesättigte Fettsäuren, aber ihre gesättigten Fettsäuren sind außerordentlich leicht aufspaltbar und gut verdaulich. Daher ist Butter als lebendiges Fett sehr wertvoll und als Aufstrichfett durchaus zu empfehlen, auch zum Backen von Kuchenteig, nicht aber zum Braten in der Pfanne. Kokosfett ist zwar pflanzlich, hat aber wesentlich mehr gesättigte Fettsäuren als Butter, sogar mehr als Schweinefett. Kalt gepresste Öle sollten nach der MAD nur für Salate, Dressings und Marinaden verwendet werden. Bei der MAD werden sie zum Veredeln von Quark-Aufstrichen und fertig gekochten Speisen genommen, z. B. kann man etwas kalt gepresstes Öl über weich gedämpfte Gemüse oder Nudeln geben bzw. mit Basensuppen verrühren. Keinesfalls sollten Sie diese wertvollen Öle zum Erhitzen verwenden, weil sie dadurch entwertet werden. Damit ist jedes Frittieren von Speisen in schwimmendem Fett, genauso wie das scharfe Anbraten von Fleisch oder Fisch, zu meiden. Es wäre schade um die Qualität, zudem können sich Giftstoffe bilden. Butterschmalz kann etwas höher erhitzt werden als Butter, weil es wasserfrei ist, ein Mischen mit warm gepressten Pflanzenölen ist manchmal vorteilhaft.

Erhitzen von Fett in der Pfanne

Durch Erhitzen von Pflanzenölen mit hohem Gehalt an mehrfach ungesättigten Fettsäuren (z. B. Linolsäure) entstehen Transfettsäuren ab etwa 130 °C, die die vorteilhafte Wirkung der Omega-3-Fettsäuren wieder zunichtemachen. Die Temperatur in der Pfanne beträgt beim Bratprozess bis zu 200 °C. Zum Erhitzen und Anbraten ist es daher günstiger, handelsübliche, warm gepresste Öle wie etwa Rapsöl bei Fleisch und Olivenöl bei Fisch zu verwenden. Verwenden Sie aber grundsätzlich Konsumfette sparsam beim Kochen, damit Sie die Möglichkeit haben, mit wertvollen kalt gepressten Pflanzenölen oder mit zerlassener Butter die fertigen Speisen vor dem Anrichten zu veredeln, ohne die von der DGE empfohlene Fettrelation von 30 % der Gesamtenergiemenge zu überschreiten. Im Schnitt sind das ca. 70 g Fett pro Tag, wovon die Hälfte der Menge abgezogen werden muss, weil sie versteckt in den Lebensmitteln enthalten ist. Bleiben also ca. 35 g Fett in sichtbarer Form, das entspricht mengenmäßig 2 Portionspackungen Butter von je 20 g oder ca. 4 Esslöffeln Öl pro Tag.

Daher sowohl beim Einkauf als auch bei der Zubereitung stets auf die Fettmenge achten, hier kann am meisten eingespart werden. Es gibt speziell beschichtete Pfannen, in denen völlig ohne Fett gebraten oder gegrillt werden kann. Sie benötigen folgende Fette in der Küche: Die Butter zum Streichen aufs Brot oder zum Anschwitzen von Gemüse, ein Konsum-Olivenöl zum Braten von Fisch, ein Konsum-Rapsöl zum Braten von Fleisch und 2 hochwertige kalt gepresste Pflanzenöle von der gleichen Sorte nur für kalte Zubereitungen und evtl. zum Veredeln gekochter Speisen. Mit den kalt gepressten Ölen können Sie dann beliebig wechseln und experimentieren.

Wirkung naturbelassener Fette

Die beste Wirkung naturbelassener Fette und Öle erzielt man durch:

- ausschließliche Einnahme der empfohlenen, hochwertigen kalt gepressten Pflanzenöle und Fette unter Vermeidung aller Industriefette bei unerhitzter Anwendung,
- Vermeidung aller Speisen und Getränke mit Geschmacksverstärkern, Glutamat, Aromat und künstlichen Konservierungsmitteln,
- kombinierte Einnahme von Öl mit wertvollem Eiweiß, da Eiweiß die Fette wasserlöslicher, bekömmlicher und besser resorbierbar macht (z. B. Quark mit Leinöl vermischt).

Naturbelassende Fette in der MAD:
In der MAD werden bei unerhitzter Anwendung ausschließlich naturbelassene Fette und gute Landbutter empfohlen, auch Sauerrahm- oder Süßrahmbutter. Der geringe Cholesteringehalt der Butter wird ausgeglichen, indem sämtliche cholesterinträchtigen Innereien und reduzierten Fleischsuppen weggelassen werden und Fleisch, Fisch und Eier in geringer Menge und seltener als üblich verzehrt werden.

Essen Sie abends möglichst wenig

Abends gibt es in allen 3 MAD-Stufen nur eine kleine Mahlzeit. Meist eine Kursemmel oder einen Fladen mit Öl-Quark-Aufstrich oder Schafsjoghurt, dazu Kräutertee. Die meisten Menschen verspüren während der ganzen Ableitungskur, auch des Abends, nur ein geringes Hungergefühl, da der Körper jetzt von seinen abbaufälligen Reserven lebt.

Wer zu anderer Zeit als vor dem Essen über Hunger klagt, hat meist nur Appetit, weil ihm vielleicht ein verführerischer Duft in die Nase gestiegen ist. Quälender Hunger darf jedoch zu keinem Zeitpunkt der MAD auftreten.

Dies würde – eine richtige Kurdurchführung vorausgesetzt – ein Krankheitszeichen darstellen, das eine Rücksprache mit dem behandelnden Arzt erfordert. Sehr oft handelt es sich um eine Säurebelastung im Magen-Zwölffingerdarm-Bereich, die dann durch ausreichende Zufuhr von Basen sofort beseitigt wird.

Die Säuren neutralisieren

Wir empfehlen das in der Box beschriebene Basenpulver. Die Einnahme eines solchen Basenpulvers ist grundsätzlich während jeder Fasten-, Diät- und Ableitungskur von größtem Wert. Das Pulver besteht nur aus Substanzen, die zwar in jedem Körper vorkommen, aber bei Entschlackungskuren in zu geringen Mengen, um die in vermehrtem Ausmaß anfallenden Säuren neutralisieren zu können.

Nehmen Sie morgens zum Bittersalz und abends vor dem Schlafengehen jeweils eine Dosis ein. Bei erhöhter Säurebelastung ist das Basenpulver bis zu 4-mal täglich während der MAD – und auch noch länger zur weiteren Entsäuerung – unbedingt zu empfehlen.

Basenpulver III nach Rauch

Lassen Sie sich folgendes Basenpulver in der Apotheke zusammenstellen. Geben Sie dann 1 TL auf ¼ – ½ Liter Wasser.

Magnesium citricum	20,0
Kalium hydrogenkarbon	10,0
Natrium monohydrogenphos.	10,0
Kalium citricum	15,0
Calcium carbonicum	60,0
Natrium hydrogencarbonic	85,0

Ungünstige Lebensmittel, die Sie meiden sollten

Bitte vermeiden Sie während der MAD folgende Nahrungsmittel

- Ballaststoffreiche = verdauungsbelastende Kost, schwere, frische Brote, Vollkornbrote und -gerichte, schwer verdauliche Gemüse wie Hülsenfrüchte, Kraut, Kohl, Zwiebel und Knoblauch.
- Sämtliche Rohkost, Obst, Kompotte, Fruchtsäfte, Obstkonserven.
  Ausnahme: 1 – 2 Teelöffel Zitronen- oder Orangensaft in den abendlichen Kräutertee sowie etwas Banane ab MAD III.
- Fette Gerichte, stark Geröstetes, Gebackenes, Paniertes, Mehlbindungen, Schweinefleisch und -fett, Würste, gehärtete, raffinierte Öle und Fette, tierische Fette, Mayonnaisen.
  Ausnahme: Butter, beste, hochwertige, kalt gepresste Pflanzenöle (mit hoch ungesättigten Fettsäuren).
- Fabrikzucker, auch brauner Zucker, Dextropur, Süßigkeiten, Konfekt, Bonbons, Süßspeisen, Schokoladen, Marmeladen.
  Erlaubt: Nur falls gut vertragen in bescheidener Menge Honig, Melasse, Birnendicksaft.
- Kaffee, auch ohne Koffein, alle Industrie-Kunstgetränke, Alkohol, Colagetränke, Sirup und Limonaden.
  Empfohlen: Wasser, stilles Mineralwasser, Kräutertee, Gemüsebrühe, Malzkaffee.

Nahrungsmittelintoleranzen

Nahrungsmittelunverträglichkeiten sind im Vormarsch. Diese kosten den Betroffenen viel Basisenergie. Viele Menschen leiden darunter. Daher finden Sie bei allen Rezepte der Milden Ableitungsdiät Angaben, ob und welche Zutaten bei Laktose-, Fruktose-, Histamin- bzw. Glutenunverträglichkeit weggelassen oder ausgetauscht werden sollten. Bitten lassen Sie darüber hinaus alle Zutaten weg, von denen Sie bereits wissen, dass Sie diese nicht vertragen. Hier können nur grobe Richtlinien genannt werden. Im Zweifel sollte immer Ihre persönliche Erfahrung ausschlaggebend sein.

Laktoseintoleranz

Laktose heißt Milchzucker. Bei der Laktoseintoleranz liegt ein Enzymmangel vor, das heißt, das Enzym Laktase, das die Laktose abbaut, ist nicht in ausreichendem Maß im Darm vorhanden. Das Enzym sitzt in der Dünndarmschleimhaut und spaltet den Milchzucker (Laktose) in 2 Bestandteile, Traubenzucker und Schleimzucker, auf.

Es gibt diverse laktosefreie Milchprodukte, neben Milch auch Käse, Joghurt, Sahne, Quark etc. Bei diesen Produkten wurde während der Herstellung Laktase zugesetzt, um die Laktose aufzuspalten. Fettreiche Milchprodukte wie Butter und Sahne enthalten aber ohnehin kaum Laktose, weil der wasserlösliche Milchzucker bei der Herstellung in der wässrigen Flüssigkeit verbleibt. Milchprodukte wie Käse und Joghurt, bei deren Entstehung Bakterien beteiligt sind, enthalten ebenfalls häufig kaum noch Milchzucker, weil die Bakterien diesen bereits verstoffwechselt haben. Oft reicht es aus, lediglich bei Milch ein speziell laktosefreies Produkt zu nehmen.

Bitte beachten Sie, dass Laktose vielen Produkten zugesetzt wird, wie Broten, Getreideriegeln, Fertiggerichten, Würzmischungen, Wurstwaren, mariniertem Fleisch, Teigen, Bonbons und Speiseeis, Schokolade, Instantprodukten und Tütensuppen.

Fruktoseintoleranz

Fruktose kommt frei und in verschiedenen Verbindungen vor:

- Haushaltszucker (Gemisch aus Fruktose und Glukose)
- Honig (Gemisch aus Fruktose und Glukose)
- Invertzucker (Gemisch aus Fruktose und Glukose)
- Sorbit wird als Zuckeraustauschstoff verwendet. Es findet sich in Diabetikerprodukten, in Kaugummi und Süßigkeiten. Sorbit wird im Körper in Fruktose umgewandelt.
- Inulin ist ein Kohlenhydrat, das Fruktose enthält.

Alle Nahrungsmittel, die diese Verbindungen enthalten, müssen bei Fruchtzuckerunverträglichkeit eingeschränkt oder vermieden werden, je nachdem, wie ausgeprägt die Unverträglichkeit ist. Dazu gehören z. B. Früchte und Fruchtsäfte, Marmelade, Honig, Trockenfrüchte, Obst und Gemüsesäfte, Brot und Backwaren mit Zucker, einige Gemüse, Frühstückscerealien, Nüsse, Wurstwaren mit Zucker, Limonade, Essig, Alkohol, Diabetikerprodukte, Konserven und Fertigprodukte mit Zucker, Gewürze bzw. Gewürzmischungen mit Zuckerstoffen, Aromen. Steht der Zusatz »zuckerfrei« auf einer Packung, so kann diese trotzdem Sorbit enthalten. Deshalb ist Vorsicht geboten. Das gilt auch für viele Arzneimittel, deren Ummantelung aus Zuckerstoffen besteht.

Folgende Lebensmittel sollten Sie bei einer Fruktoseunverträglichkeit meiden bzw. nur in so geringen Mengen verzehren, dass keine Beschwerden auftreten:

- Obst und Obstsäfte
- Gemüsesorten mit einem Fruktosegehalt über 1 g/100 g (Möhren, Artischocken, Brokkoli, Auberginen, Kürbis, Paprika, Tomaten), wobei es hier immer eine Frage der Menge bleibt.

- sichtbarer Haushaltszucker (in Tee, Kaffee oder Süßspeisen)
- Diätprodukte mit Zusatz von Fruktose
- Honig

Zusätzlich sollte der Verzehr von sorbithaltigen Lebensmitteln vermieden werden, da Sorbit die Aufnahme von Fruktose verschlechtert und so die Beschwerden verstärkt. Da es sich bei der Fruchtzucker-Unverträglichkeit um eine Aufnahmestörung im Darm handelt, ist es allerdings sinnvoll, nach einer fruchtzuckerfreien Regenerationszeit durchaus wieder Fruchtzucker in geringen – verträglichen – Mengen zu sich zu nehmen, damit die Transporterdichte nicht noch weiter abnimmt.

Histaminintoleranz

Die Symptome der Histaminintoleranz sind denen einer allergischen Erkrankung sehr ähnlich und können leicht verwechselt werden, denn bei beiden Krankheitsbildern spielt Histamin die entscheidende Rolle. Eine Histaminintoleranz ist aber keine Allergie, das Immunsystem ist nicht beteiligt.

Histamin ist eine biologisch hochpotente Substanz, die im Organismus eine Fülle von erwünschten, aber auch unerwünschten Reaktionen auslöst. So ist es z. B. an der Magensäureproduktion beteiligt, erweitert die Gefäße, hat Einfluss auf den Wach-Schlaf-Rhythmus und wird mit verbesserter Lernfunktion in Zusammenhang gebracht. Beim Auftreten allergischer Reaktionen spielt Histamin als wichtigster Entzündungsstoff jedoch auch eine zentrale Rolle.

Histamin wird vom Menschen selbst produziert, in Blut- und Gewebszellen gelagert und steht zur sofortigen Freisetzung, beispielsweise bei einer allergischen Reaktion, jederzeit zur Verfügung. Hauptverursacher der Beschwerden, die bei Histaminintoleranz auftreten, ist jedoch mit der Nahrung aufgenommenes Histamin, das im Dünndarm nicht ausreichend abgebaut wird. Für den Abbau im Darm verantwortlich ist ein Enzym namens Diaminoxidase (DAO). Menschen mit Histaminintoleranz haben einen DAO-Mangel.

Histamin gehört zu den sogenannten biogenen Aminen. Es entsteht beim Abbau eiweißreicher Nahrungsmittel aus der Aminosäure Histidin. Histamin kann in relevanten Mengen sowohl beim Verderb als auch bei der erwünschten Reifung von eiweißreichen Nahrungsmitteln entstehen. Fangfrischer Fisch ist noch so gut wie histaminfrei und bleibt es auch, wenn er sofort filetiert und tiefgekühlt wird, und die Kühlkette bis zum Verbraucher nicht abreißt. Wird der Fisch im Ganzen gelagert, hängt es maßgeblich von der Kühlung ab, wie stark die bakterielle Zersetzung zur Histaminbelastung führt. Da bei der Reifung von Käse, Salami und Rohschinken ebenfalls Bakterien beteiligt sind, können auch diese Lebensmittel hohe Histaminkonzentrationen aufweisen. Histamin ist thermostabil, das heißt, einmal gebildetes Histamin wird weder durch Erhitzen noch durch Kühlen unschädlich gemacht.

Auch Alkohol, vor allem Rotwein und Bier, wird von vielen Betroffenen sehr schlecht vertragen, obwohl der Histamingehalt nicht besonders hoch ist. Denn Alkohol setzt körpereigenes Histamin frei, hemmt das histaminabbauende Enzym und steigert die Darmdurchlässigkeit für Histamin, um nur einige Gründe zu nennen. Einige Obst- und Gemüsesorten sowie Nüsse sind ebenfalls eher unverträglich, weil sie Histamin aus dem Körper freisetzen (z. B. Erdbeeren und Tomaten) oder andere biogene Amine enthalten (z. B. Nüsse).

Folgende Lebensmittel sind bei Histaminintoleranz oft unverträglich:

- alkoholische Getränke (insbesondere Rotwein)
- Käse (insbesondere Hartkäse)
- Schokolade (auch kakaohaltige Nahrungsmittel)
- Salami und Rohwürste, Geräuchertes

- Nüsse
- Fisch
- Tomaten, Sauerkraut, Spinat
- Erdbeeren, Kiwis, Zitrusfrüchte

So essen Sie das Richtige

Alle Rezepte haben Piktogramme, die zeigen, welche Zutaten Sie bei Laktose-, Fruktose-, Histamin- und Glutenunverträglichkeit gegebenenfalls austauschen oder weglassen sollten. Dies ist nur als grobe Richtschnur zu verstehen. Lassen Sie darüber hinaus alle Zutaten weg, von denen Sie – aufgrund Ihrer persönlichen Erfahrungen – wissen, dass Sie diese nicht vertragen!

L = Laktoseintoleranz
F = Fruktoseintoleranz
G = Glutenunverträglichkeit
H = Histaminintoleranz

Zöliakie und Glutenunverträglichkeit

Zöliakie ist eine chronische Erkrankung der Dünndarmschleimhaut aufgrund einer Überempfindlichkeit gegen Gluten. (Das ist eine Sammelbezeichnung für die in Backgetreide vorkommenden Klebereiweiße.) Die Unverträglichkeit bleibt lebenslang bestehen, sie ist zum Teil genetisch determiniert und kann derzeit nicht ursächlich behandelt werden. Häufiger als Zöliakie tritt jedoch eine Glutenunverträglichkeit oder -sensitivität auf, die durchaus wieder verschwinden kann, wenn nicht mehr so große Mengen an Getreideprodukten verzehrt werden.

Bei der Zöliakie ist eine lebenslange, vollkommen glutenfreie Diät erforderlich, wodurch der Darm wieder heilt und auch die Risiken der Langzeitfolgen sinken. Strikt zu vermeiden sind alle Getreidesorten mit Gluten (Weizen, Gerste, Roggen, wie auch deren botanisch verwandte Ursorten Dinkel, Grünkern, Kamut, Einkorn, Emmer sowie die Roggen-Weizen-Kreuzung Triticale).

Bislang ist auch der Verzicht auf Hafer empfohlen. Auch Produkte mit geringem Getreideanteil, wie panierte Lebensmittel oder Malzkaffee, müssen gemieden werden. Bei einer vorübergehenden Glutenunverträglichkeit kann es dagegen ausreichend sein, stark glutenhaltige Lebensmittel zu meiden bzw. eine vorübergehende Glutenkarenz einzuhalten.

Als Alternative zu den glutenhaltigen Getreidesorten ausdrücklich erlaubt sind Hirse, Mais, Reis, Amaranth, Buchweizen, Quinoa, Sojabohnen, Teff, Kastanie, Kochbanane. Ohnehin erlaubt sind Gemüse einschließlich Kartoffeln, Salaten, Früchten, Fleisch und Fisch, Eier, Milch und Milchprodukte. Inzwischen finden sich glutenfreie Frisch- und Fertigprodukte auch in Supermärkten.

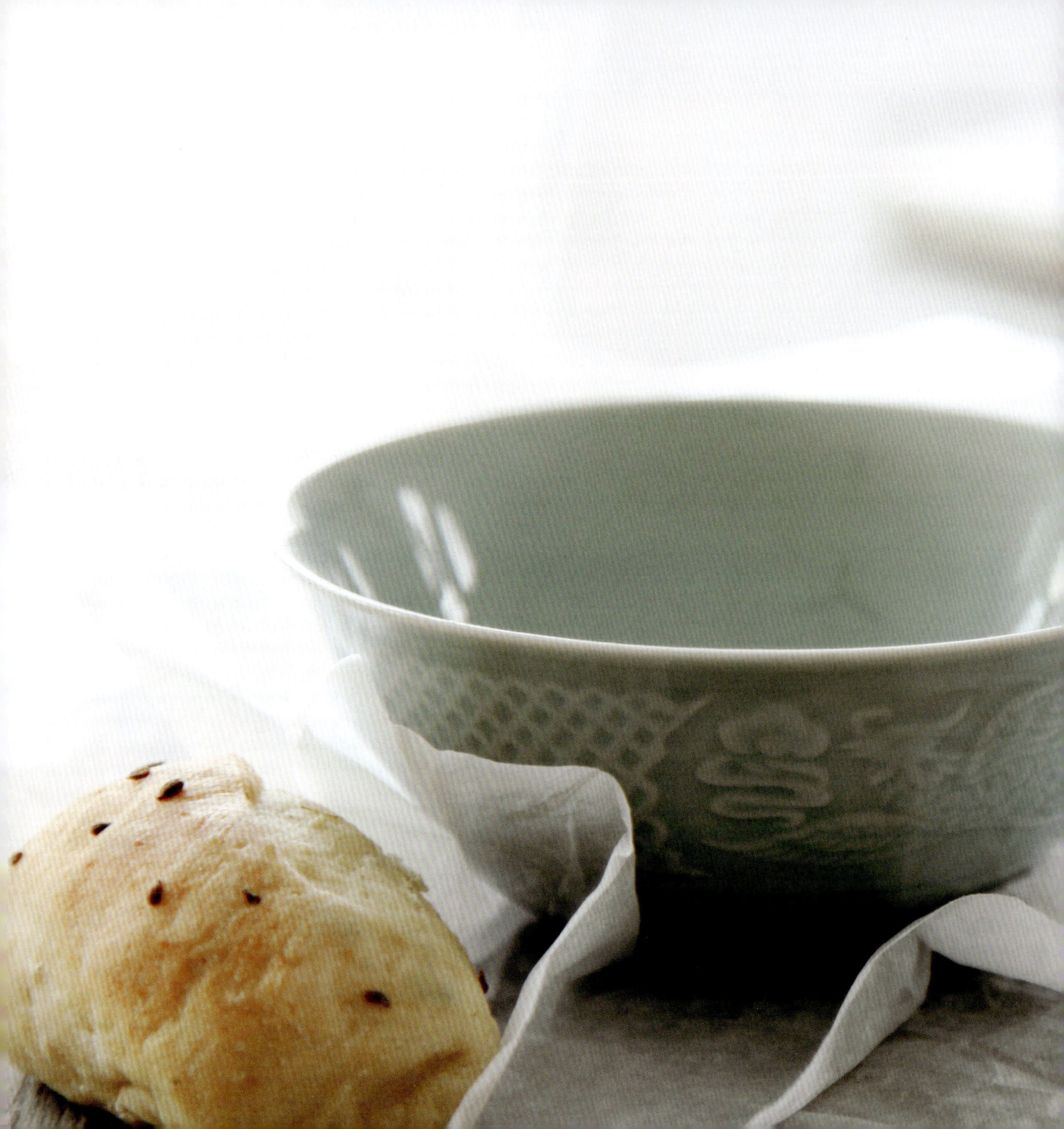

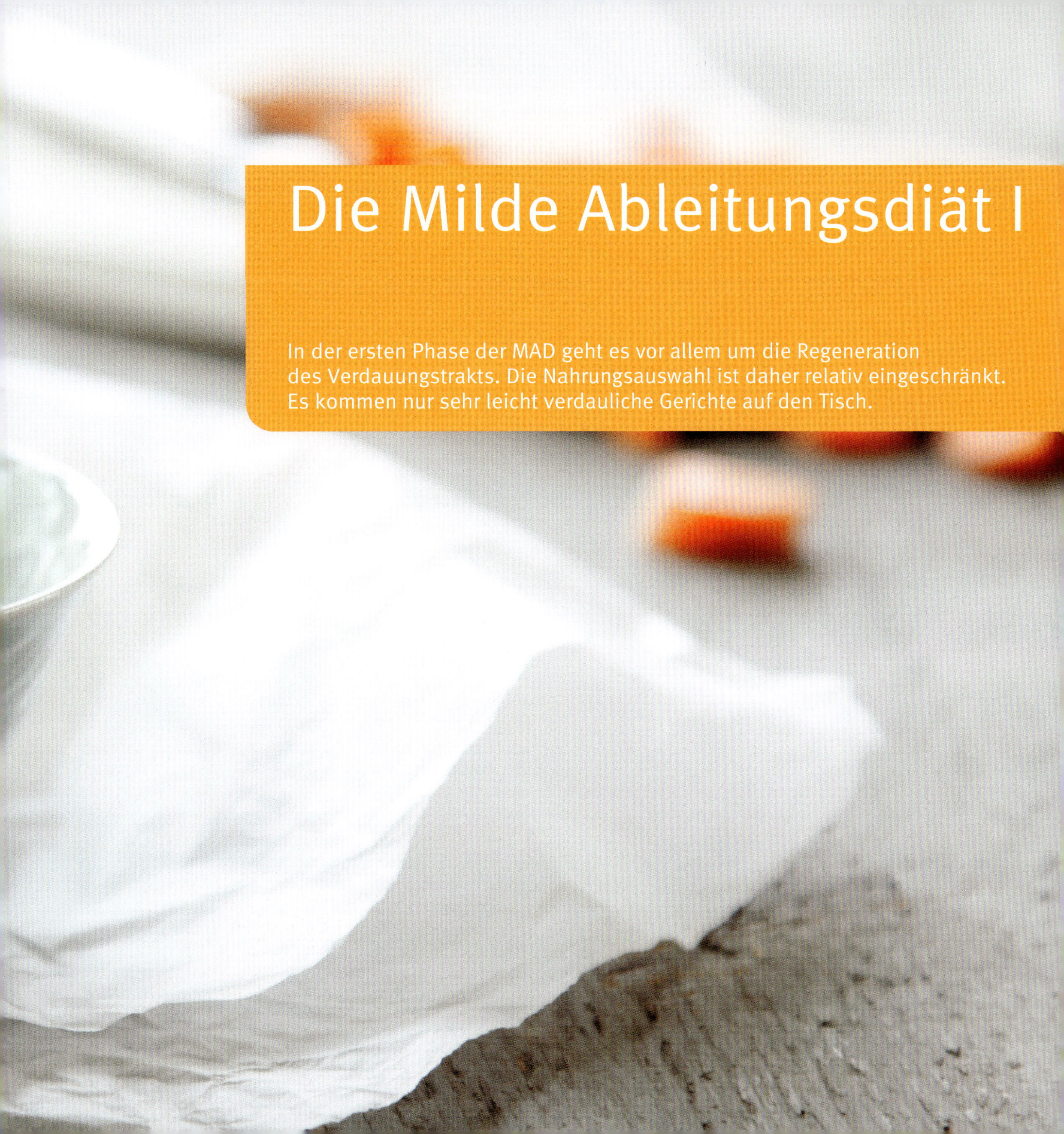

Die Milde Ableitungsdiät I

In der ersten Phase der MAD geht es vor allem um die Regeneration des Verdauungstrakts. Die Nahrungsauswahl ist daher relativ eingeschränkt. Es kommen nur sehr leicht verdauliche Gerichte auf den Tisch.

MAD I: schonen und beruhigen

In der ersten Stufe der MAD wird nur besonders leicht verdauliche Nahrung verwendet, um den Darmtrakt zu schonen, damit er sich regenerieren kann. Das Mittagessen ist die Hauptmahlzeit des Tages, abends wird wenig oder gar nichts gegessen.

In Ruhe frühstücken

Zum Frühstück gibt es Milch (+ Malzkaffee) oder Kräutertee, eine Kursemmel oder einen Dinkelfladen und Quarkaufstrich oder ein Qualitäts-Schafsjoghurt oder einen warmen Getreidebrei. Hin und wieder ein weich gekochtes Ei.

Milch

Falls verträglich, ist rohe, kurz auf die erwünschte Temperatur erwärmte Frischmilch, wie Biomilch, am günstigsten. Wählen Sie die aus eigener Erfahrung bekömmlichste Milchart. Wir empfehlen Bio-Vorzugsmilch, frische Schafsmilch, Ziegenmilch, für Vegetarier und für jene, die Kuhmilch ablehnen, Sojamilch, Hafer-, Kokos- oder Reismilch oder gute Sauermilcharten (Sanoghurt, Biogarde, Bioghurt). Bei schlechter Milchverträglichkeit wird guter Schafsjoghurt oder Ziegenjoghurt empfohlen. Immer mehr ersetzt dieses frisch gemachte, leicht bekömmliche und köstlich schmeckende Sauermilchprodukt die Milch selbst. So wird in Kurhäusern heute vorrangig frischer Schafsjoghurt serviert. Auch milder Schafsquark oder Schafsmozzarella gewinnt immer mehr an Bedeutung in der Mayr-Kur als Alternative zum Kuhmilchquark. Haben wir uns früher bei Milchunverträglichkeiten mit einer verdünnten »Sahnemilch« geholfen, so ist das heutzutage einfacher, weil sämtliche Milchprodukte laktosefrei zu haben sind.

Erfahrungsgemäß ist Milch gemeinsam mit Malzkaffee oder Tee besonders leicht verdaulich. Wer Milch sehr gut verträgt, kann sie aber auch allein zu sich nehmen.

Kräutertee

Anstelle der Mich (eventuell mit Malzkaffee oder Tee) können Sie auch Kräutertee zum Frühstück trinken. Wählen Sie frei nach Geschmack und Wirkung. Mild entkrampfend wirkt Fencheltee, nervenberuhigend Melisse und Johanniskraut, besonders wohlschmeckend ist Lindenblüte.

Kursemmel oder Dinkelfladen

Zum Kauen gibt es ein altbackenes Weißgebäckbrötchen oder einen hefefreien Fladen aus ausgemahlenem Dinkelmehl (kein Vollkorn). Kursemmel und Fladen sind zwar wertarm, haben aber als leicht verdaulicher Ess- und Kauschuler enorme Bedeutung. Nach der MAD sollen sie durch biologisch wertvolleres Brot (aus fein vermahlenem Bio-Vollkorngetreide) ersetzt werden. Die Kursemmel muss altbacken sein, 3 – 4 Tage alt, schnittfest, kaum mehr eindrückbar, sodass sie zum gründlichen Kauen und Einspeicheln zwingt. Sie darf aber noch nicht bröseln. Backen oder kaufen Sie Brötchen oder Fladen am besten auf Vorrat, lassen diese entsprechend trocknen und frieren sie portioniert und gut verpackt ein. Schneiden Sie die altbackene Semmel bzw. den Fladen vor dem Essen in 9 – 10 Scheiben. Als Alternative zu Semmel oder Fladen können Sie auch Knäckebrot, Reisfladen oder Reis-Mais-Brot verwenden.

Quark

Am besten ist zunächst ein eher trockener bröseliger Quark vom Biobauern. Er kann mit Magerquark und evtl. etwas Sauerrahm, Schmand oder Crème fraîche cremig verrührt werden. Auch magerer Chavroux, Philadelphia, Gervais oder Hüttenkäse sind dazu geeignet. Bei schlechter Kuhmilchverträglichkeit können Sie den immer beliebter werdenden Schafs- oder Ziegenquark bzw. -frischkäse verwenden. Der gilt als Spezialität und wird neben dem Schafsjoghurt mittlerweile fast in allen Mayr-Kurhäusern mit gutem Erfolg verwendet. Bei Laktoseintoleranz nehmen Sie gegebenenfalls laktosefreien Quark. Veganer können statt der Milchprodukte entsprechende Sojaprodukte verwenden. Als Alternative zu tierischer Milch sind Reismilch, Hafermilch, Kokosmilch oder Sojamilch geeignet.

Warmer Getreideflockenbrei

Jeder, der das Verlangen nach anhaltender Wärme hat, sollte sich für einen gekochten Brei aus biologischen Getreideflocken (Hafer-, Dinkel- oder Reisflocken) oder Maismehl (Gofio) entscheiden. Der Brei wird gelöffelt und spendet innere Wärme und Kraft. Warme oder kalte Breie aus ganzen Getreidekörnern (Vollkorn) sind schwer verdaulich und deshalb in der MAD kontraproduktiv. Grundsätzlich wird der Getreideflockenbrei unter ständigem Rühren (Schneebesen) mit Wasser oder mit halb Milch und halb Wasser etwa 5 Min. gekocht, danach mit etwas Honig gesüßt und mit einer Prise Salz gewürzt.

Zwischendurch: Kräutertee oder Brühe

Zwischen den 3 Mahlzeiten (Frühstück, Mittagessen, Abendessen) sollte möglichst nichts gegessen, aber dafür reichlich getrunken werden. Sie können sich jederzeit einen Kräutertee aufbrühen oder eine Tasse warme, selbst gemachte Gemüsebrühe genießen. Nehmen Sie dazu Biogemüse wie Karotten, Gelbe Rüben, Sellerieknollen, Stangensellerie, Fenchelknollen, Petersilienwurzeln oder Pastinaken. Zusätzlich können Sie frischen Liebstöckel, 1 – 2 Lorbeerblätter, 5 – 6 Pfefferkörner und/oder 3 – 4 Wacholderbeeren ins Wasser geben.

Verwenden Sie bitte zumindest während der MAD I und II bei der Brühe kein Salz oder irgendwelche Würzmischungen. Nehmen Sie nur die in den Rezepten genannten Zutaten. Bereiten Sie sich eine größere Menge an Gemüsebrühe zu, seihen Sie dann die benötigte Menge durch ein feines Haarsieb in eine Suppentasse und löffeln (Teelöffel) Sie die Brühe langsam oder trinken sie in kleinen Schlucken. Den Rest tun Sie in den Kühlschrank und entnehmen dann beim nächsten Mal wieder nur die benötigte Menge.

Basensuppe zum Mittag

Als ersten Gang gibt es zum Mittagessen der MAD eine Basensuppe. Mit dieser führen Sie Ihrem Körper wichtige Vitalstoffe, vor allem Mineral- und Spurenelemente, und basische Substanzen zu. Für die Basensuppe sind die gleichen Biogemüsesorten wie für die Gemüsebrühe verwendbar, also Karotten, Gelbe Rüben, Petersilienwurzeln usw.

Um den Verdauungstrakt zu schonen, wird in dieser ersten MAD-Stufe jeweils nur eine Gemüsesorte pro Basensuppe verwendet. Das Kochen bzw. Garen von Basensuppen soll immer ein langsames Köcheln, evtl. bei teilweise zugedecktem Topf sein, damit nicht zu viel Flüssigkeit verdunstet. Das weich gekochte Wurzelgemüse wird mit der Flüssigkeit (mehr oder weniger) im Mixer püriert, dadurch werden sie ohne weiteres Zutun sämig dicklich.

Am besten und feinsten werden die Basensuppen, wenn sie im Mixer (höhere Geschwindigkeit) mit den Frischkräutern fein püriert, abgeschmeckt und sofort serviert werden. Auch die Flüssigkeitsmenge kann darin besser gesteuert werden. Einfacher ist es natürlich, die Suppe direkt im Topf mit einem Pürierstab zu pürieren, dann wird sie aber nicht ganz so fein-cremig. Bitte geben Sie in MAD I kein Fett zu und dicken die Suppen auch nicht mit Mehl an. Ist Ihnen die Suppe nach dem Pürieren noch zu dünnflüssig, fügen Sie noch etwas gekochtes Gemüse dazu und pürieren noch einmal. Ist die Suppe dagegen zu dickflüssig, verdünnen Sie diese einfach mit etwas mehr Gemüsebrühe. Mit etwas Geschick kann man beim Schöpfen der Suppe in den Mixer etwas Flüssigkeit im Topf zurücklassen, um dann entsprechend verdünnen zu können.

Bevor Sie Ihre erste Basensuppe zubereiten, kochen Sie – falls noch nicht geschehen – eine Gemüsebrühe auf Vorrat. Die brauchen Sie als Aufguss. Sie hält 2–3 Tage im Kühlschrank und wird als Flüssigkeit bei allen Suppen und Saucen verwendet. Natürlich kann man notfalls auch einmal Wasser nehmen oder dieses eventuell mit 1 Teelöffel guter pflanzlicher Streuwürze ohne Geschmacksverstärker anreichern.

Da die Basensuppen nicht nur zum Mittag, sondern auch am Abend gern gegessen werden, sind die Rezepte immer für 4 Portionen. Dadurch können Sie nach dem Auskühlen einen Teil der Suppe im Kühlschrank aufbewahren.

Essen Sie mittags das Hauptgericht

Zu den Hauptspeisen gehören:

- zarte, leicht verdauliche und schonend zubereitete Gemüse,
- leicht verdauliche, bekömmlich zubereitete Getreidegerichte,
- etwa jeden dritten Tag etwas mageres Fleisch oder Fisch.

Alle Speisen sind einfach und relativ schnell zuzubereiten. Im Sinne der Verdauungserleichterung sind die Hauptgerichte bei der MAD nach den Regeln der Trennkost aufgebaut. Das bedeutet: Getreidegerichte erhalten Gemüsebeilagen, zu Fleisch- und Fischgerichten gibt man Kräuter-Basensaucen (püriertes Gemüse) und gedämpftes Gemüse als Beilage, um damit die säurespendende Wirkung von Fleisch oder Fisch auszugleichen. Mengenmäßig sollten dabei ⅔ Gemüse sein und ⅓ Fleisch oder Fisch.

Es hängt vom Gesundheitszustand und von der Konstitution jedes Einzelnen ab, ob und wie oft er Fleisch und/oder Fisch während der MAD zu sich nehmen soll. Da viele Menschen zu oft und zu viel tierisches Eiweiß wie Fleisch, Wurstwaren, Fisch, Eier und Käse verzehren, sind für sie die vegetarischen Rezepte zu empfehlen. Bei Rheuma, Gicht, Bluthochdruck und vielen anderen Erkrankungen wirkt sich eine vorübergehende

Abstinenz von tierischem Eiweiß sehr positiv aus.

Einige benötigen jedoch mehrmals in der Woche Eiweißmahlzeiten. Das sind vor allem schlanke bis untergewichtige Männer (Frauen etwas seltener), die schlechte »Futterverwerter« sind. Etliche davon frösteln leicht und leiden unter den Symptomen eines zu niedrigen Blutdruckes mit Müdigkeit und Schwindelneigung. Im Gegensatz zu anderen Konstitutionen wirken sich bei ihnen ein häufigerer Verzehr von tierischem Eiweiß – von bester biologischer Qualität – und auch eine vermehrte Zufuhr von Voll- oder Meersalz günstig aus.

In der Regel sollte es pro Woche 2 Fisch-, 2 Fleisch- und 3 fleischlose Hauptmahlzeiten geben. Die Eiweißportionen bei Fleisch oder Fisch sollten nicht mehr als 100 – 120 g wiegen. Gibt es beispielsweise zu Mittag eine Portion tierisches Eiweiß, so sollten Frühstück und Abendessen weitgehend frei davon sein.

Grundzubereitung Basensauce

Für die Basensauce, die zu vielen Hauptgerichten gehört, wird Sellerie (120 g) geschält, klein geschnitten, in 1 Esslöffel Butter kurz angeschwitzt und dann in ¼ Liter Gemüsebrühe ca. 10 Min. weich gekocht. Bei Bedarf leicht mit Meersalz würzen. Dann vom Herd nehmen und im Mixer mit 2 Esslöffeln Sahne gründlich pürieren. Je nach Rezept und Geschmack können dann Kräuter mitpüriert werden. Sollte die Sauce noch zu dicklich sein, rühren Sie einfach noch etwas Gemüsebrühe ein. Ist sie zu flüssig, pürieren Sie noch einige gedünstete Gemüsewürfel (aus dem jeweiligen Rezept) mit ein.

Abends ist Schmalhans Küchenmeister

Während der MAD wird kein oder nahezu kein Abendessen eingenommen, weil die Nahrungszufuhr zur Abendzeit am ungünstigsten ist. Stattdessen können Sie 1 – 3 Tassen eines beliebigen Kräutertees mit 1 Teelöffel Honig und etwas Zitronen- oder Orangensaft löffelweise einnehmen. Die löffelweise Einnahme des heißen Tees bringt meist eine erstaunlich gute Sättigungswirkung zustande. Bei echtem Hunger können Sie zusätzlich noch etwas Quarkaufstrich oder Schafsjoghurt mit etwas Kursemmel oder Fladenbrot essen. Oder Sie essen abends eine warme Basensuppe, das sättigt ebenfalls gut und wirkt magenwärmend. Hören Sie jedoch bereits bei Erreichen einer leichten Sättigung mit dem Essen auf. Zum Einspeicheln nehmen Sie eine halbe Kursemmel.

Im Rezeptteil verwendete Abkürzungen

Zutaten:
EL = Esslöffel
TL = Teelöffel
Msp. = Messerspitze

Bei jedem Rezept sind die Nährwerte pro Portion angegeben:
kcal = Kilokalorien
E = Eiweißgehalt in Gramm
F = Fettgehalt in Gramm
KH = Kohlenhydratgehalt in Gramm

Wenn Ihr Körper so wenig an Nahrung erhält, dass einige Zeit vor der nächsten Mahlzeit ein gesundes Hungergefühl entsteht, machen Sie alles richtig. Vor allem während der nächtlichen »Fastenzeit« kann der Verdauungsapparat in seinem Inneren Ordnung schaffen, aufräumen, alte Schlackenstoffe verdauen und abstoßen. Während des Leerseins des Verdauungsapparates, das man als Hunger verspürt, vollziehen sich die wichtigsten Heilvorgänge!

Dr. F.X. Mayr sagte: »Am Abend zu essen gleicht einer Dampflokomotive, die man voll heizt und anschließend in den Schuppen stellt.« Sie schlafen sicher auch viel besser, wenn Sie am Abend wenig essen.

FRÜHSTÜCK MAD I

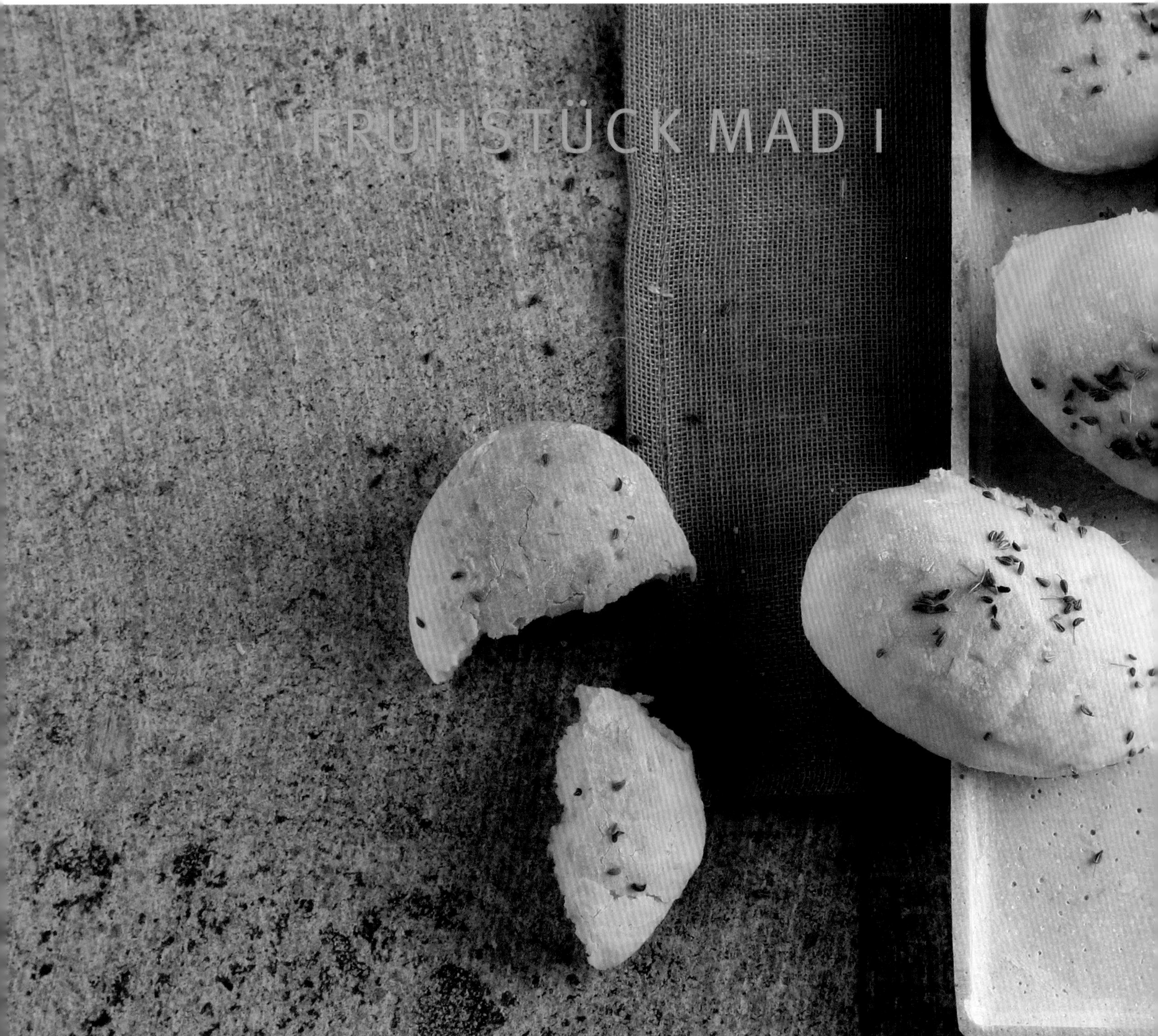

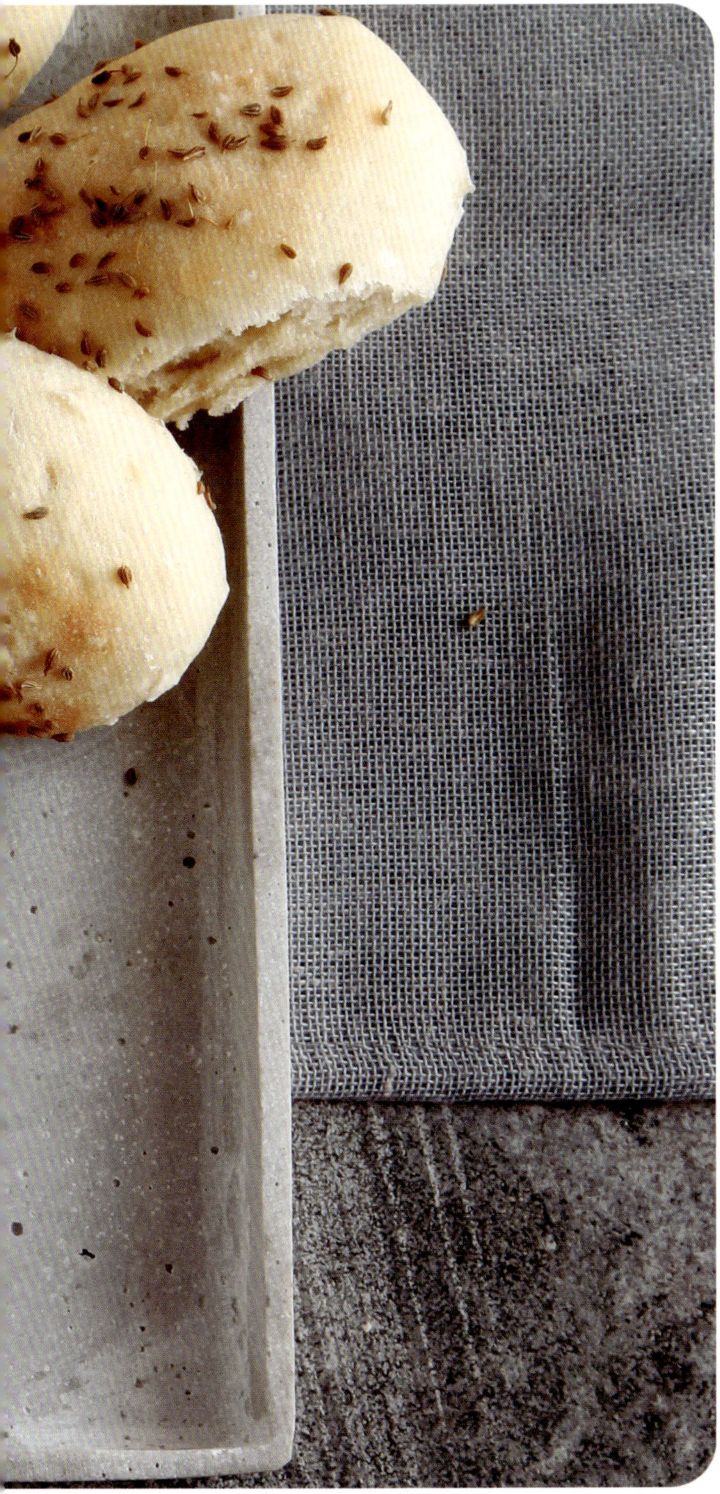

Die klassische Kursemmel

Dinkelbrötchen

15 Stück • 20 Min. + 35 – 40 Min. Gehzeit + 15 Min. Backzeit + 2 – 3 Tage Ruhezeit

500 g Dinkel-Auszugsmehl • 300 – 350 ml Wasser • 1 Würfel frische Hefe (42 g) oder 1 Päckchen Trockenhefe • Meersalz • Anis oder Kümmel

- Dinkelmehl, warmes Wasser, zerbröckelte Hefe und Salz in der Rührmaschine zu einem gut formbaren Teig kneten. Mit einem Tuch zudeckt etwa 20 Min. gehen lassen.

- Eine lange Teigrolle formen und ca. 40 g schwere Teigstücke abstechen. Kleine Brötchen formen, diese auf ein bemehltes Backblech legen, mit einem Tuch zudecken und etwa 15 – 20 Min. gehen lassen.

- Mit etwas Wasser bestreichen, mit Kümmel oder Anissamen bestreuen und im vorgeheizten Ofen bei ca. 200 – 240 °C 15 Min. backen. Die Brötchen sollen eine schöne braune Farbe bekommen.

- Mit einem stabilen Spachtel vom Blech lösen und auf einem Gitter erkalten lassen. Die abgekühlten Semmeln mit einem Tuch zudecken und 2 – 3 Tage liegen lassen, in Scheiben schneiden und als Kursemmel servieren.

Lebensmittelverträglichkeit: L laktosefreie Milchprodukte verwenden, F ist fruktosefrei, G Buchweizen-, Quinoa-, Amaranth-, Mais- oder Reismehl statt Dinkelmehl verwenden, H ist histaminfrei

Tipp Diese Brötchen können auf Vorrat gebacken und einzeln verpackt gut eingefroren werden.

Nährwerte pro Portion › kcal 110 › E 4 › F 1 › KH 22

Die hefefreie Alternative zur Kursemmel

Dinkelfladen

6 Stück • 30 Min.

- 250 g Dinkel-Auszugsmehl
- 1/4 l Mineralwasser mit Kohlensäure
- Meersalz
- 1 Msp. Fenchelgewürz, gemahlen

- Backofen auf ca. 200 – 220 °C vorheizen. Jeder Ofen bäckt unterschiedlich, daher ausprobieren.

- Mehl mit Mineralwasser, Salz und Fenchelgewürz zu einem dickflüssigen Teig verrühren. Kurz stehen lassen.

- Backblech mit Backpapier auslegen. Mit einem Esslöffel, der immer wieder in Wasser getaucht wird, Teigportionen auf das Papier geben und gleichmäßig zu dünnen Fladen ausstreichen. Darauf achten, dass vor allem die Ränder gleich dünn ausgestrichen sind wie der Mittelteil.

- Im Backofen 20 Min. backen. Die Fladen müssen eine schöne dunkle Farbe haben, sonst sind sie pappig. Sofort vom Papier lösen und auf einem Gitter auskühlen lassen.

Lebensmittelverträglichkeit: L ist laktosefrei, F ist fruktosefrei, G Buchweizen-, Quinoa-, Amaranth-, Mais- oder Reismehl statt Dinkelmehl verwenden, H ist histaminfrei

Variante Bei Glutenunverträglichkeit nehmen Sie vorrangig feines Buchweizenmehl, damit schmecken die Fladen sehr gut. Mit Mehl aus Reis, Hirse, Mais, Amaranth oder Quinoa sind sie nicht ganz so lecker.

Tipp Da die Fladen ohne Hefe sind, können sie frisch gegessen werden. Auf Vorrat gebacken werden sie einzeln verpackt eingefroren. Beim Auftauen etwa 10 Min. bei Zimmertemperatur liegen lassen.

Nährwerte pro Portion › kcal 130 › E 5 › F 1 › KH 26

Wärmend und bekömmlich

Hafer-, Dinkel- oder Reisflockenbrei

2 Portionen • ca. 10 Min.

¼ l Gemüsebrühe oder Wasser • 4 EL Hafer-, Dinkel oder Reisflocken • ¼ l Milch • 1 Prise Meersalz

- Gemüsebrühe oder Wasser aufkochen lassen. Flocken zugeben, ca. 5 Min. kochen. Milch zugeben, salzen, und unter Rühren weitere 3 Min. kochen lassen.

Lebensmittelverträglichkeit: L ist laktosefrei, F ist fruktosefrei, G Reisflocken statt Hafer- oder Dinkelflocken verwenden, H ist histaminfrei

Tipp Soll der Brei noch glatter werden und keinerlei faserige Bestandteile enthalten, können Sie ihn zum Schluss durch ein nicht zu feines Sieb passieren.

Nährwerte pro Portion ›kcal 190 ›KH 25 ›E 8 ›F 7

Glutenfreier Brei aus Maismehl

Gofiobrei

2 Portionen • 10 Min.

3 EL Gofiomehl • ½ l Wasser (evtl. zur Hälfte Milch) • 1 TL Bienenhonig • ½ Banane • 1 Prise Meersalz

- Gofiomehl mit einem Schneebesen mit kaltem Wasser (und Milch) anrühren und zum Kochen bringen. Salzen. Dabei immer wieder umrühren, weil sich das Mehl sonst absetzt.

- Gut 5 Min. unter ständigem Rühren kochen lassen. Vor dem Anrichten Honig und eine halbe zerdrückte Banane untermischen.

Lebensmittelverträglichkeit: L laktosefreie Milch verwenden, F Honig u. Banane weglassen, G ist glutenfrei, H ist histaminfrei

Tipp Gofiomehl ist besonders bekömmlich. Sie können es fertig im Bioladen kaufen oder selbst herstellen: Dazu auf Vorrat ganze Bio-Maiskörner einlagig auf ein Backblech legen und im vorgeheizten Ofen bei 200 °C etwa 30–40 Min. rösten, auskühlen lassen und immer nur die benötigte Menge in der Getreidemühle zu feinem Mehl mahlen. Gofiomehl hat durch das Rösten einen nussartigen Geschmack.

Nährwerte pro Portion ›kcal 145 ›KH 31 ›E 3 ›F 1

Maisrolle für unterwegs

Gofiosnack

1 Portion • 5 Min.

70 g Gofiomehl • ca. 100 ml Wasser • 1 TL Honig • 1 EL geriebene Mandeln oder gehackte Walnüsse

- Gofiomehl mit Wasser verkneten. Leicht salzen und mit Honig und geriebenen Mandeln oder gehackten Walnüssen anreichern.

- Eine längliche Wurst formen und diese in Folie wickeln.

Lebensmittelverträglichkeit: L laktosefreie Milch verwenden, F Honig weglassen, G ist glutenfrei, H ist histaminfrei

Tipp Auch zum Kauen bei Wanderungen gut geeignet! Das Mehl kann auch einige Zeit in verschließbaren Glas-, Ton- oder Plastikbehältern aufbewahrt werden. Gofio war übrigens die Nationalspeise der Ureinwohner der kanarischen Inseln.

Nährwerte pro Portion ›kcal 410 ›KH 55 ›E 9 ›F 15

Bekömmliche Variante zu reinem Quark

Schafsquark-Aufstrich

4 Portionen • 10 Min.

250 g Schafsquark • 100 g milder Schafsfrischkäse • 4 EL kalt gepresstes Leinöl • 4 EL Sahne • Meersalz

- Den Schafskäse klein schneiden und mit dem Schafsquark in der Moulinette bzw. im Cutter pürieren. Das Leinöl, die Sahne und eventuell 1 Prise Salz zugeben und kurz durchrühren.

- Anrichten und den Rest vom Aufstrich in einer kleinen Schüssel mit Klarsichtfolie zugedeckt im Kühlschrank aufbewahren. Wenn der Aufstrich zu fest wird, mit 2–3 EL Wasser verdünnen.

Lebensmittelverträglichkeit: L laktosefreie Milchprodukte verwenden, F ist fruktosefrei, G ist glutenfrei, H Schafskäse evtl. weglassen

Tipp Sämtliche Aufstriche können durch Beigabe von klein geschnittenen Frischkräutern wie etwa Brunnenkresse, Bachkresse, Oregano, Basilikum, Rucola, Dillkraut, Majoran usw. variiert werden.

Nährwerte pro Portion ›kcal 120 ›KH 2 ›E 8 ›F 10

Auch gut als Aufstrich zum Abendessen

Vitamin-Aufstrich

4 Portionen • 15 Min.

- 300 g Karotten
- 150 g Knollensellerie
- 3 EL Sesampaste
- 2 EL Sahne
- Meersalz
- Galgantwurzel

● Karotten und Sellerie schälen, Anschnitte entfernen, der Länge nach halbieren und klein schneiden. Im Kocheinsatz ca. 10 Min. weich dämpfen und danach auskühlen lassen.

● Mit Sesampaste in der Moulinette (Cutter) fein pürieren und mit einer Prise Meersalz und Galgant aus der Gewürzmühle gut abschmecken.

● Anrichten und den Rest vom Aufstrich in einer kleinen Schüssel mit Klarsichtfolie zugedeckt im Kühlschrank aufbewahren. Wenn der Aufstrich zu fest wird, mit 2 – 3 EL Wasser verdünnen.

Lebensmittelverträglichkeit: L ist laktosefrei, F Gelbe Rüben statt Karotten verwenden, G ist glutenfrei, H ist histaminfrei

Tipp Anstatt eines Aufstrichs kann der Einfachheit halber auch fein geschnittenes Bündner Fleisch, mild gepökelter Rinderschinken, leicht geräucherte Putenbrust, Putenwurst, geräuchertes Forellenfilet, Schafsfrischkäse (Quark), Glundner Kochkäse, Hüttenkäse, geräucherter Tofu oder einfach frisch gedämpftes, warmes Wurzelgemüse mit 2 Kartoffelscheiben genossen werden. Dabei sollte die jeweilige Portion nicht größer als ca. 40 g sein.

Nährwerte pro Portion › kcal 90 › KH 8 › E 2 › F 4

Nutzen Sie die Heilkraft von Kräutertee

Während der MAD soll oft und reichlich getrunken werden: Gutes Quellwasser, stilles (kohlensäurearmes) Mineralwasser und viel Biokräutertee. Verwenden Sie nur hochwertige getrocknete Kräuter z. B. aus der Apotheke oder frisch geerntete Kräuter aus dem Garten.

Zur Teezubereitung gießen Sie eine Prise Kräuter mit kochendem Wasser auf, lassen den Tee 1 – 2 Minuten ziehen und seihen ihn dann ab. Abends können Sie bei Bedarf einen Teelöffel Honig einrühren. Vorher soll der Tee auf Trinktemperatur abgekühlt sein, da über 50 °C die Fermente des Honigs zerstört werden.

Als Teesorten eignen sich:

- Zitronenmelisse: nervenberuhigend, entkrampfend, entblähend, schlaffördernd
- Gänsefingerkraut (Anserine): entblähend, gut entkrampfend für Magen-Darm-Trakt, Nieren und Frauenorgane
- Fenchel: entblähend, reinigend, desinfizierend für Magen-Darm-Trakt
- Rossmalve (Käsepappel): entzündungshemmend, entkrampfend und kräftigend für Schleimhäute des Magen-Darm-Traktes (besonders bei Gastritis)
- Lindenblüte: anregend für Haut-, Bronchial- und Nierentätigkeit
- Johanniskraut: nervenberuhigend, antidepressiv, reizlindernd

Folgende Teesorten sind nicht nur heilsam, sondern auch besonders wohlschmeckend:

- Weißdorn: herz- und kreislaufanregend, stärkend
- Schafgarbe: tonisiert die Gefäße, besonders die Venen des Pfortadersystems, des kleinen Beckens, Hämorrhoiden und Beinvenen
- Goldrute: anregend und desinfizierend für Nieren und Harnwege
- Bitterklee: wirkt anregend und tonisierend
- Zinnkraut: kräftigt Haar, Haut, Schleimhaut und Gewebe, nierenanregend, wohltuend bei Blasenentzündung
- Rosmarin: regt den Kreislauf an, facht den Wärmehaushalt an, magentonisierend (besonders bei Senkmagen)

Nehmen Sie keine säuernden Teesorten wie Hibiskus-, Hagebutten- und Früchtetee. Verwenden Sie Kamillentee nur bei akuten Magen-Darm-Störungen. Bei Vorliegen bestimmter Störungen und Organschwächen ist schon während und auch nach der MAD die gezielte Anwendung von Heilpflanzen zu empfehlen. So finden sich in vielen ergänzenden Büchern Zusammenstellungen von besonders bewährten Magen-, Gallen-, Leber-, Darm-, Nierenheiltees sowie von Herz-Kreislauf-, Bronchial-, Nerven-, Rheuma- und anderen Kräuterkuren. Heilpflanzen beinhalten nicht nur Vitamine, Mineralsalze, Spurenelemente, Duft- und Aromastoffe, sie beschleunigen auch die Heilvorgänge.

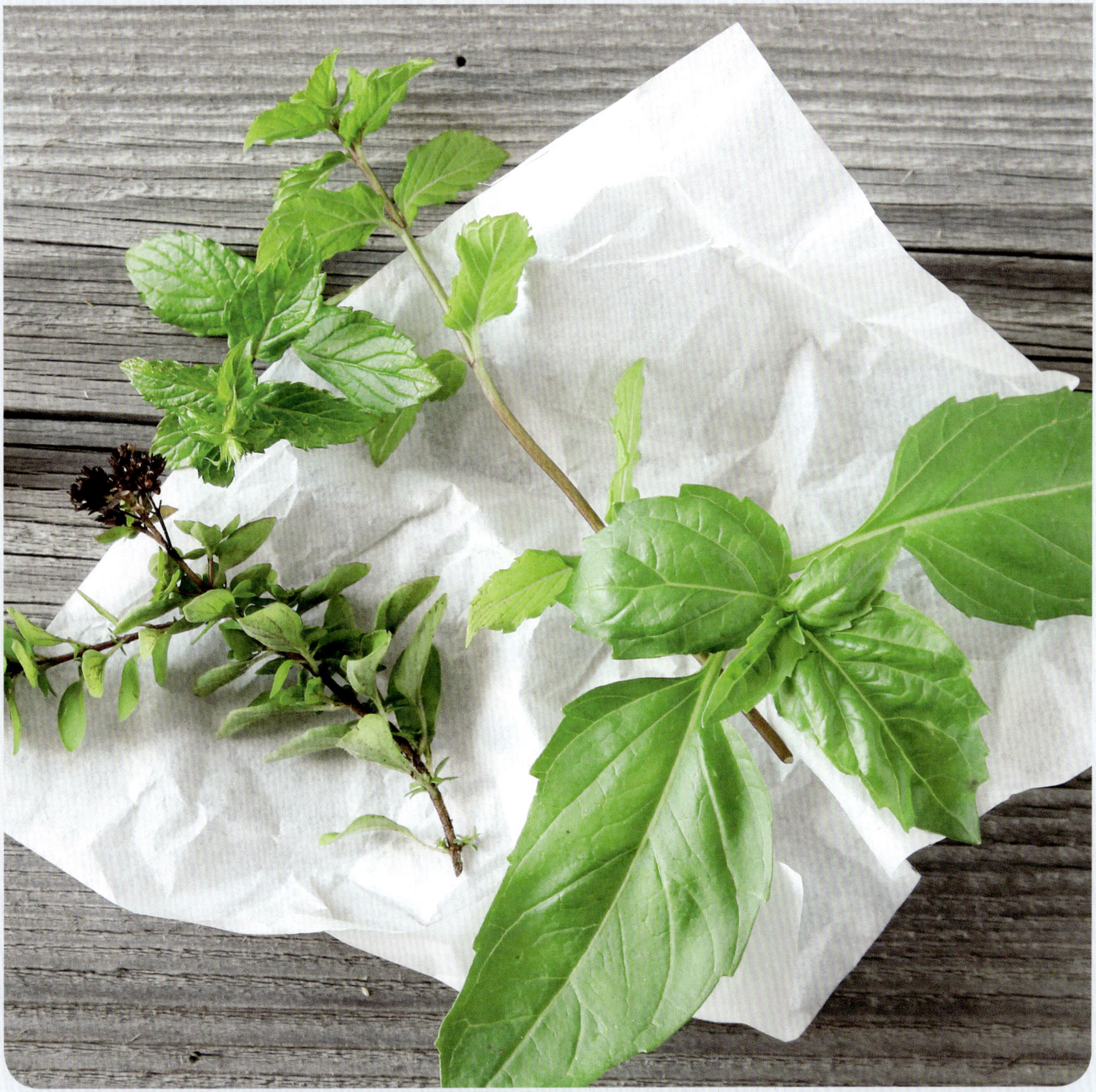

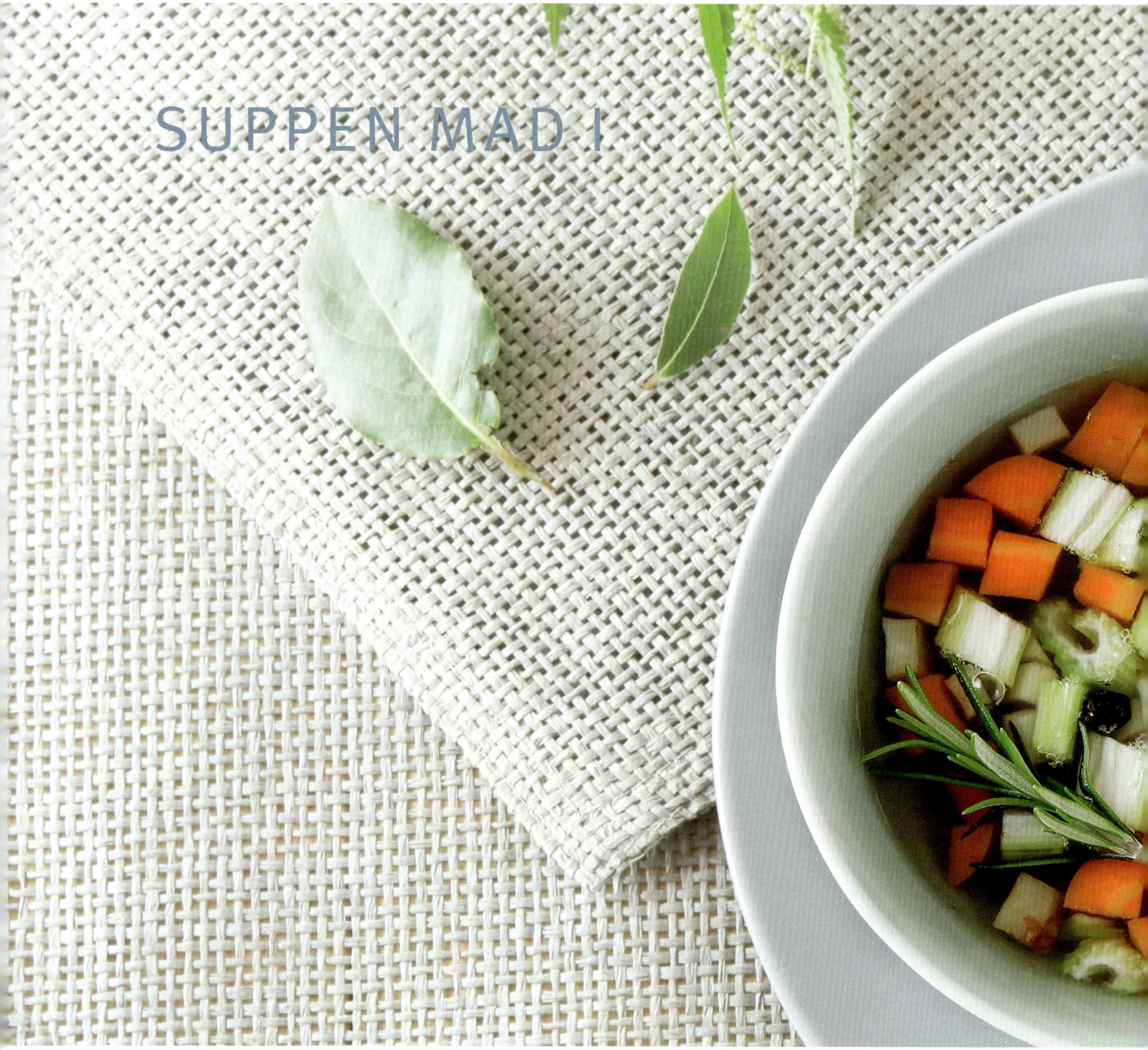
SUPPEN MAD I

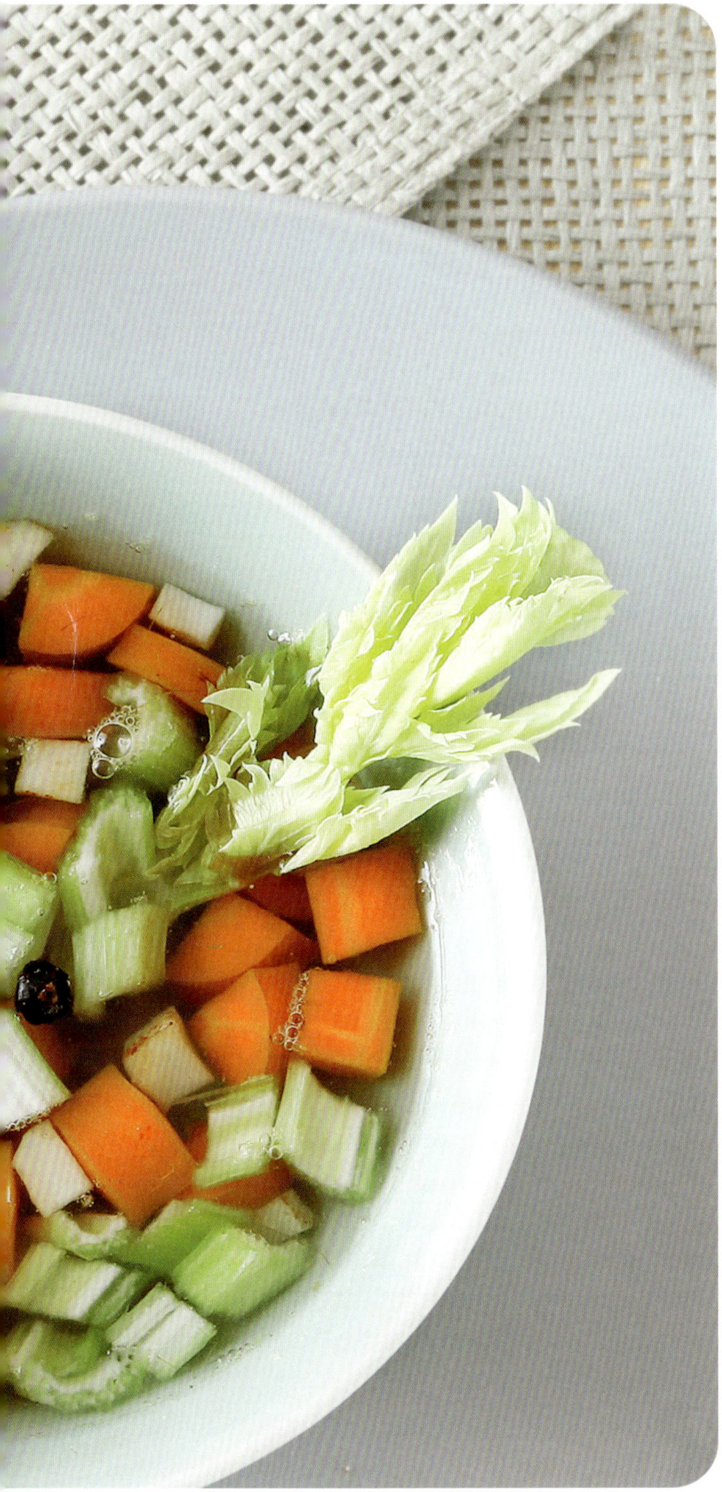

Vor dem Mittag oder zwischendurch

Gemüsebrühe

4 Portionen • 15 Min. + 30 Min. Kochzeit

3 l Wasser • 500 – 700 g Gemüse nach Jahreszeit (z. B. Karotten, Sellerieknolle, Stangensellerie mit Grün, Gelbe Rüben, Pastinaken, Fenchelknolle) • Liebstöckel • 4 Lorbeerblätter • 3 – 4 Gewürznelken oder 1 Zweig frischer Rosmarin, Thymian, Minze, Oregano oder Zitronenmelisse • 1 TL Wacholderbeeren • Meersalz

- Wurzelgemüse unter fließendem Wasser mittels Bürste gut reinigen, evtl. abschaben und sehr klein schneiden. In einen größeren Kochtopf geben. Mit kaltem Wasser aufgießen, Gewürze sowie getrocknete Kräuter zugeben und ca. 30 Min. mehr ziehen als kochen lassen.

- Frische Kräuter erst nach der Kochzeit zugeben. Die jeweils benötigte Brühe durch ein feines Haarsieb abseihen. Die restliche Brühe mit dem Gemüse im Topf abkühlen lassen und kühl stellen.

Lebensmittelverträglichkeit: L ist laktosefrei, F Karotten weglassen, G ist glutenfrei, H ist histaminfrei

Tipp Immer nur die jeweils benötigte Menge abseihen und heiß machen (Haltbarkeit 3 – 4 Tage). Das übrig bleibende Gemüse kann ein zweites Mal mit kaltem Wasser aufgefüllt und erhitzt werden. Zum Trinken sollten Sie aber immer nur den ersten Sud frisch zubereitet nehmen. Zum Aufgießen von Basensuppen oder Saucen ist der zweite oder dritte Sud aber sehr gut geeignet.

Nährwerte pro Portion › kcal 0 › KH 0 › E 0 › F 0

Grundzubereitung für Stufe I

Basensuppe

4 Portionen • 20 Min.

350 g Sellerieknollen, Pastinaken, Gelbe Rüben oder Karotten • 1 EL Liebstöckel • 2 EL Majoranblätter • 1 l Gemüsebrühe • Meersalz • Muskatnuss • 1 Msp. gemahlener Kümmel • 1 EL Sauerrahm oder Sahne

- Gewähltes Wurzelgemüse (immer nur 1 Sorte verwenden!) waschen, schälen und in kleine Stücke schneiden. Liebstöckel grob schneiden. Majoranblätter von den Stielen zupfen, aber nur, falls die Stiele hart sind, und grob schneiden.

- Gemüse in einen Kochtopf geben und mit Gemüsebrühe auffüllen. Salzen und in etwa 10 Min. weich kochen lassen.

- Im Mixer mit Liebstöckel, Majoran, frisch geriebener Muskatnuss und Kümmel pürieren. Einen Teil der Suppe herausnehmen, mit Sauerrahm oder Sahne verrühren und noch einmal alles durchmixen.

Lebensmittelverträglichkeit: L laktosefreie Milchprodukte verwenden, F ist fruktosefrei, G ist glutenfrei, H ist histaminfrei

Tipp Eine zu dicke Suppe kann immer mit etwas Gemüsebrühe verdünnt werden. Ist sie zu dünn, geben Sie die Suppe noch einmal in den Mixer und mischen so viele gekochte Kartoffelscheiben oder weich gedämpftes Gemüse dazu, bis die Suppe etwas dicker wird.

Nährwerte pro Portion › kcal 55 › KH 10 › E 2 › F 1

Sehr intensiv im Geschmack

Sellerie-Basensuppe

4 Portionen • 20 Min.

350 g Sellerieknolle mit Grün • 1 l Gemüsebrühe • 1 EL Majoran • Meersalz • 2 EL Sauerrahm • Muskatnuss

- Sellerie schälen und klein würfeln. In den Kochtopf geben. Gemüsebrühe zugeben, salzen und etwa 10 Min. kochen, bis das Gemüse weich ist.

- Majoranblätter bei holzigen Stielen abzupfen, sonst im Ganzen verwenden. Selleriegrün abzupfen.

- Sauerrahm mit etwas Suppe glatt rühren und im Mixer mit Majoran und Selleriegrün pürieren. Nicht mehr kochen, sonst flockt der Sauerrahm aus!

Lebensmittelverträglichkeit: L laktosefreie Milchprodukte verwenden, F ist fruktosefrei, G ist glutenfrei, H ist histaminfrei

Nährwerte pro Portion › kcal 55 › KH 8 › E 2 › F 1

Auch gut mit Petersilie

Basensuppe mit Petersilienwurzel

4 Portionen • 20 Min.

350 g Petersilienwurzeln oder Pastinaken • 1 l Gemüsebrühe • 1 EL Sauerrahm oder Crème fraîche • 2 EL Kerbelkraut • Meersalz

- Petersilienwurzel waschen, schälen und in kleine Stücke schneiden, in den Kochtopf geben, mit Gemüsebrühe auffüllen, salzen und ca. 10 Min. weich kochen.

- Etwas Suppe mit Sauerrahm glatt rühren und mit frischem Kerbelkraut im Mixer pürieren, evtl. nachschmecken, anrichten und mit Kerbelkraut garnieren.

Lebensmittelverträglichkeit: L laktosefreie Milchprodukte verwenden, F ist fruktosefrei, G ist glutenfrei, H ist histaminfrei

Tipp Im Gegensatz zu Sahne darf die Suppe bei Verwendung von Sauerrahm oder Crème fraîche nicht mehr kochen, da Sauerrahm oder Crème fraîche sonst ausflocken.

Nährwerte pro Portion › kcal 40 › KH 5 › E 2 › F 1

Mit zweierlei Wurzelgemüse

Gemüse-Basensuppe

4 Portionen • 20 Min.

250 g Pastinaken • 100 g Sellerieknolle • 1 l Gemüsebrühe • Meersalz • frisch geriebene Muskatnuss • 2 EL Sauerrahm • 1 EL Zitronenmelisse

- Pastinaken und Sellerie waschen, putzen, schälen und in kleine Stücke schneiden. In einen Topf geben und mit Gemüsebrühe auffüllen. Salzen und ca. 10 Min. weich kochen lassen.

- Im Mixer mit angerührtem Sauerrahm und Zitronenmelisse pürieren und mit Muskatnuss gut abschmecken. Anrichten und evtl. mit Frischkräutern garnieren.

Lebensmittelverträglichkeit: L laktosefreie Milchprodukte verwenden, F Rüben statt Karotten verwenden, G ist glutenfrei, H ist histaminfrei

Tipp Falls gewünscht, können Sie zusätzlich 5 g Butterflocken oder 1 EL kalt gepresstes Öl in die Suppe rühren. Dadurch wird die Suppe kalorienreicher.

Nährwerte pro Portion › kcal 40 › KH 7 › E 1 › F 1

Ein besonders leichter Genuss

Stangensellerie-Basensuppe

4 Portionen • 20 Min.

350 g Selleriestange mit Grün • 1 l Gemüsebrühe • 2 EL Sauerrahm • 1 EL Kerbelkraut • Meersalz

- Stangensellerie unter fließendem Wasser gründlich waschen und in kleinere Stücke schneiden. Mit Gemüsebrühe in einen Topf geben, salzen und 10 Min. weich köcheln lassen.

- Selleriegrün zugeben und alles gar kochen. Sauerrahm mit etwas Suppe glatt rühren und mit Kerbelkraut samt Stielen im Mixer pürieren.

- Nicht mehr kochen lassen, da der Sauerrahm sonst ausflockt. Anrichten und mit Selleriegrün garnieren.

Lebensmittelverträglichkeit: L laktosefreie Milchprodukte verwenden, F ist fruktosefrei, G ist glutenfrei, H ist histaminfrei

Tipp Genauso können Sie auch eine Kürbissuppe, Zucchinisuppe oder Pastinakensuppe zubereiten. Sahne oder Pflanzencreme kann im Gegensatz zu Sauerrahm beim Kochen nicht ausflocken.

Nährwerte pro Portion › kcal 25 › KH 2 › E 1 › F 1

Eine liebliche Variante

Karotten-Basensuppe

4 Portionen • 25 Min.

350 g Karotten • 1 l Gemüsebrühe • 2 EL Sahne • Muskatnuss • 1 EL Brennnessel, Bachkresse oder Petersilie

- Karotten waschen, schälen und klein schneiden. Mit Gemüsebrühe aufgießen, salzen und etwa 10 Min. weich kochen. Die Kräuter evtl. von den Stielen zupfen und grob schneiden.

- Die Suppe im Mixer mit Sahne, Kräutern und frisch geriebener Muskatnuss fein pürieren. Anrichten und mit Frischkräutern garnieren.

Lebensmittelverträglichkeit: L laktosefreie Milchprodukte verwenden, F Sellerie statt Karotten verwenden, G ist glutenfrei, H ist histaminfrei

Tipp Wenn Sie die Suppe dicker halten wollen, dann verwenden Sie etwas weniger Gemüsebrühe als Aufguss oder behalten von der Karottensuppe beim Mixen einen Teil der Flüssigkeit zurück.

Nährwerte pro Portion › kcal 40 › KH 6 › E 1 › F 2

» Karotten-Basensuppe

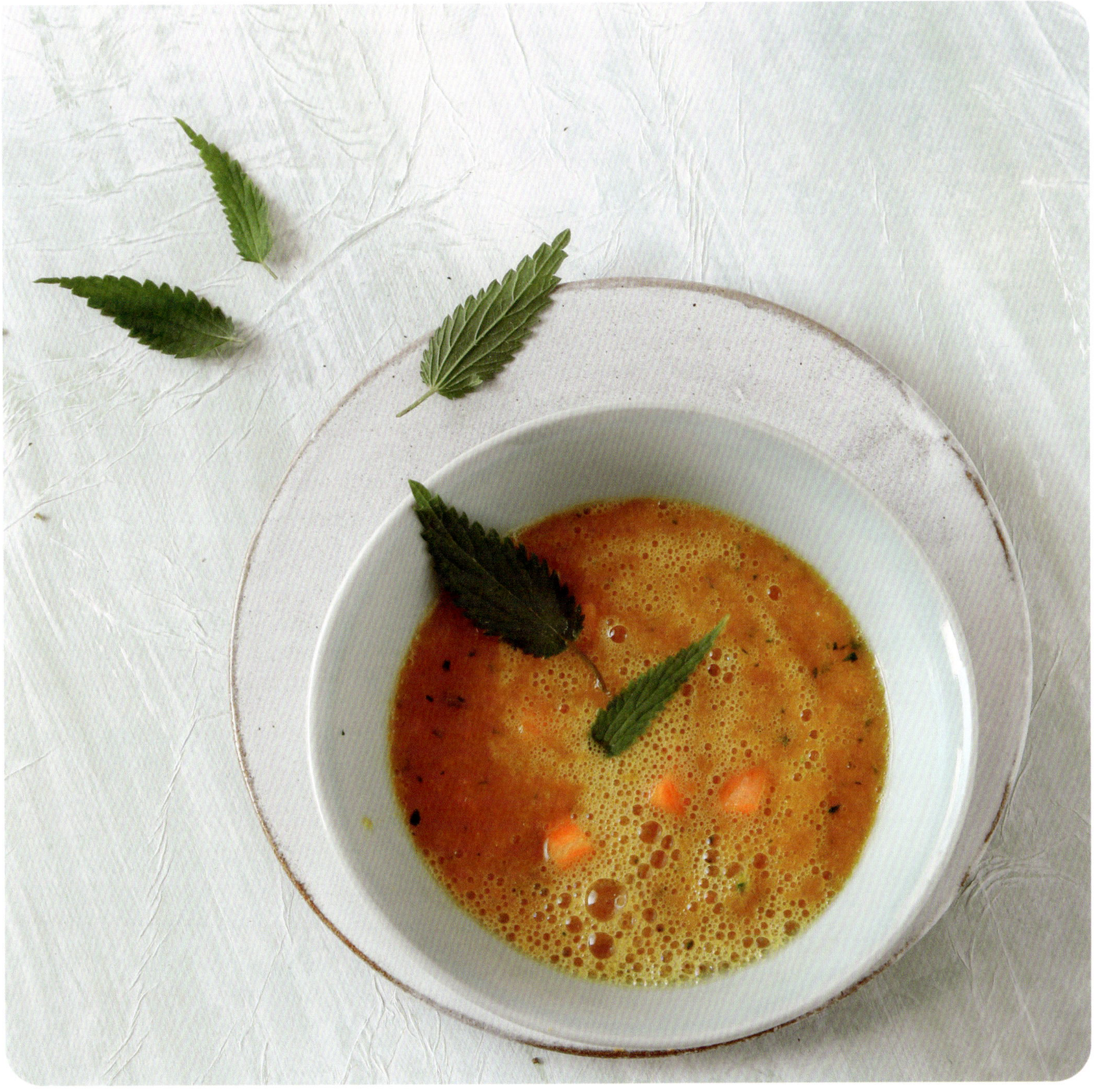

Sehr wohltuend

Fenchel-Basensuppe

4 Portionen • 25 Min.

400 g Fenchelknolle mit Grün • 1 l Gemüsebrühe • 2 EL Sahne oder Sauerrahm • Meersalz • 1 EL Fenchelgrün

- Fenchel putzen, waschen, halbieren, Strunk keilförmig entfernen, Fenchel klein schneiden, Fenchelgrün grob schneiden und zur Seite stellen.

- Fenchelstücke mit Gemüsebrühe aufgießen, salzen und ca. 10 Min. weich kochen.

- Sauerrahm mit etwas Suppe glatt rühren (Sahne kann direkt zugegeben werden) und alles zusammen im Mixer mit dem Fenchelgrün pürieren. Gut abschmecken und anrichten.

Lebensmittelverträglichkeit: L laktosefreie Milchprodukte verwenden, F ist fruktosefrei, G ist glutenfrei, H ist histaminfrei

Nährwerte pro Portion › kcal 35 › KH 3 › E 2 › F 1

Stärkt den Magen

Milchsuppe

4 Portionen • 10 Min.

½ l Gemüsebrühe • ¼ l Milch • 2 EL Maisstärke • 4 EL Gemüsebrühe • 1 TL gemahlener Kümmel • 2 EL Gartenkresse • Meersalz

- Milch mit Gemüsebrühe und Kümmel kurz aufkochen lassen. Maisstärke mit 4 EL kalter Gemüsebrühe glatt rühren.

- Zur kochenden Suppe geben und mit einem Schneebesen gut unterrühren. Noch einmal kurz aufkochen lassen und vom Herd nehmen.

- Suppe mit Salz, Kresse und evtl. etwas Kümmel kurz aufmixen und gut abschmecken.

Lebensmittelverträglichkeit: L laktosefreie Milchprodukte verwenden, F ist fruktosefrei, G ist glutenfrei, H ist histaminfrei

Tipp Bei zunehmender Laktoseunverträglichkeit wird es immer wichtiger, geeignete Alternativen zu finden. Der Handel hat reagiert. Es gibt bereits laktosefreie Milch, Sahne, Butter, Joghurt und Sauerrahm. Für Vegetarier eignet sich ungezuckerte Reismilch, Soja- oder Hafermilch.

Nährwerte pro Portion › kcal 60 › KH 7 › E 2 › F 2

Feines zur Spargelzeit

Spargelsuppe

4 Portionen • 25 Min.

500 g frischer Spargel • 1 l Wasser • Meersalz • 2 EL Kerbelkraut • 2 EL Sahne • 2 EL Weißwein

- Spargel waschen, die Enden evtl. etwas abschneiden, vom Kopf zum Stangenende hin schälen, Spargelköpfe abschneiden und als Einlage weich dämpfen.
- Die Spargelschalen mit Wasser 10 Min. kochen und den Sud abseihen.
- Spargelstangen grob schneiden, mit dem Spargelsud aufgießen, salzen und etwa 10 Min. weich kochen.
- Die Suppe im Mixer mit Sahne, Weißwein und Kerbelkraut pürieren und evtl. nachwürzen. Anrichten und die Spargelköpfe als Einlage dazugeben. Mit etwas Kerbelkraut garnieren.

Lebensmittelverträglichkeit: L laktosefreie Milchprodukte verwenden, F Wein weglassen, G ist glutenfrei, H Wein weglassen

Tipp Sie können diese Suppe auch zur Hälfte mit Sellerie oder Pastinaken zubereiten, damit haben Sie eine bessere Bindung. Auch grüner Spargel kann verwendet werden.

Nährwerte pro Portion ›kcal 40 ›KH 3 ›E 3 ›F 1

Mit Kräutern beliebig variieren

Basensuppe mit Frischkräutern

4 Portionen • 20 Min.

1 l Gemüsebrühe • 50 g Stangensellerie • 300 g Sellerieknolle • 2 EL Crème fraîche • Meersalz • 2 EL Majoranblätter

- Sellerieknolle schälen und klein schneiden. Selleriestangen putzen, waschen und klein schneiden.
- Beides in einen Kochtopf geben. Mit Gemüsebrühe aufgießen, salzen und ca. 10 Min. weich kochen lassen. Majoran von den Stielen zupfen.
- Die Suppe im Mixer mit Crème fraîche und Majoran fein pürieren.

Lebensmittelverträglichkeit: L laktosefreie Milchprodukte verwenden, F ist fruktosefrei, G ist glutenfrei, H ist histaminfrei

Tipp Je nach Verwendung verschiedenster Frischkräuter evtl. auch in größerer Menge lässt sich die entsprechend schmeckende Suppe machen: z. B. auch eine Thymiansuppe, Oreganosuppe, Kerbelsuppe, Liebstöckelsuppe oder Basilikumsuppe. Alternativ können Sie auch in Öl eingelegte Frischkräuter verwenden.

Nährwerte pro Portion ›kcal 45 ›KH 3 ›E 2 ›F 1

Mit frischen oder getrockneten Kräutern

Basensuppe mit Thymian

4 Portionen • 20 Min.

200 g Sellerieknolle • 150 g Karotten • 1 l Gemüsebrühe • 2 EL Crème fraîche oder Sauerrahm • Meersalz • 2 EL Thymian

- Karotten und Sellerieknolle schälen und in kleinere Würfel schneiden. Mit Gemüsebrühe auffüllen, salzen und etwa 10 Min. weich garen.

- Thymianblättchen von den Stielen zupfen. Sauerrahm mit etwas Suppe glatt rühren und alles im Mixer mit Thymian pürieren.

Lebensmittelverträglichkeit: L laktosefreie Milchprodukte verwenden, F Sellerie statt Karotten verwenden, G ist glutenfrei, H ist histaminfrei

Nährwerte pro Portion › kcal 50 › KH 5 › E 2 › F 1

Mit frischem Blattspinat

Spinat-Basensuppe

4 Portionen • ca. 15 Min.

300 g Sellerieknolle • 200 g Blattspinat • 1 l Gemüsebrühe • 2 EL Sauerrahm oder Sahne • Meersalz • Muskatnuss

- Sellerie schälen und in gröbere Würfel schneiden. Mit Gemüsebrühe aufgießen, salzen und ca. 10 Min. weich kochen. Dann Blattspinat putzen, waschen, abtropfen und zugeben.

- Sauerrahm mit etwas Suppe glatt rühren und mit frisch geriebener Muskatnuss im Mixer pürieren. Anrichten und mit etwas Sauerrahm garnieren.

Lebensmittelverträglichkeit: L laktosefreie Milchprodukte verwenden, F ist fruktosefrei, G ist glutenfrei, H Spinat weglassen

Nährwerte pro Portion › kcal 40 › KH 5 › E 1 › F 1

» Spinat-Basensuppe

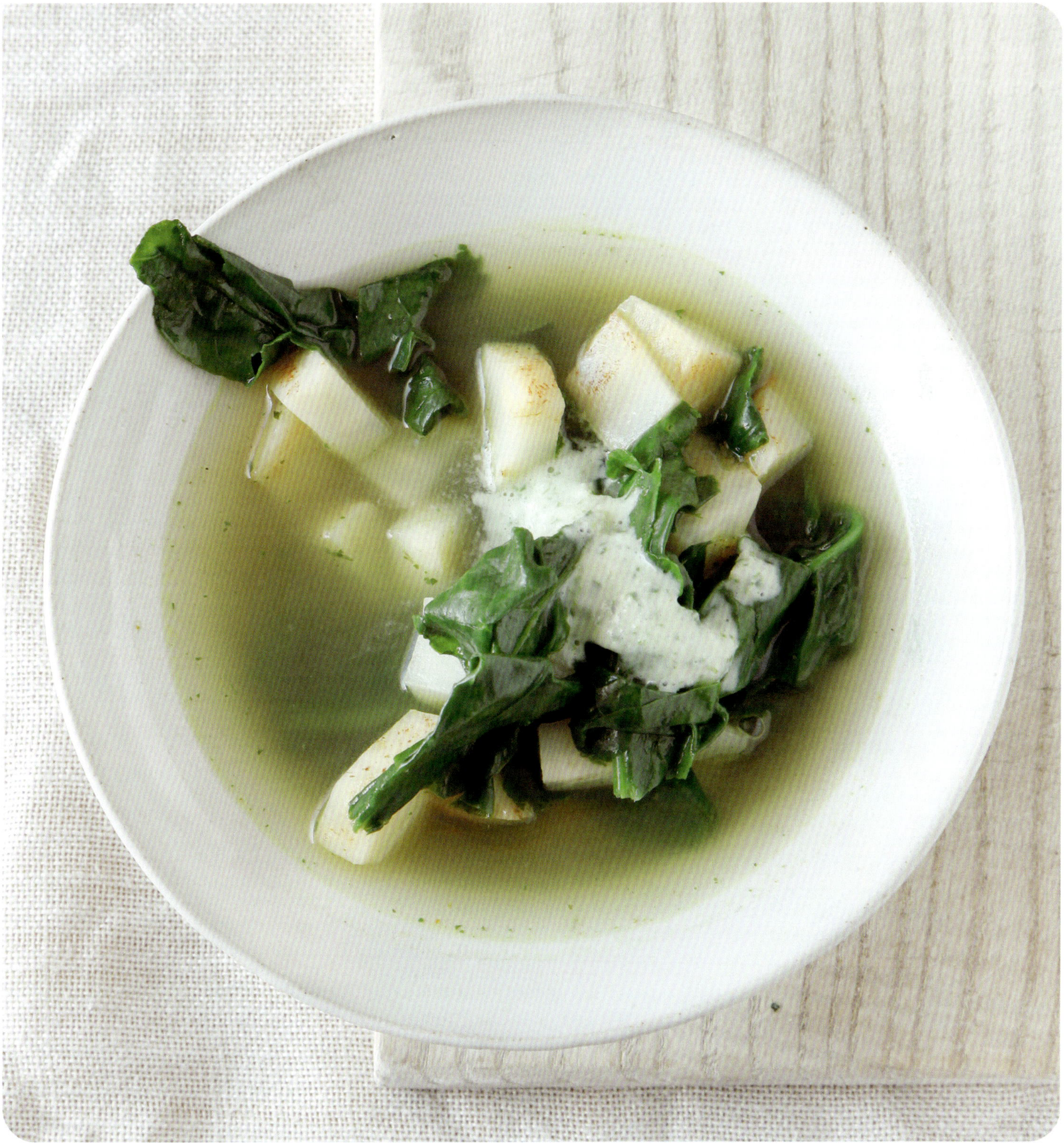

HAUPTGERICHTE MAD I

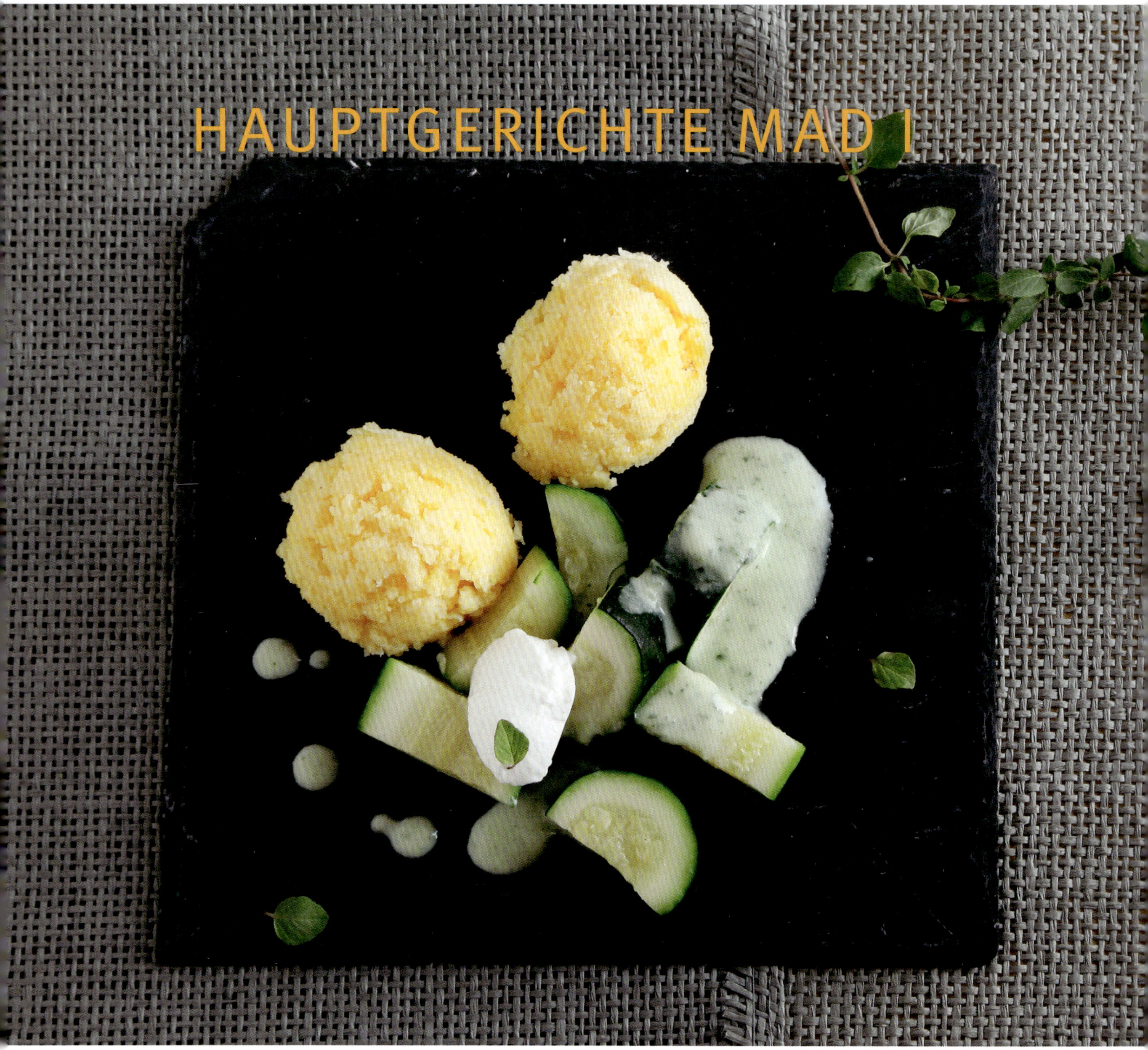

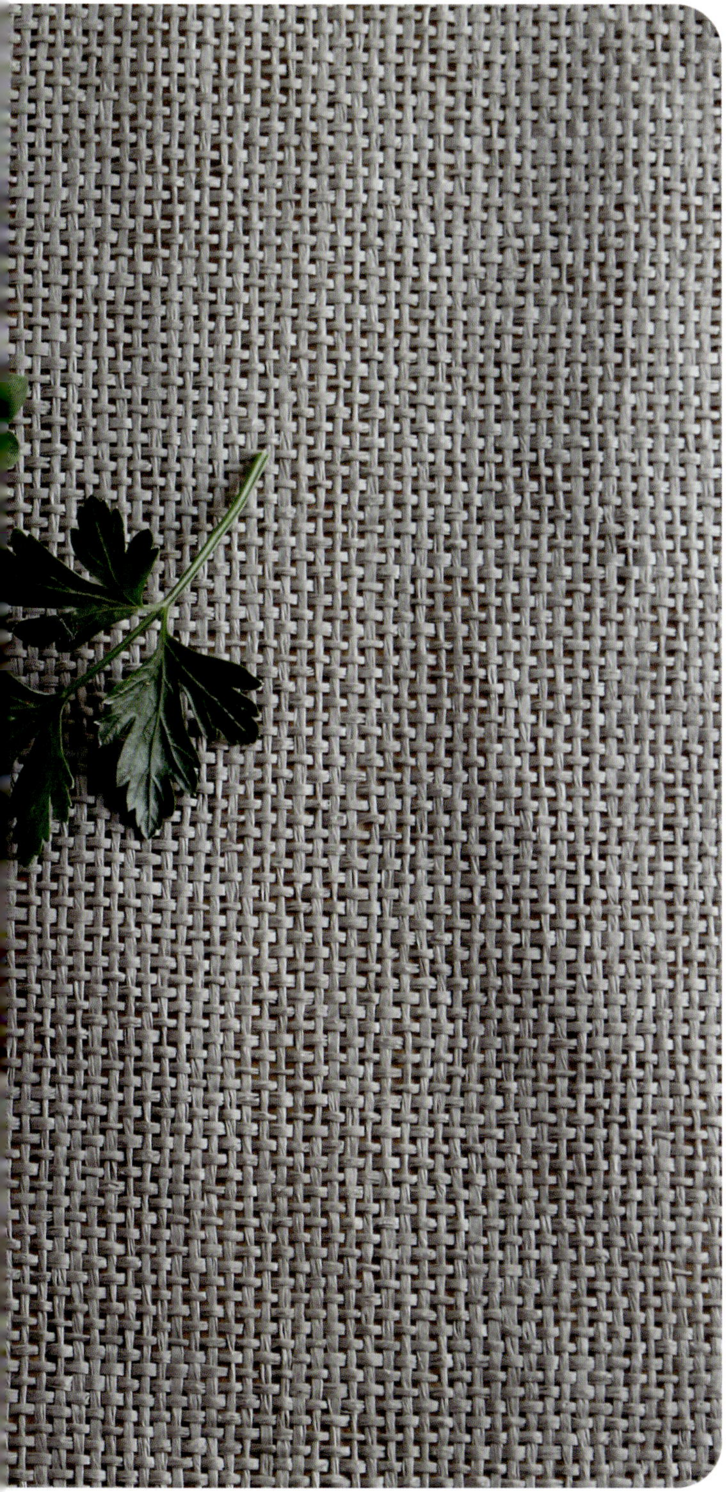

Sehr delikat auch mit Schafsmilch

Polenta mit Zucchini

2 Portionen • ⏲ 25 Min.

120 g Maisgrieß (Polenta) • 125 ml Gemüsebrühe • 125 ml Milch (evtl. Schafs- oder Ziegenmilch) • Meersalz • 2 EL Sauerrahm • 200 g Zucchini • 60 ml Kräuter-Basensauce

- Maisgrieß in einem Topf ohne Fett kurz anrösten. Mit Gemüsebrühe und Milch aufgießen, salzen, aufkochen und ca. 3 – 4 Min. unter Rühren kochen lassen. Kochplatte auf Stufe 1 zurückschalten und zugedeckt etwa 15 Min. quellen lassen.

- In der Zwischenzeit Zucchini waschen, Strunk entfernen, der Länge nach halbieren und in dicke Scheiben schneiden. Im Kocheinsatz 3 – 5 Min. weich dämpfen. In einen Topf geben, salzen und mit Basensauce vermischen.

- Die Polenta mit einer Gabel auflockern und mithilfe eines großen nassen Löffels oder Eisportionierers auf 2 vorgewärmten Tellern anrichten. Das Zucchinigemüse verteilen und den Sauerrahm dazu anrichten.

Lebensmittelverträglichkeit: L laktosefreie Milchprodukte verwenden, F ist fruktosefrei, G ist glutenfrei, H ist histaminfrei

Variante Statt Zucchini können Sie auch in Scheiben geschnittene, gedämpfte Karotten, Gelbe Rüben oder Kürbisgemüse nehmen.

Nährwerte pro Portion › kcal 235 › KH 36 › E 7 › F 4

Einfach, aber gut

Pellkartoffeln mit Salz und Butter

2 Portionen • 5 Min. + 1 Std. Garzeit

2 große Kartoffeln • 50 g Butter • Meersalz

- Die gut gewaschenen und gebürsteten Kartoffeln im Kocheinsatz über Wasserdampf oder im Dampfgerät ca. 1 Stunde weich dämpfen.

- Heiß pellen, in dicke Scheiben schneiden, auf warmen Tellern anrichten und mit Salz und Butter genießen. Junge Kartoffeln mit ganz dünner Haut können auch mitsamt der Schale gegessen werden.

Lebensmittelverträglichkeit: L laktosefreie Milchprodukte verwenden, F ist fruktosefrei, G ist glutenfrei, H ist histaminfrei

Tipp Statt Butter können Sie auch kalt gepresstes Pflanzenöl drüberträufeln. Diese können mit zerdrückten, warmen Kartoffeln hervorragend gemischt werden. Ebenso können Sie mehlige Kartoffeln einzeln in Alufolie wickeln und auf einem Gitter bei 200 °C ca. 1 Stunde im Ofen backen. Danach Folie entfernen, Kartoffel einschneiden, auseinanderdrücken und mit je 1 EL Crème fraîche, Sauerrahm oder verschiedenen Quarkaufstrichen füllen.

Nährwerte pro Portion › kcal 330 › KH 30 › E 4 › F 21

Die Schnitzel schmecken auch kalt

Tofuschnitzel mit Karotten

2 Portionen • 20 Min.

200 g Tofu • 1 EL Crème fraîche • 1 TL geschnittene Küchenkräuter • Meersalz • 200 g Karotten • 1 EL Butter (10 g) • ⅛ l kohlensäurereiches Mineralwasser • 1 EL Kerbelkraut oder Petersilie

- Tofu in einer Schüssel mit einer Gabel fein zerdrücken, mit Crème fraîche, Salz und Küchenkräutern mischen und gut abschmecken.

- Zwei Schnitzel formen und diese in einer beschichteten Pfanne ohne Fett beidseitig kurz anbraten oder bei trockener Hitze im Backofen erwärmen.

- Karotten schälen, in Scheiben schneiden und in einer Pfanne mit Butter kurz anschwitzen. Mit Mineralwasser nach und nach auffüllen, salzen und etwa 5 Min. weich dünsten. Kerbel waschen, fein schneiden und kurz vor dem Servieren untermischen.

- Karotten auf 2 warmen Tellern anrichten und Tofuschnitzel dazugeben.

Lebensmittelverträglichkeit: L laktosefreie Milchprodukte verwenden, F Gelbe Rüben statt Karotten verwenden, G ist glutenfrei, H ist histaminfrei

Tipp Eine Möglichkeit zur besseren Bindung wäre, zur Hälfte gekochte oder weich gedämpfte Hirse, Reis, Couscous oder zerdrückte Kartoffeln unter die Tofumasse zu mischen.

Nährwerte pro Portion › kcal 175 › KH 7 › E 10 › F 9

Mit Mandelcreme

Kartoffeln mit Fenchelgemüse

2 Portionen • ca. 50 Min.

2 größere festkochende Kartoffeln • 250 g Fenchelknollen mit Grün • 200 g Karotten • Meersalz • 2 EL Sahne • 2 EL Gemüsebrühe • 2 EL Crème fraîche • 1 EL gehackte Mandeln

- Kartoffeln waschen und im Kocheinsatz etwa 50 Min. weich dämpfen.

- Fenchel reinigen und in grobe Streifen schneiden. Das Fenchelgrün schneiden und aufbewahren. Karotten schälen und in dickere Scheiben schneiden. Beide Gemüse im Kocheinsatz ca. 10 Min. gut weich dämpfen.

- Etwa ⅓ vom gedämpftem Gemüse unter Zugabe von Fenchelgrün, Sahne und Gemüsebrühe im Mixer zu einer dickeren Sauce pürieren, salzen, abschmecken und mit dem restlichen Gemüse mischen.

- Crème fraîche mit wenig Salz und Mandeln verrühren. Die Kartoffeln pellen, in dicke Scheiben schneiden, jeweils auf 2 gewärmten Tellern anrichten und mit dem Gemüse und der Crème fraîche servieren.

Lebensmittelverträglichkeit: L laktosefreie Milchprodukte verwenden, F Mandeln weglassen, Gelbe Rüben statt Karotten verwenden, G ist glutenfrei, H Mandeln weglassen

Tipp Das Gericht kann zusätzlich mit 1 Esslöffel Butter, kalt gepresstem Leinöl, Olivenöl oder Walnussöl aufgewertet werden.

Nährwerte pro Portion › kcal 230 › KH 30 › E 9 › F 7

Mit Kräuterschmand

Kartoffelauflauf

2 Portionen • 15 Min. + 50 Min. Garzeit + 15 Min. Ofenzeit

400 g mehlige Kartoffeln • 100 g Karotten • 100 g Petersilienwurzeln • je 1 TL Oregano, Minze und Kerbel • 4 EL Schmand • 50 g Mozzarella oder Schafskäse • frisch geriebene Muskatnuss

- Kartoffeln waschen im Kocheinsatz über Dampf ca. 50 Min. weich garen.

- Wurzelgemüse schälen, in Scheiben schneiden und ebenfalls weich dämpfen.

- Die Kräuter grob schneiden und mit 2 EL Schmand verrühren.

- Kartoffeln pellen und dickere Scheiben in eine Schüssel schneiden und salzen. Gemüse, zerkleinerten Käse, Muskat und 2 EL Schmand zugeben, alles gut vermischen und abschmecken.

- Den Auflauf etwa 3 – 4 cm hoch in eine ausgebutterte Form geben und im Backofen bei 200 °C etwa 15 Min. überbacken, bis er eine goldbraune Farbe hat.

- Den Auflauf herausstechen, auf 2 gewärmten Tellern anrichten und mit dem Kräuterschmand garnieren.

Lebensmittelverträglichkeit: L laktosefreie Milchprodukte verwenden, F Gelbe Rüben statt Karotten verwenden, G ist glutenfrei, H ist histaminfrei

Nährwerte pro Portion › kcal 285 › KH 35 › E 12 › F 6

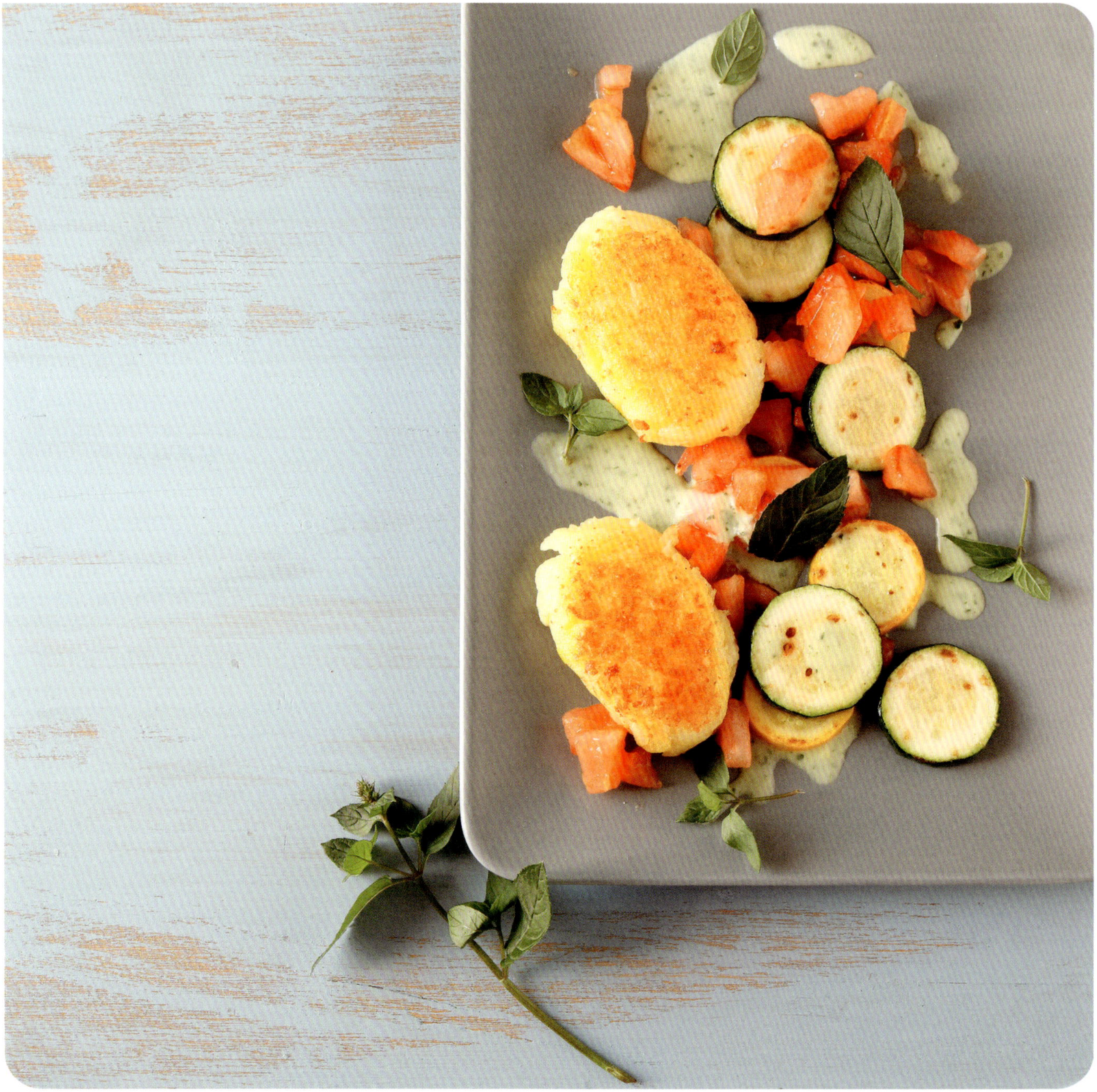

Mit buntem Zucchinigemüse

Knusprige Kartoffellaibchen mit Minzesauce

2 Portionen • 1 Std.

Für die Kartoffellaibchen:
- 400 g mehlige Kartoffeln
- 1 EL Butter (10 g)
- feines Meersalz
- frisch geriebene Muskatnuss
- 1 EL grob geschnittene Minzeblätter

Für die Minzesauce:
- 120 g Sellerieknolle
- 1 EL Butter (10 g)
- 1 EL Crème fraîche
- feines Meersalz
- 2 EL Minzeblätter
- ¼ l Gemüsebrühe

Für das Zucchinigemüse:
- 250 g gelbe und grüne Zucchini
- 150 g Tomaten
- 1 EL Olivenöl
- Meersalz

- Für die Kartoffellaibchen die Kartoffeln waschen und mit der Schale im Kocheinsatz ca. 50 Min. weich dämpfen.

- Zucchini waschen, putzen, größere der Länge nach halbieren und in ca. ½ cm dicke Scheiben schneiden. Tomaten waschen, Strunk entfernen, einritzen, kurz in kochendes Wasser tauchen, Haut abziehen, halbieren, entkernen und in Würfel schneiden.

- Für die Minzesauce Sellerie schälen, klein schneiden, in einem Topf mit Butter anschwitzen, sofort mit Gemüsebrühe auffüllen, salzen und in 10 Min. weich kochen. Mit Crème fraîche und frischer Minze im Mixer zu einer sämigen, grünen Sauce pürieren.

- Gekochte Kartoffeln kurz mit kaltem Wasser spülen, pellen, zerkleinern und mit zerlassener Butter, Salz, Minze und Muskatnuss vermischen.

- Aus der Masse 4 Laibchen (Frikadellen) formen und entweder in einer ausgeölten, beschichteten Pfanne beidseitig knusprig braun braten oder die Laibchen auf ein Backblech legen und im Backofen bei ca. 200 °C etwa 10 Min. goldbraun backen.

- Zucchinischeiben in einer Pfanne mit Olivenöl anschwitzen und immer wieder umrühren. Nach ca. 3 Min. Tomatenwürfel untermischen, leicht salzen und 2 – 3 Min. zugedeckt nachziehen lassen.

- Das Gemüse mittig auf 2 gewärmten Tellern anrichten, je 2 Kartoffellaibchen daraufsetzen und etwas Minzesauce rundum verteilen.

Lebensmittelverträglichkeit: L laktosefreie Milchprodukte verwenden, F mehr Zucchini statt Tomaten verwenden, G ist glutenfrei, H mehr Zucchini statt Tomaten verwenden

Variante Sie können die Masse der Kartoffellaibchen mit geviertelten und in Butter geschwenkten Champignons mischen. Oder Sie belegen die Laibchen mit je einer Tomatenscheibe, Basilikum sowie einer dünnen Mozzarellascheibe und überbacken sie kurz.

Nährwerte pro Portion › kcal 300 › KH 37 › E 7 › F 13

Die Vielfalt an Gemüse und Kartoffeln nutzen

Frisches Gemüse und Kartoffeln bilden die Basis der MAD. Verwenden Sie möglichst nur biologisch angebaute Produkte aus der Region und nach Saison. Wenn das Gemüse reif geerntet, nicht lange transportiert und zwischengelagert wird, enthält es die meisten Vitalstoffe.

Das Gemüse mit reichlich kaltem Wasser rasch und vorsichtig waschen. Rasch, um Auslaugungen der wasserlöslichen Vitalstoffe zu verhindern; vorsichtig, da geknicktes Stangen- oder Blattgemüse viel Saft verliert.

Danach das Gemüse putzen, d. h. die Ansätze und Enden abschneiden, falls erforderlich schälen, dann erst entsprechend dem Rezept zerkleinern. Wegen der zunehmenden Umweltbelastung und der Verwendung von Spritzgiften ist es leider notwendig geworden, konventionell angebautes Wurzelgemüse vor Verwendung gründlich zu schälen! Das Kochwasser von gespritztem Gemüse darf keinesfalls weiterverwendet werden! Geschnittenes Gemüse möglichst gleich verwenden, bei längerem Stehenlassen mit feuchtem Tuch abdecken und kühl stellen. Nicht zu lange an der Luft liegen lassen, denn viele Vitamine sind sauerstoffempfindlich.

Gemüse wertschonend garen

Das wertschonendste Verfahren zum Garen ist Dünsten oder Dämpfen ohne Druck, das heißt entweder Dünsten im eigenen Saft bzw. mit wenig Flüssigkeit, wobei immer wieder aufgegossen wird, sodass am Ende die Flüssigkeit nahezu völlig verdunstet ist. Oder die zweite Methode, das Dämpfen im Kocheinsatz oder im Dampfgarer ohne Druck auf einem Locheinsatz. Das Garen im Drucktopf, wie z. B. im herkömmlichen Kelomat, der keine Biostufe besitzt, oder im Steamer bringt leider die höchsten Wertigkeitsverluste!

Das Kochen von Gemüse sollten Sie möglichst vermeiden, bis auf ein paar Ausnahmen z. B., wenn Sie Brokkoli oder Blumenkohl zubereiten und die Farbe dabei erhalten werden soll. Das Kochwasser kann bei Bio-Brokkoli oder -Blumenkohl hinterher weiterverwendet werden. Beim Garen im Dampf werden diese Gemüse oft grau. Koch- oder Garzeit möglichst kurz halten, d. h. Gemüse wie z. B. auch Spargel erst in kochendes Wasser legen. Weder zu weich, noch zu bissfest kochen. »Al dente« heißt das Zauberwort.

Gemüse nie längere Zeit warm halten! Das laugt aus und macht wertlos. Besser dämpfen, auskühlen und bei Bedarf wieder aufwärmen! Brokkoli, Spinat und Blumenkohl würden zugedeckt über Wasserdampf alsbald ihre schöne Farbe verlieren, daher bei kurzem Warmhalten nur locker mit Alufolie abdecken.

Übrigens gehört grünes Blattgemüse zu den nahrhaftesten Gemüsesorten, die Sie essen können. Grünes Blattgemüse ist besonders reich an Folsäure, Kalzium, Magnesium und Eisen.

Gemüse ohne Fett zubereitet

Portionsweise kann das gedämpfte Gemüse mit 2–3 Esslöffeln Gemüsesauce oder Basensauce cremig abgebunden, d. h. gemischt werden. Eine weitere Möglichkeit wäre, einfach einen Teil vom gedämpftem Gemüse mit etwas Gemüsebrühe dicklich zu pürieren und damit das restliche Gemüse zu vermischen. Das können Sie auch mit Kartoffeln machen oder beides mischen.

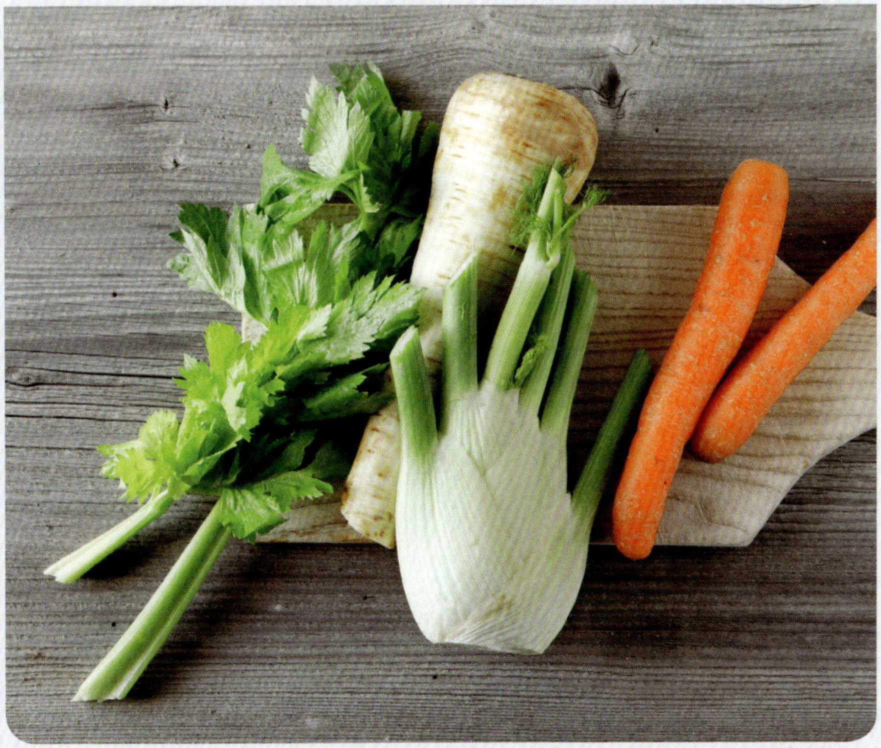

Gemüsesorten

Für die MAD besonders geeignete Biogemüse sind:

- Selleriewurzel, Stangensellerie
- Petersilienwurzel
- Karotten, Gelbe Rüben (Karottenart)
- Tomaten
- Kürbis
- Spargel, Schwarzwurzeln, Pastinaken
- Fenchelknolle
- Aubergine, Zucchini,
- Blattspinat, Mangold

Kartoffeln zubereiten

Achten Sie auf gute Kartoffelsorten aus biologischem Anbau. Festkochende stärkearme Kartoffeln sind für Kartoffelsalat und als Beilage besonders geeignet. Sie zeigen eine glatte Schalenhaut. Mehlige stärkereiche Kartoffeln sind für Basensuppen, Basensaucen, Pellkartoffeln, Kartoffelteig und Püree geeignet. Sie haben eine raue Schalenhaut. Die Kartoffelschale ist der Schutzmantel zur Erhaltung der Nährstoffe und sollte möglichst erst vor dem Verzehr – Pellkartoffel – entfernt werden. Am besten ist das Dämpfen – im Kocheinsatz über Wasserdampf mit Deckel – oder im Locheinsatz im Dampfgerät ohne Druck. Als Beilage die Kartoffeln waschen, schälen, oder auch nicht, und dämpfen. Als Pellkartoffeln mit der Schale dämpfen oder als Folienkartoffeln einzeln in Alufolie wickeln und auf dem Gitter im Backofen bei 200 °C etwa 1 Stunde backen. Auch für Kartoffelteige werden die Kartoffeln als Folienkartoffeln im Backofen gebacken, weil dann die Flüssigkeit verdunstet und man weniger Mehl für den Teig benötigt. Ungünstig sind Salzkartoffeln, weil das Salzwasser weggeschüttet wird und die Kartoffeln ausgelaugt sind. Ungünstig sind auch in Fett zubereitete, frittierte oder stark gebratene Kartoffeln, gebackener Kartoffelteig und übliche Kartoffelpuffer. Hat sich bei gelagerten Kartoffeln ein Trieb gebildet, sollte dieser sorgfältig ausgeschnitten werden, da er das Gift Solanin enthält.

Mit Couscous geht es schneller

Hirse mit Gemüse

2 Portionen • 15 Min. + 40 Min. Garzeit Hirse

120 g Goldkernhirse • 300 ml Gemüsebrühe • Meersalz • 50 g Büffel-Mozzarella • 250 g Karotten oder Gelbe Rüben • 1 EL Butter (10 g) • ¼ l Mineralwasser • 2 EL Sauerrahm

- Hirse waschen, abtropfen, in einen Topf geben und mit Gemüsebrühe etwa 20 Min. zugedeckt köcheln lassen. Dann ohne Hitze weitere 20 Min. ausquellen lassen.
- Salzen, Mozzarellastücke dazugeben und mit einer Gabel gut auflockern.
- Karotten oder Gelbe Rüben schälen und in dickere Scheiben schneiden. In einer Pfanne mit Butter schwenken, salzen und immer wieder etwas Mineralwasser zugießen, bis das Gemüse weich gedünstet und die Flüssigkeit verdampft ist. Das dauert etwa 5 Min.
- Auf 2 vorgewärmten Tellern Hirse anrichten, Sauerrahm und Gemüse dazugeben und genießen.

Lebensmittelverträglichkeit: L laktosefreie Milchprodukte verwenden, F Gelbe Rüben oder Sellerie statt Karotten verwenden, G ist glutenfrei, H ist histaminfrei

Tipp Statt Hirse können Sie auch Couscous nehmen, der in 3 – 5 Min. fertig ist, aber um ⅓ mehr Flüssigkeit benötigt.

Nährwerte pro Portion ›kcal 390 ›KH 45 ›E 12 ›F 18

Auch gut mit Aubergine

Zucchinigemüse mit Kartoffeln

2 Portionen • 15 Min. + 1 Std. Garzeit

4 mittelgroße mehlige Kartoffeln • 300 g Zucchini • 2 Tomaten • 1 EL Olivenöl • 2 EL Crème fraîche • 1 EL Mandelstifte • Meersalz • 1 EL Zitronenmelissenblätter

- Kartoffeln sauber waschen und mit der Schale im Kocheinsatz ca. 1 Stunde weich dämpfen, danach heiß pellen.
- Zucchini waschen, Strunk entfernen, der Länge nach halbieren und in ½ cm dicke Scheiben schneiden.
- Tomaten waschen, Strunk entfernen, einritzen, kurz in kochendes Wasser tauchen und evtl. Haut abziehen. Halbieren, entkernen und würfeln. Melissenblätter in Streifen schneiden.
- Olivenöl in eine große Pfanne geben, Zucchini kurz anschwitzen, salzen und etwa 2 – 3 Min. dünsten. Tomaten, Mandelstifte und Melisse untermischen.
- Auf 2 vorgewärmten Tellern anrichten und je 2 gedämpfte Kartoffeln mit Crème fraîche dazugeben.

Lebensmittelverträglichkeit: L laktosefreie Milchprodukte verwenden, F Zucchini statt Tomaten verwenden, G ist glutenfrei, H Zucchini statt Tomaten verwenden

Variante statt Zucchini gewürfelte Auberginen oder Kürbisgemüse

Nährwerte pro Portion ›kcal 255 ›KH 37 ›E 11 ›F 7

Für Nudelliebhaber

Nudel-Tofu-Auflauf

2 Portionen • 15 Min. + 10 – 15 Min. Zeit zum Überbacken

100 g Dinkel-Bandnudeln • Meersalz • 10 g Butter • 100 g Karotten • 100 g Petersilienwurzeln • 100 g Tofu • 2 EL Hüttenkäse • 2 EL frische Kerbelblätter • 1 Eigelb • 3 EL Schmand oder Crème fraîche

- Nudeln in ausreichend Salzwasser »al dente« kochen, abgießen und kurz und schnell kalt abbrausen. In einer Schüssel mit Butterflocken mischen.

- Karotten und Petersilienwurzeln schälen, in ca. ½ cm dicke Scheiben schneiden und diese im Kocheinsatz über Dampf etwa 5 Min. weich dämpfen.

- Tofu klein brechen, mit der Gabel fein zerdrücken und mit Schmand, Eigelb, Hüttenkäse und Kerbel mischen.

- Die gekochten Nudeln mit dem Gemüse und der Tofusauce mischen. Etwa 3 cm hoch in eine gebutterte Auflaufform geben und im vorgeheizten Ofen bei ca. 200 °C etwa 10 – 15 Min. goldbraun überbacken.

- Portionsweise aus der Form stechen und auf 2 vorgewärmten Tellern anrichten.

Lebensmittelverträglichkeit: L laktosefreie Milchprodukte verwenden, F Gelbe Rüben oder Sellerie statt Karotten verwenden, G glutenfreie Bandnudeln verwenden, H ist histaminfrei

Nährwerte pro Portion › kcal 380 › KH 44 › E 18 › F 14

Schnelles Getreidegericht

Bulgur mit Gemüse

2 Portionen • 15 Min.

250 g Karotten und Petersilienwurzeln • 120 g Tasse Bulgur • 350 ml Gemüsebrühe • Meersalz fein • 100 g Schafsquark • 1 TL Basilikumpesto • 3 EL Sauerrahm

- Karotten und Petersilienwurzel schälen und in feine Scheiben schneiden.

- Bulgur in einem Topf mit Gemüsebrühe aufkochen lassen. Kochplatte auf Stufe 1 zurückschalten, das Gemüse zugeben, salzen und zugedeckt ca. 5 Min. dünsten lassen, bis die Flüssigkeit völlig verdunstet ist. Mit einer Gabel gut auflockern.

- Schafsquark mit einer Gabel zerdrücken und mit Sauerrahm und Kräuterpesto vermischen.

- Bulgur mit Gemüse auf 2 vorgewärmte Tellern füllen und die Quarkcreme dazugeben.

Lebensmittelverträglichkeit: L laktosefreie Milchprodukte verwenden, F ist fruktosefrei, G Buchweizen, Amaranth oder Quinoa statt Bulgur verwenden, H ist histaminfrei

Tipp Bulgur oder Couscous ist vorgekochter Hartweizen und kann als Getreide-Schnellgericht anstelle von Hirse, Mais oder anderen Getreidesorten verwendet werden. Er ist in 3 – 5 Min. bissfest fertig.

Nährwerte pro Portion › kcal 370 › KH 56 › E 14 › F 8

Mit Polenta

Fencheleintopf

2 Portionen • 25 Min.

120 g Maisgrieß (Polenta) • 300 ml Gemüsebrühe • 1 EL Butter (10 g) • 500 g Fenchelknolle mit Grün • 120 g Kartoffeln, festkochend • 50 g Rinderschinken • ¼ l Gemüsebrühe • 1 EL Butter (10 g) • 1 EL Crème fraîche • Meersalz

- Polenta in einem Topf mit Butter kurz anschwitzen, salzen und mit Gemüsebrühe auffüllen. Einmal aufkochen lassen, bei geringer Hitze zugedeckt ca. 15 Min. quellen lassen. Nicht umrühren, erst zum Schluss mit einer Gabel auflockern.

- Fenchel putzen und in größere Stücke schneiden. Kartoffeln waschen, schälen und in Scheiben schneiden. Schinken sehr fein würfeln.

- Fenchel und Kartoffeln in Butter kurz anschwitzen, mit Gemüsebrühe auffüllen, salzen und ca. 8 Min. zugedeckt weich dünsten.

- Etwas Gemüse herausnehmen, mit etwas Flüssigkeit und Crème fraîche im Mixer zu einer dicken Sauce pürieren und diese wieder untermischen. Schinken und Fenchelgrün kräftig untermischen und evtl. nachwürzen.

- Das Fenchelgemüse in 2 vorgewärmte Suppenteller geben und die Polenta mithilfe eines in Wasser getauchten Eisportionierers oder Löffels darauf anrichten.

Lebensmittelverträglichkeit: L laktosefreie Milchprodukte verwenden, F ist fruktosefrei, G ist glutenfrei, H Schinken weglassen

Nährwerte pro Portion › kcal 405 › KH 49 › E 15 › F 16

Mit Zitronenmelisse-Basensauce

Kartoffelgratin mit Mozzarella

2 Portionen • 20 Min. + 50 Min. Kochzeit + 15 Min. Ofenzeit

450 g mehlige Kartoffeln • 1 EL Petersilie • 1 EL Minzeblätter • 50 g Emmentaler • 120 g Mozzarella • 120 g Pastinaken • 1 EL Butter (10 g) • 2 EL Sahne • ¼ l Gemüsebrühe • 2 EL gehackte Zitronenmelisse • 120 g Crème fraîche • feines Meersalz • Muskatnuss

- Kartoffeln waschen und mit Schale ca. 50 Min. im Kocheinsatz über Dampf garen. Kräuter waschen und grob schneiden. Mozzarella würfeln, Emmentaler raspeln.

- Für die Sauce Pastinaken schälen, klein schneiden, in Butter kurz anschwitzen, mit Gemüsebrühe auffüllen und ca. 10 Min. weich kochen. Mit Sahne, Salz und Zitronenmelisse im Mixer fein pürieren.

- Kartoffeln noch heiß pellen, halbieren und dicke Scheiben in eine Schüssel schneiden. Mit den Kräutern, Crème fraîche, Emmentaler und ⅔ vom Mozzarella vermischen, mit Salz und Muskatnuss abschmecken.

- In eine ausgebutterte Auflaufform geben oder auf ein Backblech. Mit dem restlichen Mozzarella belegen und im vorgeheizten Ofen bei 200 °C ca. 15 Min. goldbraun überbacken. Mit einem großen Löffel auf 2 vorgewärmten Tellern anrichten und die Sauce dazugeben.

Lebensmittelverträglichkeit: L laktosefreie Milchprodukte verwenden, F ist fruktosefrei, G ist glutenfrei, H Frischkäse statt Hartkäse verwenden

Nährwerte pro Portion › kcal 395 › KH 35 › E 22 › F 17

» Kartoffelgratin mit Mozzarella

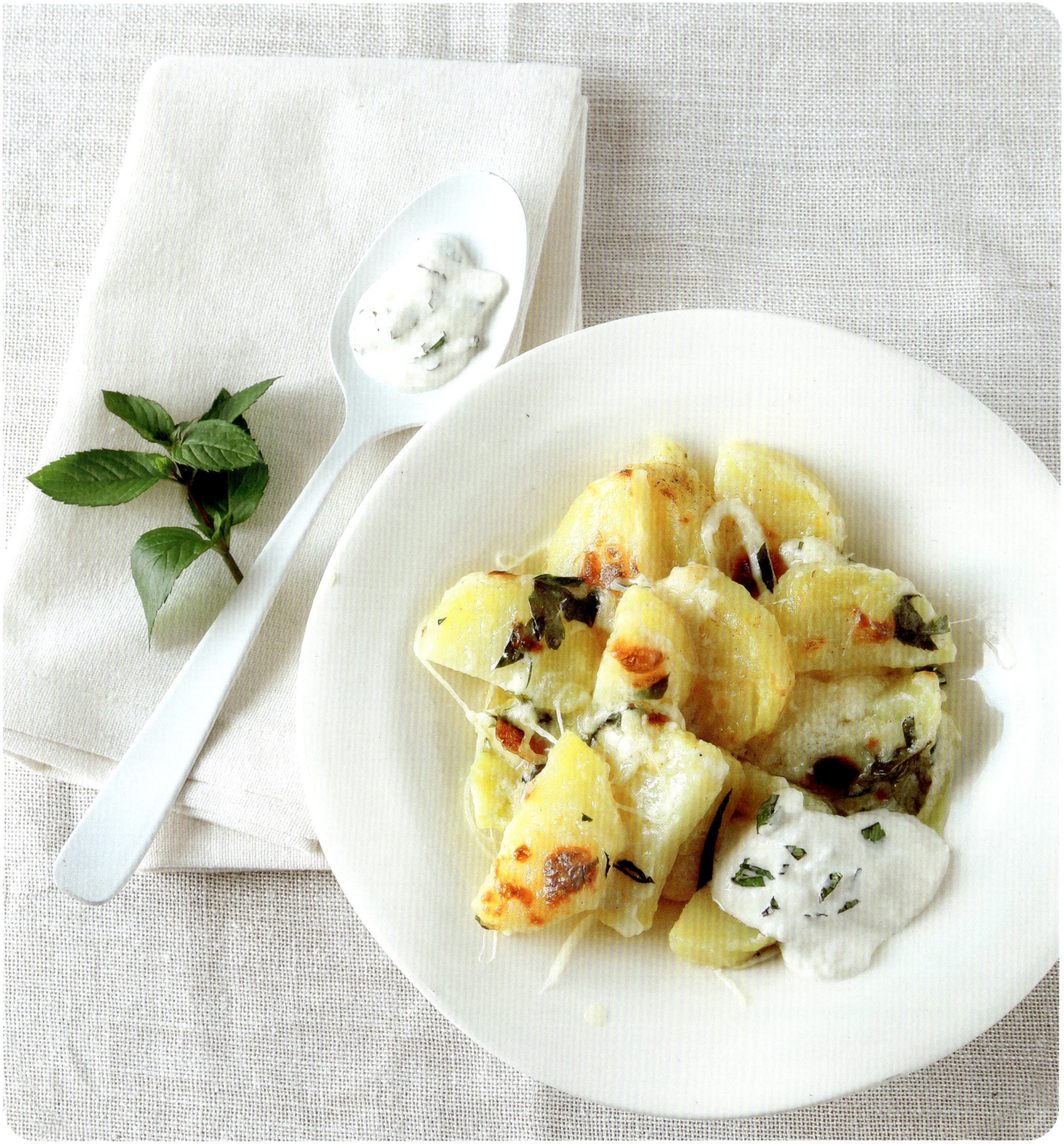

Farbenfrohes Gericht

Polentaknödel mit Gartengemüse und Kerbelsauce

2 Portionen • 35 Min.

Für die Polentaknödel:
- 1 Tasse Polentagrieß (ca.120 g)
- 200 – 250 ml Milch und Wasser gemischt
- 1 Ei
- Meersalz
- 1 EL Olivenöl oder Butter

Für die Kerbelsauce:
- 120 g Sellerieknolle
- 1 EL Butter (10 g)
- 1 EL Sauerrahm oder Schmand
- 2 EL Kerbelkraut, grob geschnitten
- Meersalz
- ¼ l Gemüsebrühe

Für das Gartengemüse:
- 150 g Karotten
- 150 g Gelbe Rüben
- 50 g Blattspinat
- Meersalz

● Polentagrieß in einem Topf mit Olivenöl oder Butter kurz anschwitzen, salzen und mit Wasser und Milch auffüllen. Einmal aufkochen lassen.

● Dann ca. 15 Min. zugedeckt – ohne umzurühren – auf der ausgeschalteten Kochplatte quellen lassen. Vom Herd nehmen und mit einer Gabel gut auflockern. Etwas abkühlen lassen

● Karotten und Gelbe Rüben schälen und in ca. ½ cm dicke Scheiben schneiden.

● Für die Sauce Sellerie schälen, klein schneiden, mit Gemüsebrühe aufgießen, salzen, Butter zugeben und zugedeckt ca. 10 Min. weich kochen lassen. Mit Kerbelkraut und Sauerrahm im Mixer zu einer grünen Sauce pürieren. Danach nicht zudecken, sonst wird der Kerbel grau.

● Salzwasser zum Kochen bringen. Das Ei unter die lauwarme Polenta mischen. Mit nassen Händen 4 Knödel formen und diese 5 – 10 Min. im Salzwasser köcheln lassen. Mit einer Schaumkelle herausheben.

● Wurzelgemüse im Kocheinsatz ca. 5 Min. weich dämpfen. Spinatblätter waschen und putzen, d. h. evtl. zu dicke Stiele entfernen. Das fertige Gemüse in einer Pfanne mit dem Blattspinat und 3 – 4 EL von der Kerbelsauce mischen und wenig salzen.

● Das Gemüse auf 2 vorgewärmten Tellern mittig anrichten, die Polentaknödel draufsetzen und etwas Kerbelsauce rundum verteilen.

Lebensmittelverträglichkeit: L laktosefreie Milchprodukte verwenden, F mehr Gelbe Rüben oder Sellerie statt Karotten verwenden, G ist glutenfrei, H Blattspinat weglassen

Tipp Wenn Sie die heiße Polenta in eine kalt ausgespülte Form pressen und über Nacht kühl stellen, dann erhalten Sie Polentascheiben, die man gut anbraten kann. Auch übrig gebliebene Polentaknödel können in Scheiben geschnitten gebraten werden.

Nährwerte pro Portion › kcal 290 › KH 58 › E 14 › F 14

Etwas aufwendiger

Tofu-Bällchen im Gemüsebett

2 Portionen • 40 Min.

Für die Tofu-Bällchen:

- 50 g Dinkelbrötchen
- 2 – 3 EL Gemüsebrühe
- feines Meersalz
- 30 g Hartkäse
- 1 EL Petersilie
- 50 g Karotten
- 200 g Tofu
- 1 Eigelb
- 1 EL Semmelbrösel bei Bedarf

Für das Gemüsebett:

- 100 g Sellerieknolle
- 100 g Karotten
- 50 g Petersilienwurzel
- 50 g Zucchini
- 50 g junge Spinatblätter
- feines Meersalz

Für die Basensauce:

- 120 g Sellerieknolle
- 1 EL Butter (10 g)
- 1/4 l Gemüsebrühe
- 2 EL Sahne
- 1 EL frischer Liebstöckel

● Das Brötchen in Stücke brechen, mit 2 – 3 EL Gemüsebrühe etwa 5 Min. einweichen, dann mit dem Pürierstab sehr dicklich pürieren. Hartkäse fein reiben. Petersilie fein schneiden. Die Karotte für die Tofubällchen schälen, sehr kleinwürfelig schneiden und im Kocheinsatz etwa 5 Min. gut weich dämpfen.

● In einer Schüssel Tofu mit einer Gabel fein zerdrücken. Brötchenmasse, Karottenwürfel, Käse, Petersilie und Eigelb gut untermischen, die Masse ca. 20 Min. kühl stellen.

● Das Gemüse für das Gemüsebett mit einer Bürste unter fließendem Wasser gut reinigen, putzen und schälen. Spinatblätter waschen und abtropfen. Zucchini wie Karotten und Petersilienwurzel eventuell der Länge nach halbieren und in dicke Scheiben schneiden. Sellerie ebenfalls in Scheiben schneiden.

● Für die Basensauce Sellerie schälen, klein würfeln und in Butter kurz anschwitzen. Mit Gemüsebrühe auffüllen, salzen und ca. 10 Min. weich kochen. Mit Liebstöckel und Sahne im Mixer fein pürieren und warm halten.

● Salzwasser zum Kochen bringen und aus etwas Tofumasse ein Bällchen formen und zur Probe kochen. Falls es nicht hält 1 EL Semmelbrösel untermischen. Mit nassen Händen kleine Bällchen à ca. 50 g formen und diese ca. 10 Min. in köchelndes Wasser legen.

● Karotten, Petersilienwurzel und Sellerie im Kocheinsatz ca. 5 Min. weich dämpfen. Zucchini in der letzten Minute dazugeben und wenig salzen. Das Gemüse mit 3 – 4 EL Selleriesauce verrühren, jetzt erst die jungen Spinatblätter untermischen und evtl. nachwürzen.

● Das Gemüse in der Mitte der vorgewärmten Teller anrichten, die Tofubällchen darauf platzieren und die Liebstöckelsauce rundum verteilen.

Lebensmittelverträglichkeit: L laktosefreie Milchprodukte verwenden, F mehr Zucchini statt Karotten verwenden, G Buchweizenbrötchen und evtl. Brösel verwenden, H Frischkäse statt Hartkäse verwenden, Spinat weglassen

Nährwerte pro Portion › kcal 355 › KH 34 › E 20 › F 15

Mit Amaranth

Auberginen-Gemüse-Topf

2 Portionen • 35 Min.

150 g Auberginen • 150 g Karotten • 100 g Zucchini • 100 g Fenchel • 100 g Tomaten • 1 EL Olivenöl • 120 g Amaranth • 300 ml Gemüsebrühe • 1 TL Pesto • Meersalz • 2 EL Crème fraîche

- Gemüse waschen und putzen, Auberginen in große Würfel schneiden, Karotten schälen und in dickere Scheiben schneiden, Fenchel in Streifen schneiden.
- Olivenöl in einen Kochtopf geben, Karotten und Fenchel mit Amaranth kurz anschwitzen, mit Gemüsebrühe aufgießen und salzen. Dann ca. 10 Min. kochen lassen.
- Die Auberginen untermischen, zugedeckt auf der ausgeschalteten Platte etwa 20 Min. ausquellen lassen.
- Tomaten häuten, entkernen und achteln, Zucchini in Scheiben schneiden und mit Pesto und Crème fraîche untermischen. Zugedeckt 5 Min. nachziehen lassen. Guten Appetit!

Lebensmittelverträglichkeit: L laktosefreie Milchprodukte verwenden, F mehr Fenchel statt Aubergine, mehr Zucchini statt Karotten verwenden, Tomaten weglassen, G ist glutenfrei, H mehr Fenchel statt Aubergine verwenden, Tomaten weglassen

Variante Auch lecker mit Reis oder Nudeln statt Amaranth

Nährwerte pro Portion › kcal 295 › KH 41 › E 9 › F 10

Mit Basilikum-Basensauce

Gemüse-Hirse-Wok

2 Portionen • 45 Min.

100 g Karotten • 100 g Gelbe Rüben • 150 g Goldkernhirse • 1 EL Butter (10 g) • 400 ml Gemüsebrühe • 120 g Karotten • 1 EL Butter (10 g) • ¼ l Gemüsebrühe • 2 EL Sahne • 1 EL Sauerrahm • 4 EL Basilikumblätter • 120 g Crème fraîche • 120 g Schafsquark • 1 TL Petersilie • Meersalz

- Karotten und Gelbe Rüben schälen und in klein würfeln. Mit der gewaschenen Hirse in einem Wok mit Butter kurz anschwitzen, mit Gemüsebrühe auffüllen und 20 Min. zugedeckt kochen lassen.
- Kochplatte ausschalten und zugedeckt 20 Min. ausquellen lassen. Nicht umrühren.
- Für die Basilikumsauce Karotten schälen, klein schneiden, in Butter anschwitzen, mit Gemüsebrühe auffüllen, salzen und ca. 10 Min. weichkochen. Dann in einen Mixer geben und mit Sahne, Sauerrahm und Basilikum zu einer sämigen grünlichen Sauce mixen. Nicht zudecken, sonst geht die Farbe verloren.
- Fertige Hirse salzen, mit einer Gabel gut auflockern und gehackte Petersilie, Schafsquark und Crème fraîche unterrühren und mit der Sauce servieren.

Lebensmittelverträglichkeit: L laktosefreie Milchprodukte verwenden, F mehr Gelbe Rüben statt Karotten verwenden, G ist glutenfrei, H ist histaminfrei

Nährwerte pro Portion › kcal 350 › KH 75 › E 17 › F 20

›› Gemüse-Hirse-Wok

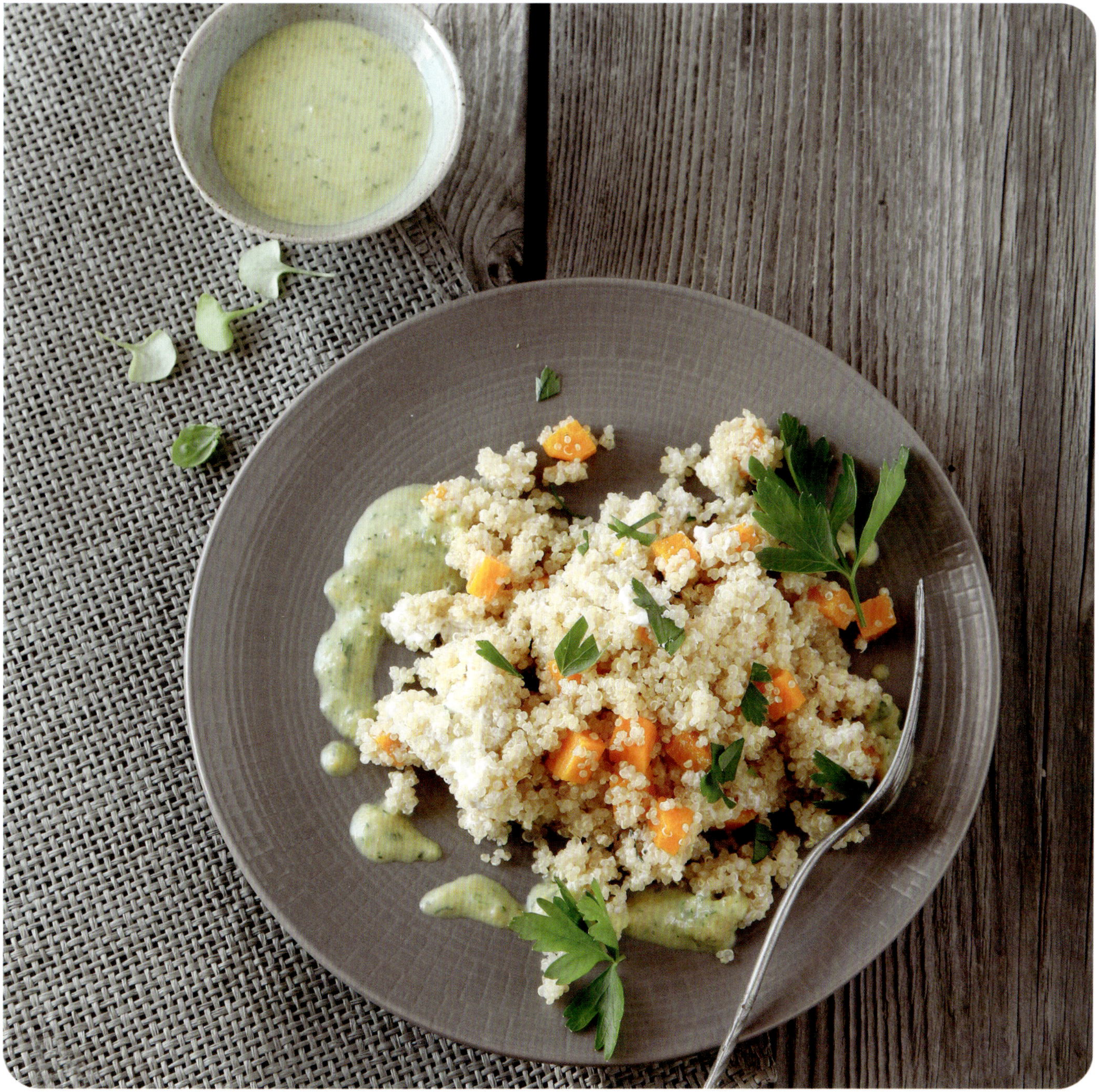

Mit Kresse-Basensauce

Zucchinigemüse mit Ofenkartoffeln

2 Portionen • 25 Min. + 45 Ofenzeit

Für die Ofenkartoffeln:

- 2 mittelgroße festkochende Kartoffeln
- 1 TL Olivenöl zum Bestreichen
- Meersalz
- Kümmel ganz

Für das Zucchini-Gemüse:

- 300 g grüne und gelbe Zucchini gemischt
- 1 EL Olivenöl
- 60 g Butterkäse oder Schafskäse
- Meersalz
- 150 g Tomaten
- 2 TL Crème fraîche
- 1 TL Oregano

Für die Kresse-Basensauce:

- 120 g Sellerieknolle
- 1 EL Butter (10 g)
- 2 EL Sahne
- Meersalz
- 1 Bund Bachkresse
- ¼ l Gemüsebrühe

● Kartoffeln waschen und der Länge nach halbieren. Die Kartoffelhälften in eine geölte Form oder auf ein Blech geben. Mit Salz und Kümmel bestreuen und im vorgeheizten Ofen bei 200 °C ca. 45 Min. überbacken, bis die Kartoffeln hellbraun und weich sind.

● Für die Kressesauce Sellerie schälen, klein schneiden, in Butter kurz anschwitzen, mit Gemüsebrühe auffüllen, salzen und zugedeckt ca. 10 Min. weich kochen lassen.

● Dann vom Herd nehmen und im Mixer mit Sahne und Kresse grünlich pürieren. Falls die Sauce zu dick sein sollte, mit etwas Gemüsebrühe strecken und nachwürzen.

● Zucchini waschen, Strunk entfernen, der Länge nach halbieren und in dickere Scheiben schneiden.

● Tomaten waschen, Strunk entfernen, einritzen, kurz in kochendes Wasser tauchen, Haut abziehen, halbieren, entkernen und würfelig schneiden. Den Käse grob raspeln.

● Olivenöl in einen Topf geben und Zucchini darin 3 – 5 Min. leicht anbraten. Mit Salz und Oregano würzen, dann den Käse und die Tomatenwürfel darunter mischen.

● Je 2 Kartoffelhälften auf 2 vorgewärmten Tellern anrichten, das Gemüse darauf häufen, mit Crème fraîche garnieren und Kressesauce rundum anrichten.

Lebensmittelverträglichkeit: L laktosefreie Milchprodukte verwenden, F Tomaten weglassen, G ist glutenfrei, H Tomaten weglassen

Nährwerte pro Portion › kcal 360 › KH 24 › E 12 › F 23

Mit Majoran-Basensauce

Hirseschnitzel mit Karotten

2 Portionen • 35 Min.

Für die Hirseschnitzel:

- 120 g Goldkernhirse (1 kleine Tasse)
- 300 ml Gemüsebrühe (2½ Tassen)
- Meersalz
- 100 g Zucchini
- 1 EL Butter (10 g)
- 1 gehäufter EL Hüttenkäse
- 2 Kirschtomaten

Für die Majoran-Basensauce:

- 120 g Sellerieknolle
- 1 EL Butter (10 g)
- ¼ l Gemüsebrühe
- Meersalz
- 2 EL Sahne
- 1 Bund Majoran

Für das Karottengemüse:

- 300 g Karotten
- 1 EL Olivenöl
- ¼ l Mineralwasser
- Meersalz

● Hirse waschen, abtropfen lassen, in einem Kochtopf mit Butter kurz anschwitzen und mit Gemüsebrühe auffüllen. Etwa 10 Min. köcheln lassen, Kochplatte ausschalten und ca. 20 Min. zugedeckt quellen lassen. Nicht umrühren.

● Zucchini waschen, putzen und klein würfelig schneiden. Karotten waschen, Anschnitte entfernen, schälen, evtl. der Länge nach halbieren und in Scheiben schneiden. Majoran waschen, trocken schütteln und Blätter von den Stielen zupfen.

● Für die Sauce Sellerie schälen, klein schneiden und in Butter kurz anschwitzen. Mit Gemüsebrühe auffüllen, salzen und zugedeckt ca. 10 Min. weich köcheln lassen. Majoran und Sahne zugeben. Alles im Mixer fein pürieren und warm halten.

● Für das Gemüse Karottenscheiben in einer Pfanne mit Olivenöl anschwitzen lassen. Mineralwasser immer wieder zugießen und ca. 5 Min. bis zum Weichwerden einkochen lassen. Wenn die Karotten gar sind, soll das Wasser völlig verdunstet sein.

● Nun die weiche Hirse mit einer Gabel auflockern. Mit Zucchiniwürfelchen und Hüttenkäse gut vermischen. Eventuell nachwürzen. Vier kleine, daumenstarke »Schnitzel« formen und diese in einer beschichteten Pfanne auf einer Seite goldbraun anbraten.

● Auf 2 vorgewärmten Tellern mit halbierten Kirschtomaten, 1 TL Hüttenkäse und 2–3 Majoranblätter anrichten. Dazu das Karottengemüse und die Majoransauce geben.

Lebensmittelverträglichkeit: L laktosefreie Milchprodukte verwenden, F Gelbe Rüben statt Karotten verwenden, G ist glutenfrei, H Tomaten weglassen

Tipp Sie können die Hirsemischung auch so auf die Teller geben, ohne sie zu braten.

Nährwerte pro Portion › kcal 355 › KH 44 › E 11 › F 14

Fisch richtig zubereiten

Die erste Regel bei der Fischzubereitung lautet: säubern, säuern, salzen. Ganze Fische immer unter fließend kaltem Wasser ausnehmen, auf Küchenkrepp legen, trocken tupfen und vor dem Garen mit wenig Zitronensaft und Salz würzen.

Weil es wesentlich praktikabler ist und schneller geht, verwenden wir für die Fischrezepte Filets. Diese können Sie ebenfalls unmittelbar vor der Zubereitung salzen und mit etwas Zitronensaft beträufeln. Verteilen Sie zusätzlich auf einer Seite des Filets die im Rezept angegebenen geschnittenen Kräuter.

Dämpfen. Über einem kochenden Sud aus Weißwein, Kräutern, Lorbeer, Pfefferkörner und Wurzelgemüsen wird ein Loch-Einsatz gestellt, auf diesen werden die gewürzten (mit Dill oder Basilikumstreifen bestreuten) Fischstücke gelegt und zugedeckt je nach Größe 3 – 5 Min. gegart. Das geht gut im ganz normalen Kocheinsatz aber auch im Dampfgerät.

Dünsten. In einem Topf wird Gemüsebrühe (oder falls vorhanden Fischfond) mit etwas Butter und den im Rezept stehenden Zutaten erhitzt. Darin die gut gewürzten oder marinierten Fischfilets zugedeckt je nach Größe 3 – 5 Min. garen.

Braten. Die Fischfilets bei Bedarf vor dem Braten mit Küchenkrepp abtupfen, aber nicht mit Mehl bestäuben. In einer beschichteten Pfanne langsam und bei milder Hitze evtl. halb zugedeckt mit 1 EL Olivenöl oder ohne Fett braten, bis das Fischfilet auf einer Seite eine goldbraune Farbe bekommen hat. Erst dann umdrehen und die andere Seite bräunen, sonst geht zu viel Hitze verloren und es kommt zum ungewollten Dünsten.

Größere Filets oder ganze Fische nach dem Anbraten im vorgeheizten Backofen 10 – 12 Minuten durchgaren. Bei der Zubereitung nach »Müllerin Art« wird für die Forelle oder Seezunge noch etwas Butter, Zitrone (oder Limone) und Petersilie in dieselbe Pfanne gegeben. Das kommt dann über den Fisch, den Sie im Ofen fertig gegart haben. Die Filets werden in der Pfanne fertig gegart.

Grillen. Nicht alle Fische eignen sich; die Gefahr des Auseinanderfallens ist bei zarten Fischen besonders groß. Rundfische im Ganzen eignen sich gut. Filets müssen mit viel Sorgfalt am Plattengrill zart gebräunt werden. Dabei am besten mit einem breiten Metallspachtel wenden. Der Fisch muss saftig bleiben und darf nicht bis zum Austrocknen gegrillt werden. Filets von Fischen werden je nach Dicke dementsprechend kurz auf den Grill gelegt, wie beim Braten in der Pfanne auch.

Gratinieren. Die marinierten bzw. gewürzten Fischfilets werden in eine feuerfeste Form oder in eine Pfanne mit zuunterst 1 TL Olivenöl oder in wenig Fischsud gelegt und je nach Größe zwischen 5 – 10 Min.

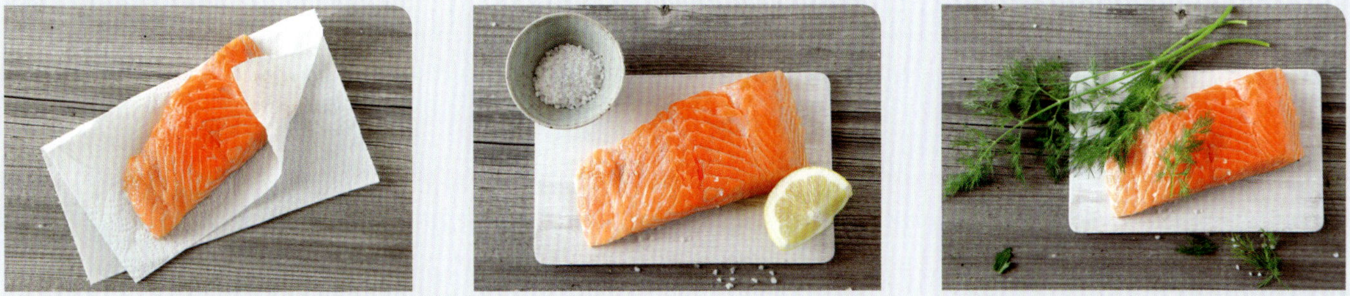

Tupfen Sie das Fischfilet bei Bedarf mit Küchenkrepp leicht ab. Kurz vor der Zubereitung wird es gesalzen und gesäuert, also mit etwas Salz gewürzt und wenig Zitronensaft beträufelt. Die frischen Kräuter werden auf einer Seite des Filets verteilt und etwas angedrückt.

bei starker Oberhitze gegart, bis sie eine schöne braune Farbe haben. Dann erst gibt man die Garnitur drauf und gratiniert noch einmal kurz. Das ist ideal für Filets mit Gemüse-Tomatengarnitur, Kräuterkruste oder Gemüse mit Mozzarella.

Fisch selbst filetieren

Wenn Sie den Fisch im Ganzen kaufen und selbst filetieren, können Sie aus den Gräten einen Fischfond herstellen. Bei Forelle, Lachs, Seewolf, Kabeljau, Karpfen, Zander und anderen Rundfischen gehen Sie folgendermaßen vor: Es wird mit einem langen, leicht biegsamen Fischmesser von der Schwanzflosse oder von einem Querschnitt hinter den Kiemen ausgehend entlang des Rückens filetiert, ebenso auf der zweiten Seite. Dann werden die feinen Gräten auf der Bauchseite der so erhaltenen Filets möglichst dünn und gleichmäßig herausgeschnitten bzw. mit einer Grätenzange entfernt. Um nun noch die Haut zu entfernen ist es am besten, das Filet mit der Haut nach unten auf ein Brett zu legen und, vom Schwanzende her beginnend, die Haut dünn abzuschneiden. Dabei das Messer mit der Haut fest nach unten drücken und mit leichtem Druck zum Kopf oder Schwanz hin führen. Nehmen Sie etwas Küchenkrepp zum besseren Halten.

Bei Seezungen und Rotzungen zuerst ziemlich am Ende der Schwanzflosse die Haut auf beiden Seiten einschneiden, ein wenig vom Fleisch lösen und die glitschige Haut am besten mit salzigen Fingern oder mit Küchenkrepp abziehen. Dann die 2 Filets von der Mittelgräte her filetieren, ebenso auf der Rückseite. Enthäutete Plattfische wie der Steinbutt werden von der Mitte nach außen hin filetiert. Sie müssen beim Fisch 4 Filets herausbekommen.

Das Grätengerüst etwas zerkleinern und mit etwas Wasser, Gemüse, Lorbeerblatt und Pfefferkörner ca. 20 Min. zu einem Fischsud auskochen. Der Kopf und die Flossen werden dazu nicht verwendet, sie machen bitter.

Aber auch wenn Sie keine ganzen Fische zubereiten, kommt es beim Garen von Filets immer wieder zur Bildung von Fischsud, den Sie hier verwenden sollten. Einfach die dicklich gehaltene Basensauce mit etwas Fischsud und 2 – 3 EL Weißwein mischen und schon haben Sie den Geschmack verändert. Sie können Fischsud auch portionieren und einfrieren.

Mit Karottengemüse

Gedämpftes Forellenfilet

2 Portionen • 25 Min.

300 g Karotten und Gelbe Rüben • ½ l Gemüsebrühe • 2 Lorbeerblätter • 8 Pfefferkörner • 1 EL Basilikumblätter • 100 g junger Blattspinat • 200 g Forellenfilet • ¼ TL Zitronensaft • 1 Prise Meersalz • ⅛ l Basilikum-Basensauce (Seite 82)

- Karotten und Gelbe Rüben schälen und in dicke Scheiben schneiden. Im Kocheinsatz ca. 5 Min. weich dämpfen.
- Gemüsebrühe mit Lorbeerblättern und Pfefferkörner zum Kochen bringen. Basilikum waschen und in Streifen schneiden. Blattspinat waschen und abtropfen lassen.
- Forellenfilets mit Zitronensaft, Basilikumstreifen und etwas Salz würzen. Die Filets auf einem Kocheinsatz über der Gemüsebrühe zugedeckt etwa 3 – 4 Min. im Dampf saftig und weich garen.
- Basilikum-Basensauce mit 1 – 2 EL Gemüsebrühe und 1 EL Basilikumstreifen mischen und warm machen.
- Das weiche Karottengemüse in einem Topf mit dem Blattspinat und 2 EL Basensauce einmal aufkochen und vermischen.
- Filets auf angewärmten Tellern anrichten, je 2 EL Basilikumsauce darübergeben und das Gemüse dazugeben.

Lebensmittelverträglichkeit: L ist laktosefrei, F Wurzelgemüse ohne Karotten verwenden, G ist glutenfrei, H nur absolut frischen bzw. TK-Fisch verwenden, Spinat und Zitronensaft weglassen

Nährwerte pro Portion › kcal 230 › KH 24 › E 24 › F 4

Mit Fenchelgemüse in Weißweinsauce

Gebratenes Steinbuttfilet

2 Portionen • 20 Min.

300 g Tomaten • 2 Fenchelknollen • 3 EL Basilikum • 1 EL Butter (10 g) • ⅛ l Weißwein • ⅛ l Sahne • Meersalz • 60 ml Basilikum-Basensauce (Seite 82) • 2 Steinbuttfilets (je ca. 100 g) • 1 EL Olivenöl • ¼ TL Zitronensaft

- Die Tomaten häuten, entkernen und in Würfel schneiden. Basilikum waschen und grob schneiden. Fenchel waschen und in grobe Stücke schneiden.
- Butter in einem Topf schmelzen lassen, Fenchelstücke hineingeben, salzen, mit Weißwein aufgießen, 5 Min. zugedeckt dünsten lassen. Sahne zugeben und weitere 5 Min. dünsten lassen, bis der Fenchel weich ist. Die Basensauce, 2 EL Basilikum und Tomatenwürfel untermischen.
- Filets mit 1 EL Basilikum, Salz und Zitronensaft würzen. Dabei das Basilikum etwas andrücken. In einer beschichteten Pfanne mit Olivenöl etwa 2 – 3 Min. bei nicht zu hoher Hitze langsam Farbe geben, darauf achten, dass der Basilikum nicht verbrennt, dann erst wenden.
- Fenchelgemüse und Filets auf 2 vorgewärmte Teller geben.

Lebensmittelverträglichkeit: L laktosefreie Milchprodukte verwenden, F Tomaten und Weißwein weglassen, G ist glutenfrei, H nur absolut frischen bzw. TK-Fisch verwenden, Tomaten, Wein und Zitronensaft weglassen

Nährwerte pro Portion › kcal 260 › KH 12 › E 21 › F 10

» Gebratenes Steinbuttfi

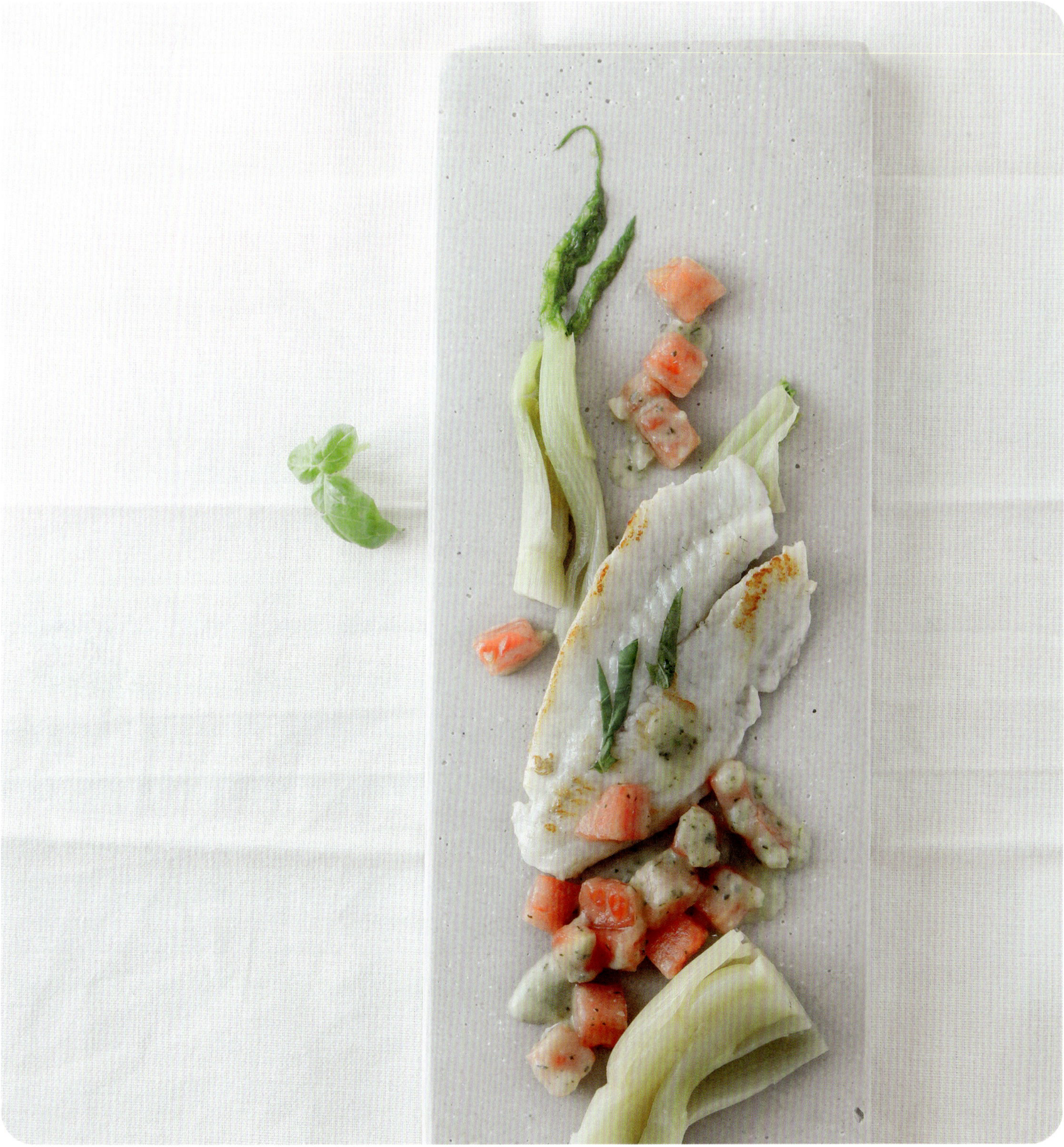

Mit Basilikum-Basensauce

Lachsforellenfilets auf Blattspinat

2 Portionen • 25 Min.

Für die Lachsforellenfilets:
- 2 Lachsforellenfilets (je ca. 100 g)
- 1/4 TL Zitronensaft
- Meersalz
- 1 EL Basilikumblätter
- 3 – 4 EL Gemüsebrühe
- 1 EL Butter (10 g)

Für die Basilikum-Basensauce:
- 120 g Sellerieknolle
- 1 EL Butter (10 g)
- 1/4 l Gemüsebrühe
- 2 EL Sahne
- 2 EL Basilikum
- Meersalz

Für den Blattspinat:
- 400 g Blattspinat
- 1 EL Butter (10 g)
- Meersalz
- geriebene Muskatnuss

- Für die Basilikum-Basensauce Sellerie dünn schälen und klein schneiden. In einem Topf mit Butter anschwitzen, salzen, mit Gemüsebrühe auffüllen und zugedeckt ca. 10 Min. weich kochen lassen.

- Im Mixer mit Sahne und Basilikumblättern pürieren und warm halten. Nicht zudecken, sonst geht die grüne Farbe verloren.

- Blattspinat putzen, waschen, falls nötig entstielen und gut abtropfen lassen. Butter in einer größeren Pfanne zerlaufen lassen und die Spinatblätter dazugeben.

- Mit Salz und Muskat würzen und in 1 – 2 Min. unter Rühren zusammenfallen lassen, 100 ml Basilikum-Basensauce untermischen und warm halten.

- Lachsforellenfilet mit Zitronensaft bepinseln, salzen, mit Basilikumstreifen belegen, in einer beschichteten Pfanne mit Gemüsebrühe bei geringer Hitze zugedeckt 3 – 5 Min. saftig garen, danach mit zerlassener Butter bepinseln.

- Auf 2 vorgewärmten Tellern den Spinat in der Mitte anrichten, Lachsforellenfilet drauflegen und Basilikum-Basensauce rundum verteilen. Guten Appetit!

Lebensmittelverträglichkeit: L laktosefreie Milchprodukte verwenden, F Zitronensaft weglassen, G ist glutenfrei, H nur absolut frischen bzw. TK-Fisch verwenden, Zitronensaft weglassen, Fenchel statt Blattspinat verwenden

Nährwerte pro Portion › kcal 260 › KH 8 › E 25 › F 13

Mit Mangold und Basilikum-Basensauce

Gebratenes Zanderfilet

2 Portionen • 15 Min.

2 Zanderfilet (je ca. 100 g) • Meersalz • ¼ TL Zitronensaft • 1 TL Basilikumstreifen • 1 TL Olivenöl • 300 g Mangold • 1 EL Butter (10 g) • geriebene Muskatnuss • 4 EL Gemüsebrühe • 80 ml Basilikum-Basensauce (Seite 82) • 1 EL Basilikum

- Die Zanderfilets mit Meersalz, wenig Zitronensaft und Basilikumstreifen würzen und mit Olivenöl in einer beschichteten Pfanne mit halb offenem Deckel in etwa 3–5 Min. saftig braun braten.

- Den Mangold putzen, gut waschen, abtropfen und mit den Stielen in große Stücke schneiden. Butter in einen Topf geben, den Mangold kurz anschwitzen, mit Gemüsebrühe aufgießen und etwa 5 Min. weich dünsten lassen. Mit Salz und Muskatnuss würzen.

- Den Mangold auf 2 vorgewärmte Teller füllen, die Zanderfilets dazugeben und mit warmer Basilikum-Basensauce umgießen.

Lebensmittelverträglichkeit: L ist laktosefrei, F ist fruktosefrei, G ist glutenfrei, H nur absolut frischen bzw. TK-Fisch verwenden, Fenchel statt Blattspinat verwenden

Nährwerte pro Portion ›kcal 240 ›KH 3 ›E 23 ›F 12

Mit Zitronenthymian und Rosmarin

Gebratenes Saiblingfilet

2 Portionen • 25 Minuten

2 Saiblingfilets (je ca. 100 g) • 3–4 Stängel Zitronenthymian • 1 EL Olivenöl • 60 ml Weißwein • 60 ml Basensauce (Seite 41) • 300 g Karotten und Gelbe Rüben • 100 g Rucola • 1 EL Butter (10 g) • Meersalz • 2 Zweige Rosmarin • ⅛ l Gemüsebrühe • 2 EL Sahne

- Karotten und Gelbe Rüben schälen und in dicke Scheiben schneiden. Rucola waschen und grob schneiden.

- In einem Topf Butter schmelzen, Karotten und Gelbe Rüben anschwitzen, salzen, Rosmarinzweige einlegen, mit Gemüsebrühe aufgießen und zugedeckt etwa 10 Min. weich dünsten lassen.

- Sahne und Rucola zugeben, kurz aufkochen. Warm halten. Später Rosmarinzweige entfernen.

- Von den Saiblingfilets evtl. Gräten mit der Pinzette herausziehen. Filets leicht salzen, Thymianzweige drauflegen und die Filets mit dem Thymian nach unten in einer Pfanne mit Olivenöl etwa 2–3 Min. zart anbraten, dann wenden.

- Weißwein zugießen, 2–3 Min. einkochen lassen, dann die Basensauce untermischen. Mit dem Gemüse anrichten.

Lebensmittelverträglichkeit: L laktosefreie Milchprodukte verwenden, F Karotten weglassen, G ist glutenfrei, H nur absolut frischen bzw. TK-Fisch verwenden, Wein weglassen

Nährwerte pro Portion ›kcal 240 ›KH 6 ›E 22 ›F 9

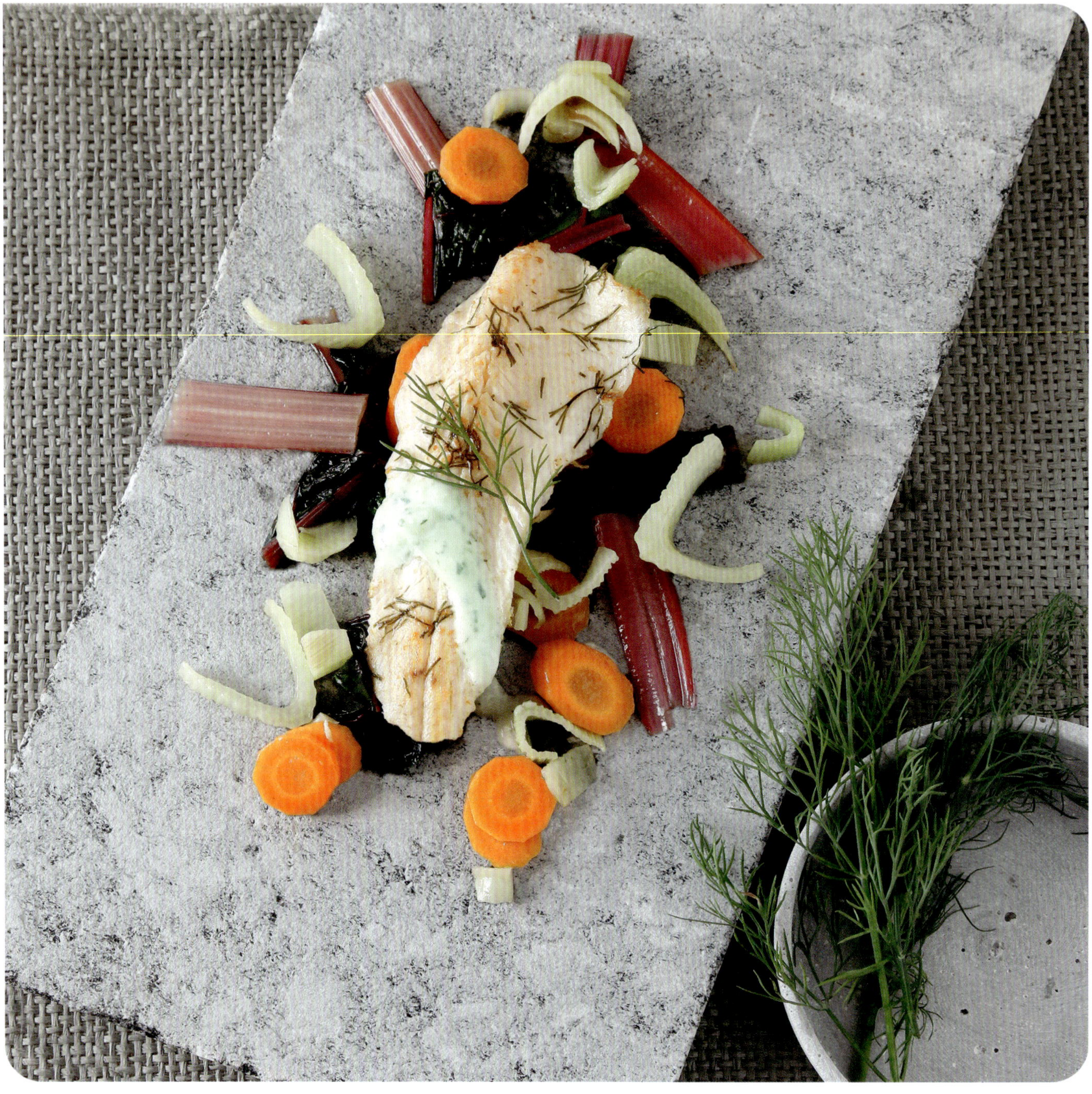

Mit rotem Mangold

Bachforellenfilets

2 Portionen • 25 Min.

- 150 g roter Mangold
- 200 g Fenchel
- 100 g Karotten
- 1 EL Olivenöl
- 3 EL Weißwein
- ⅛ l Gemüsebrühe
- 4 EL Sahne
- 100 ml Basensauce (Seite 41)
- Meersalz
- 2 Bachforellenfilets (je ca.100 g)
- 1 EL Olivenöl
- ¼ TL Zitronensaft
- 1 TL Dill
- 60 ml Basensauce (Seite 41)

● Gemüse waschen und putzen. Fenchel und Mangold in große Stücke schneiden. Karotten schälen und in Scheiben schneiden. Dill waschen und fein schneiden.

● Gemüse in Olivenöl kurz anschwitzen, mit Gemüsebrühe und Weißwein aufgießen, salzen und zugedeckt etwa 8 – 10 Min. weich dünsten lassen. Sahne und Basensauce untermischen. Warm halten.

● Filets mit wenig Salz, Zitronensaft und Dill würzen und in einer beschichteten Pfanne mit Olivenöl etwa 2 – 3 Min. so anbraten, dass es eine schöne Bräunung gibt, ohne dass der Dill verbrennt. Basensauce zugießen und einmal aufkochen.

● Auf vorgewärmten Tellern anrichten und genießen.

Lebensmittelverträglichkeit: L laktosefreie Milchprodukte verwenden, F Zitronensaft und Karotten weglassen, G ist glutenfrei, H nur absolut frischen bzw. TK-Fisch verwenden, Zitronensaft und Wein weglassen

Tipp Für dieses Gericht eignen sich ebenso Filets von Wildlachs, Lachsforelle, Saibling, Zander, Barsch oder auch Seezunge. Immer mit der Haut zuerst kross anbraten, die sich hinterher leicht abziehen lässt. Zitronenthymian oder Basilikumstreifen statt Dill bringen weitere Abwechslung.

Nährwerte pro Portion › kcal 230 › KH 5 › E 25 › F 9

Mit Zucchinigemüse

Hühnchengeschnetzeltes

2 Portionen • 30 Min.

2 Hühnerbrustfilets (je ca. 120 g) • 120 g Sellerieknolle • 1 EL Butter (10 g) • 1/4 l Gemüsebrühe • Meersalz • 2 EL Kerbel • 2 – 3 EL Sahne • 300 g Zucchini • 1/2 TL Oregano • 1 EL Olivenöl

- Hühnerbrustfilet in grobe Stücke teilen und im Kocheinsatz oder im Dampfgerät etwa 10 Min. weich dämpfen. Den Saft auffangen und später zur Gemüsesauce mischen.

- Für die Gemüsesauce Sellerie dünn schälen, klein schneiden und in einem Topf mit Butter anschwitzen, salzen, mit Gemüsebrühe aufgießen und zugedeckt ca. 10 Min. weich kochen lassen.

- Kerbel waschen und grob schneiden. Sauce im Mixer mit Sahne und Kerbel etwas dicklicher pürieren, in ein Kochgefäß geben, dann mit dem Fleischsaft und dem Fleisch vermischen.

- Zucchini waschen und in etwa 3 cm große Stücke schneiden. Salzen und mit Oregano bestreuen. In einer beschichteten Pfanne mit Olivenöl 2 – 3 Min. zart anbräunen und dabei öfter wenden. Kurz abdecken und 2 Min. nachziehen lassen.

- Das Hühnergeschnetzelte auf 2 vorgewärmten, tieferen Tellern anrichten und die Zucchinistücke darüber verteilen.

Lebensmittelverträglichkeit: L laktosefreie Milchprodukte verwenden, F ist fruktosefrei, G ist glutenfrei, H Fleisch frisch einkaufen und gut kühlen

Nährwerte pro Portion › kcal 315 › KH 30 › E 29 › F 7

Mit feinem Kräuteraroma

Kalbsbraten mit Rosmarin

2 Portionen • ca. 30 Min.

300 g Kalbfleisch zum Braten • 1 EL Rapsöl • 2 Rosmarinzweige • 200 g Pastinaken • 200 g Karotten • 100 g Sellerie • 1/4 l Gemüsebrühe • Meersalz • 1/8 l Basensauce (Seite 41)

- Kalbfleisch salzen, in einem Bratentopf mit Öl rundum leicht anbräunen und bei ca. 200 °C 15 Min. in den Backofen schieben. Von Zeit zu Zeit mit etwas Gemüsebrühe übergießen.

- Das Gemüse schälen und in etwa 4 cm große Stücke schneiden. Rosmarinzweige waschen. Das Gemüse zum Kalbsbraten geben, die Rosmarinzweige darauflegen und mit dem Fleisch weitere 20 Min. braten, dabei beides zwischendurch wenden und mit Gemüsebrühe übergießen.

- Wenn das Fleisch fertig und auch das Gemüse weich ist, sollte nurmehr wenig Flüssigkeit vorhanden sein.

- Basensauce erwärmen. Den Bratentopf aus dem Ofen nehmen und die Basensauce zum Gemüse und Fleischsaft mischen. Die Rosmarinzweige entfernen.

- Fleisch portionieren, auf 2 vorgewärmten Tellern verteilen und das Gemüse mit der Sauce darüber anrichten.

Lebensmittelverträglichkeit: L ist laktosefrei, F Wurzelgemüse ohne Karotten verwenden, G ist glutenfrei, H Fleisch frisch einkaufen und gut kühlen

Nährwerte pro Portion › kcal 240 › KH 17 › E 28 › F 8

Mit Karottengemüse

Hühnerbrustfilet im Mangoldbett

2 Portionen • 25 Min.

2 Hühnerbrustfilets à 100 g • 2 Thymianzweige • 1 EL Rapsöl • Meersalz • 350 g Mangoldblätter • 1 EL Butter (10 g) • 4 EL Sahne • ⅛ l Gemüsebrühe • ⅛ l Basensauce (Seite 41) • 100 g Karotten • 100 g Gelbe Rüben • 1 EL Butter (10 g) • ⅛ l Gemüsebrühe

- Hühnerbrustfilets salzen, den Thymianzweig andrücken und in einer Pfanne mit Rapsöl kurz anbräunen und wenden. Bei halb geschlossenem Deckel und mäßiger Hitze etwa 10 Min. gut durchgaren. Der Thymianzweig wird später entfernt, darf aber beim Braten nicht verbrennen.

- Die Mangoldblätter waschen, in grobe Stücke schneiden, mit Butter anschwitzen, salzen und halb zugedeckt etwa 10 Min. weich dünsten lassen. Dazwischen immer nur so viel Gemüsebrühe zugeben, dass nach der Garzeit alles verdunstet ist. Sahne und Basensauce zugeben, noch mal aufkochen und abschmecken.

- Karotten und Gelbe Rüben schälen, in grobe Stücke schneiden, mit Butter anschwitzen, salzen, öfter mit etwas Gemüsebrühe aufgießen und zugedeckt bei schwacher Hitze ca. 10 Min. weich dünsten lassen. Am Ende sollte die Flüssigkeit verdunstet sein.

- Alles auf 2 vorgewärmten Tellern anrichten und genießen.

Lebensmittelverträglichkeit: L laktosefreie Milchprodukte verwenden, F Gelbe Rüben statt Karotten verwenden, G ist glutenfrei, H Fleisch frisch einkaufen und gut kühlen

Nährwerte pro Portion › kcal 250 › KH 8 › E 30 › F 7

Kalbfleisch ist besonders zart

Kalbsschnitzel mit Kürbisgemüse

2 Portionen • 20 Min.

2 Kalbsschnitzel mit je 100 g • 1 EL Rapsöl • Meersalz • ⅛ l Basensauce (Seite 41) • 350 g Kürbis • 1 EL Butter (10 g) • 3 EL Sahne • 1 EL Kürbiskerne • 1 TL eingelegter Ingwer • 2 EL Kerbelkraut

- Schnitzel gleichmäßig flach klopfen, salzen und mit Öl in einer beschichteten Pfanne von beiden Seiten knusprig braun anbraten. Bei halb geöffnetem Deckel und mäßiger Hitze etwa 5 Min. durchgaren. Dann die Basensauce zugeben und mit dem Bratensatz vermischen. Nicht mehr kochen, nur warm halten.

- Kürbis evtl. schälen und in lange Stifte schneiden. Ingwer in Streifen schneiden, Kerbel grob schneiden. Kürbis mit Butter und Ingwer anschwitzen, salzen und bei halb geöffnetem Deckel ca. 5 Min. im eigenen Saft weich dünsten lassen.

- Zum Schluss Sahne und Kerbel untermischen. Alles auf 2 vorgewärmten Tellern anrichten.

Lebensmittelverträglichkeit: L laktosefreie Milchprodukte verwenden, F ist fruktosefrei, G ist glutenfrei, H Fleisch frisch einkaufen und gut kühlen

Nährwerte pro Portion › kcal 240 › KH 8 › E 25 › F 10

Mit Karottenpüree

Hühnerkeule mit Majoransauce

2 Portionen • 40 Min.

Für die Hühnerkeule:
- 2 Hühnerkeulen
- Meersalz
- 1 EL Rapsöl
- 3 EL Rotwein
- ⅛ l Gemüsebrühe
- 1 Rosmarinzweig

Für die Majoran-Basensauce:
- 120 g Sellerieknolle
- 1 EL Butter (10 g)
- ¼ l Gemüsebrühe
- 2 EL Crème fraîche
- 3 EL Majoranblätter

Für das Karottenpüree:
- 450 g Karotten
- 1 EL Butter (10 g)
- ½ TL Ingwer
- 2 EL Sahne

● Hühnerkeulen salzen, in einer Pfanne mit Rapsöl beidseitig anbräunen, mit Rotwein ablöschen und im Backofen bei 200 °C etwa 30 Min. braten. In den letzten 5 Min. den Rosmarinzweig daraufgeben und zwischendurch mit etwas Gemüsebrühe aufgießen.

● **Für die Majoran-Basensauce:** Sellerie schälen und klein schneiden. In einem Topf mit Butter kurz anschwitzen, salzen, mit Gemüsebrühe auffüllen und ca. 10 Min. weich kochen lassen. Majoranblätter abzupfen. Alles im Mixer mit Crème fraîche und Majoranblättern pürieren. Warm halten.

● **Für das Karottenpüree:** Karotten schälen und in dickere Scheiben schneiden. Im Kocheinsatz ca. 10 Min. weich dämpfen. Ingwer schälen und klein hacken. Alles mit der Sahne und wenig Salz pürieren.

● Auf 2 vorgewärmten Tellern etwas Majoransauce geben, die Hühnerkeulen darauflegen und das Karottenpüree dazu anrichten.

Lebensmittelverträglichkeit: L laktosefreie Milchprodukte verwenden, F Wein weglassen, statt Karotten Pastinaken verwenden, G ist glutenfrei, H Fleisch frisch einkaufen und gut kühlen, Wein weglassen

Nährwerte pro Portion › kcal 380 › KH 12 › E 30 › F 13

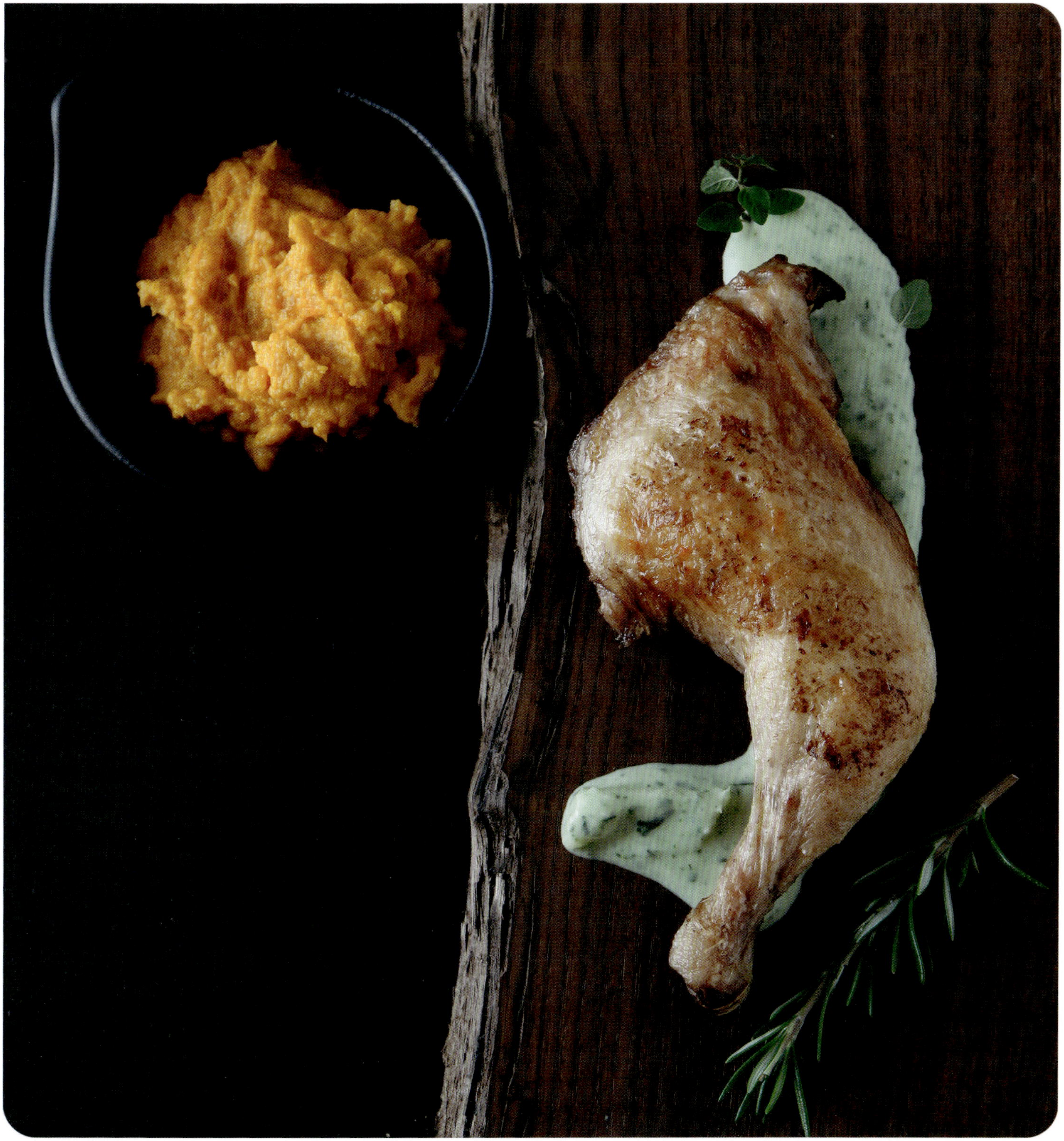

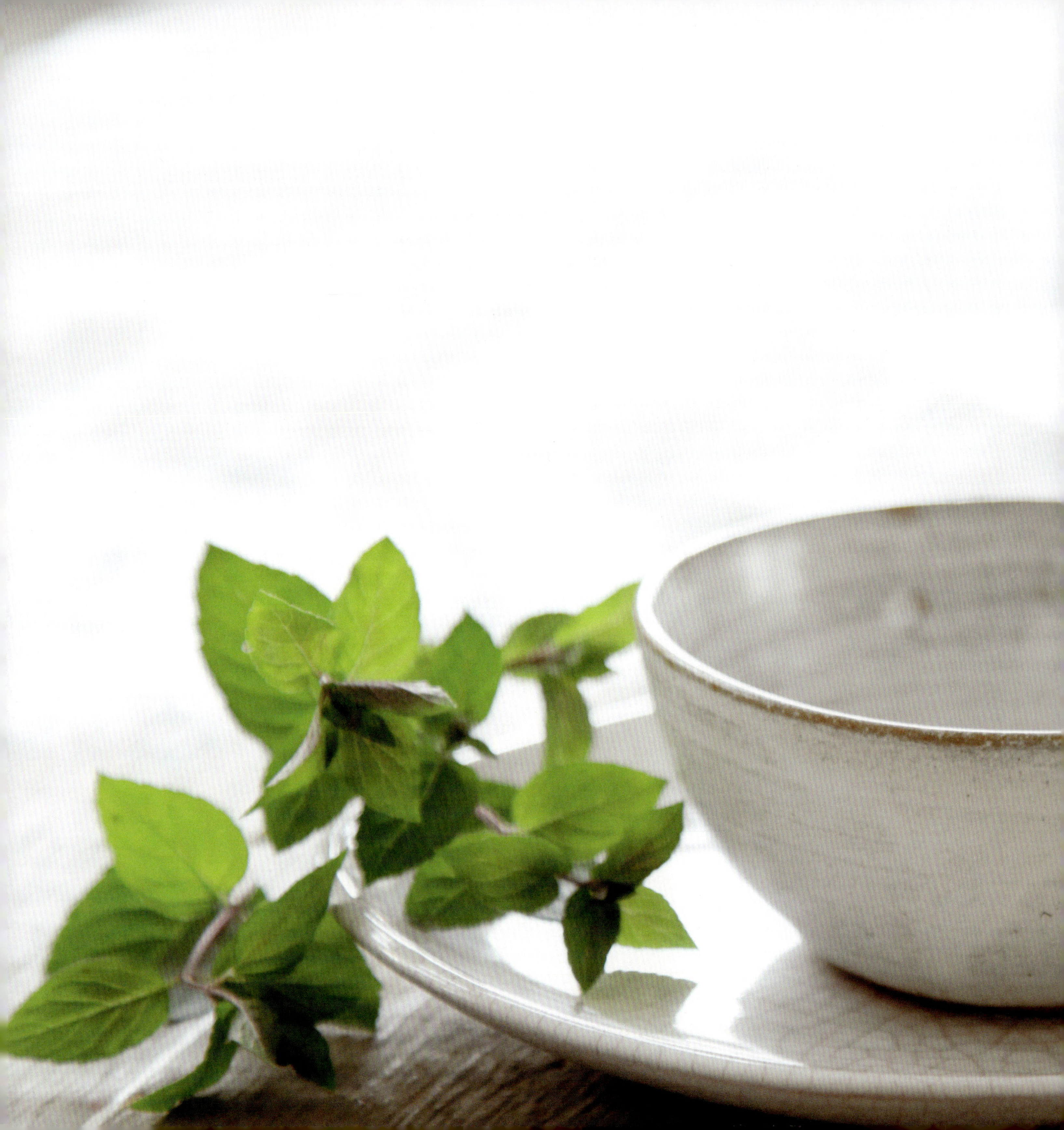

Die Milde Ableitungsdiät II

In dieser zweiten MAD-Stufe wird die Nahrungsmittelauswahl schon reichhaltiger. Das fordert bereits ein Mehr an Verdauungsleistung. Das Trennkostprinzip – kohlenhydratreiche und eiweißreiche Kost trennen – bleibt aber noch erhalten.

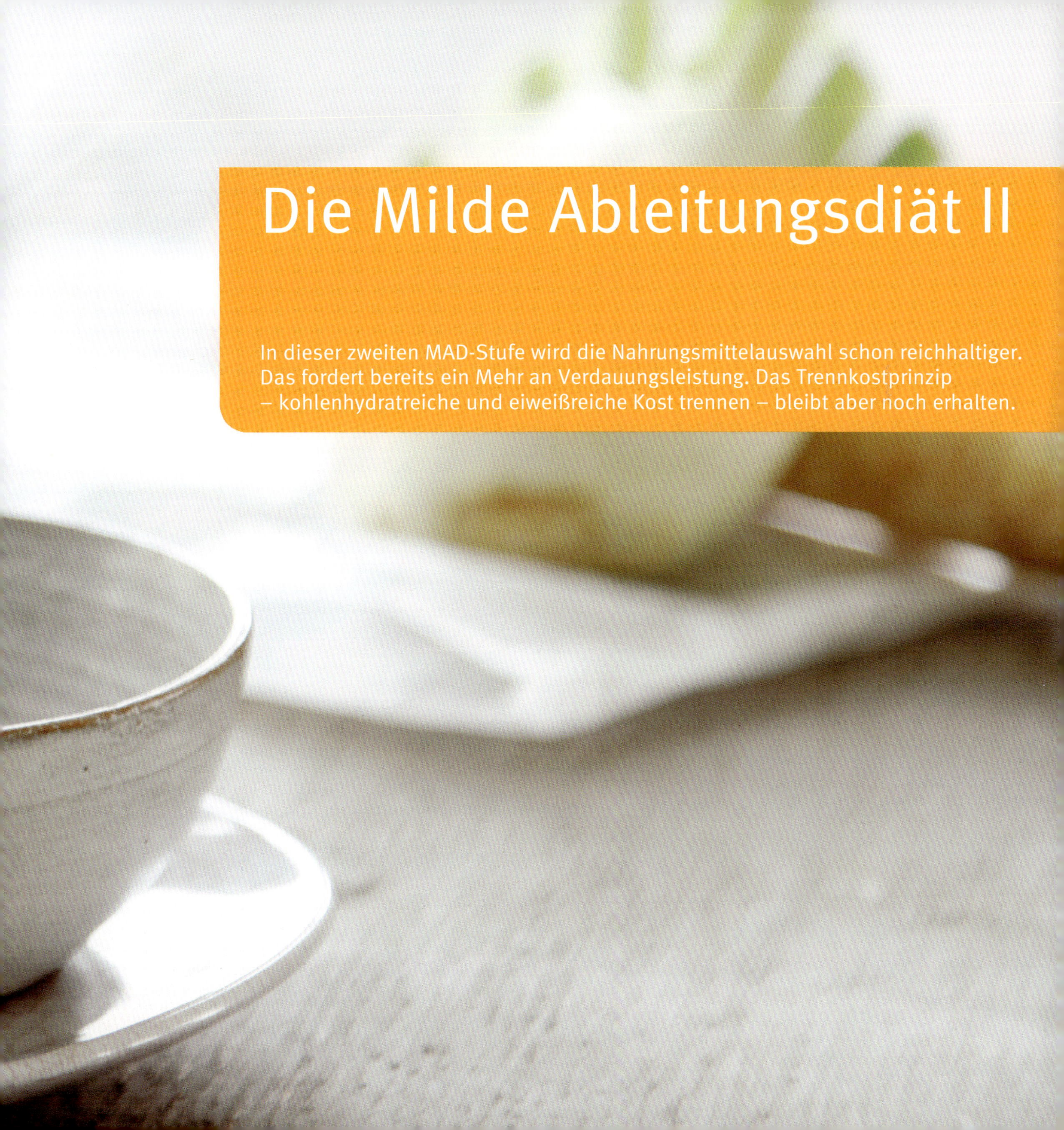

MAD II: Verdauungskraft stärken

In dieser MAD-Phase wird der Verdauungstrakt schon etwas mehr gefordert. Auf sehr schwer Verdauliches, wie Vollkornprodukte oder Rohkost, wird aber nach wie vor verzichtet. Die Verdauungskraft soll keinesfalls überfordert werden.

Mehr Auswahl beim Frühstück

Zur Auswahl stehen die bereits in der MAD I empfohlenen Frühstücksgerichte, wobei anstelle des Magerquarks auch Schafs- oder Ziegenquark mit höherem Fettgehalt (über 20%) als mögliche Zusätze in Betracht kommen:

- verschiedene Öl-Quark-Aufstriche (nach Dr. J. Budwig),
- weich gekochtes Ei (mit Meersalz),
- gelegentlich ca. 40 g Puten- oder Rinderschinken oder
- 1 Portion Hafer-, Dinkel-, Mais- oder Reisbrei mit 1 – 2 TL bestem kalt gepresstem Pflanzenöl.

Ein gekochter Getreidebrei gibt innere Hitze, wärmt den Magen und die Sättigung hält länger an.

Zum Mittag erst eine Basensuppe

Beginnen Sie Ihre Mittagsmahlzeit auch in der MAD II mit einer magenwärmenden Basensuppe. Sie können dazu die reichhaltige Rezeptauswahl in Stufe I verwenden, dürfen nun aber 2 – 3 verschiedene Gemüsesorten zur Zubereitung nehmen, beispielsweise Pastinaken und Sellerieknollen. Das erfordert schon eine etwas stärkere Verdauungsleistung. Die abgeschmeckten, fertigen Suppen können zusätzlich mit 1 Esslöffel hochwertigem, kalt gepresstem Pflanzenöl angereichert werden.

Auch beim Hauptgericht der MAD II werden die Anforderungen an den Verdauungstrakt leicht angehoben. Zwar bleiben Sie auch hier noch beim verdauungserleichternden Prinzip der Trennkost, doch die Gemüsebeilagen werden etwas mehr, vielfältiger und es gibt auch schon Lachs und Roastbeef zur Auswahl.

Gemüse und Fisch mit Wasserdampf garen

Nicht nur für Gemüse, auch für einige Fischgerichte eignet sich besonders am Beginn der Kur das Garen im Wasserdampf. Verwenden Sie allerdings nur Dampfgarer, die ohne Druck arbeiten, oder stellen einfach einen Kocheinsatz über kochende Flüssigkeit.

Für das Zubereiten im Kocheinsatz: Zuunterst gibt man bei der Zubereitung von Gemüse, Fleisch oder Fisch etwa 2 – 3 cm hoch Gemüsebrühe oder gesalzenes Wasser mit den entsprechenden Gewürzen z. B. Pfefferkörner, Wacholderbeeren und Lorbeerblätter in einen Topf. Dann kommt der Kocheinsatz oder Einhängekorb mit Füßchen, der sich verschiedenen Kochtöpfen anpasst, darauf kommt nun das gewürzte Gargut. Der Topf wird mit einem gut passenden Deckel verschlossen, sodass der Wasserdampf nicht entweichen kann. Ohne mit dem Gewürzwasser in Berührung zu kommen, wird so Gemüse, Fleisch oder Fisch durch den aufsteigenden Wasserdampf besonders schonend gegart und bleibt saftig.

Die Dauer richtet sich nach Größe, Zartheit und Gattung. Beim Zubereiten im Dampfgarer nehmen Sie einen Locheinsatz und geben darunter ein geschlossenes Blech, um den Saft aufzufangen, den Sie hinterher zur Basensauce dazumischen können.

Weitere fettarme Zubereitungsarten für Fleisch- und Fischgerichte sind:

- Garen in einer Folie
- Schmoren im Bräter auf einem Gemüsebett
- Grillen auf einem Rost oder in einer beschichteten Pfanne
- Zubereitung im Wok

Das Abendessen bleibt sparsam

Das Abendessen der MAD II bleibt im Sinne der Monotonie unverändert wie bei der MAD I. Bei stärkerem Hunger sind weiterhin Basensuppen und Kursemmel oder Dinkelfaden mit verschiedenen Öl-Quark-Aufstrichen erlaubt. Für die Aufstrich-Rezepte eignet sich statt Kuhmilchquark genauso frischer Schafs- oder Ziegenquark, der auch in den meisten Mayr-Kurhäusern zu finden ist. Allerdings braucht man da eine gute Bezugsquelle, denn die im normalen Handel erhältlichen Produkte, wie z. B. Joghurt, sind nicht vergleichbar mit der Qualität und dem Geschmack von wirklich guten Frischprodukten aus Ziegen- oder Schafsmilch vom Biobauern. Solche Produkte bekommen Sie zumeist nur direkt auf einem Wochenmarkt, auf dem die Erzeuger ihre Waren selbst verkaufen, oder im Bio-Hofladen.

Bei Laktoseintoleranz gibt es sämtliche Milchprodukte auch ohne Milchzucker im Handel zu kaufen.

Veganer verwenden statt der Milchprodukte die entsprechenden Sojaprodukte, statt Quark beispielweise fein zerdrückten Tofu, den man mit gedämpftem Gemüse, Salz und Frischkräutern schmackhaft anrühren kann. Sie finden im Rezeptteil aber auch mehrere vegane Aufstriche, wie Vitaminaufstrich, Avocado- oder Olivenaufstrich.

Das Motto lautet: wenig, einfach und nicht zu spät essen. Je einfacher die einzelne Mahlzeit zusammengesetzt ist, desto weniger kommt Ihr Darm in Verlegenheit. Denn zu viele verschiedene Nahrungsmittel auf einmal fördern das Entstehen von Blähungen, Sodbrennen und Völlegefühl.

Wir sind gezwungen, aus einem riesigen Nahrungsmittelangebot das Richtige herauszusuchen und uns mengenmäßig selbst zu begrenzen. Die Versuchungen, zu viel und das Falsche zu essen, sind bei den vielen Verlockungen, die uns überall begegnen, natürlich sehr groß.

Aber auch das Überessen mit gesunden Nahrungsmitteln ist nicht viel besser.

FRÜHSTÜCK MAD II

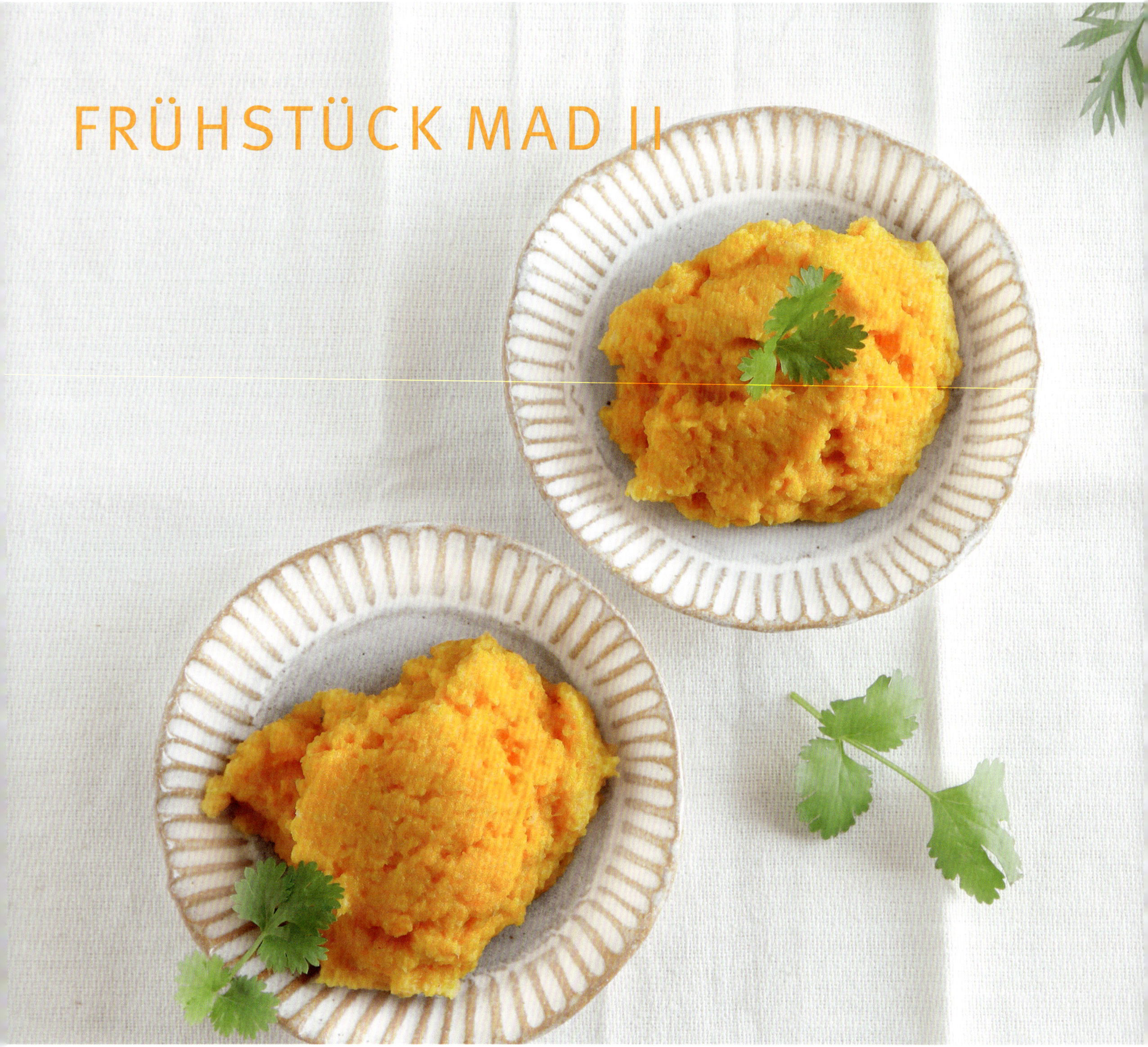

Feiner Brotbelag aus Gemüse

Sesam-Vitamin-Aufstrich

4 Portionen • ⏲ 15 Min.

200 g Karotten • 80 g Sellerieknolle • 2 EL Sahne • Meersalz • 2 TL Sesampüree

- Gemüse waschen, putzen, schälen und grob schneiden, im Kocheinsatz über Dampf oder auf einem Locheinsatz im Dampfgerät in etwa 5 Min. gut weich dämpfen, auskühlen.

- Mit allen Zutaten mit dem Pürierstab (noch besser mit der Moulinex) zu einem cremigen Aufstrich pürieren. Kurzfristig im Kühlschrank aufbewahren.

- Eventuell mithilfe eines Eisportionierers oder Spritzsackes portionsweise in kleinen Schälchen anrichten. Mit Küchenkräutern garnieren.

Lebensmittelverträglichkeit: L laktosefreie Milchprodukte verwenden, F mehr Sellerie statt Karotten verwenden, G ist glutenfrei, H ist histaminfrei

Nährwerte pro Portion ›kcal 110 ›KH 5 ›E 3 ›F 7

Sie können auch andere Ölsorten verwenden

Öl-Quark-Aufstrich

4 Portionen • ca. 5 Min.

150 g Magerquark, Schafs- oder Ziegenquark • 50 g Gervais oder Hüttenkäse • 4 EL Biomilch • 2 EL Leinöl oder Mandelöl, kalt gepresst • Meersalz

- Quark, Gervais oder Hüttenkäse, Milch und Öl gründlich mischen und salzen. Mit einem Eisportionierer in kleinen Schälchen anrichten und evtl. mit Frischkräutern nach Belieben garnieren.

Lebensmittelverträglichkeit: L laktosefreie Milchprodukte verwenden, F ist fruktosefrei, G ist glutenfrei, H ist histaminfrei

Tipp Die Aufstriche halten sich in einer zugedeckten Schüssel über 2 – 3 Tage im Kühlschrank. Da sie im Kühlschrank dicklich werden, vor Gebrauch mit 1 – 2 EL Wasser verdünnen und gut aufrühren!

Nährwerte pro Portion ›kcal 90 ›KH 2 ›E 7 ›F 6

Mit Leinöl oder Hanföl

Schafsquark-Aufstrich

4 Portionen • ca. 5 Min.

200 g frischer Schafsquark oder Chavroux • 2 TL Leinöl oder Hanföl • 1 EL Crème fraîche • Meersalz

- Schafsquark in einer Schüssel mit der Gabel fein zerdrücken und mit Salz, Öl und Crème fraîche gut vermischen.
- Kann sofort serviert werden, im Kühlschrank nur kurzfristig aufbewahren.

Lebensmittelverträglichkeit: L laktosefreie Milchprodukte verwenden, F ist fruktosefrei, G ist glutenfrei, H ist histaminfrei

Tipp Der Aufstrich kann zusätzlich mit 30 g fein geschnittenen und gedämpften Gemüsewürfeln und frischen fein geschnittenen Küchenkräutern je nach Jahreszeit vermischt werden.

Nährwerte pro Portion ›kcal 75 ›KH 0 ›E 3 ›F 6

Funktioniert genauso mit Quinoamehl

Warmer Brei aus Amaranthmehl

2 Portionen • ⏲ 10 Min.

3 EL Amaranthmehl • ½ l Gemüsebrühe • 1 EL Mandelmus • 1 EL Ahornsirup • Meersalz

- Amaranthmehl in einen Topf geben und mit kalter Gemüsebrühe mit einem Schneebesen verrühren.

- Unter ständigem Rühren aufkochen lassen und etwa 3–5 Min. zu einem dicklichen Brei kochen.

- Mit Mandelmus, Ahornsirup und einer Prise Salz gut abschmecken und den Brei warm genießen.

Lebensmittelverträglichkeit: L ist laktosefrei, F ohne Ahornsirup zubereiten, G ist glutenfrei, H ist histaminfrei

Nährwerte pro Portion ›kcal 155 ›KH 22 ›E 8 ›F 2

Die Kräuter können Sie frei variieren

Kerbelquark

4 Portionen • ⏲ 5 Min.

150 g Magerquark, Schafs- oder Ziegenquark • 50 g Gervais • 50 g Hüttenkäse • 6 EL süßer Sahne • 1 EL Kerbelkraut • 1 TL Basilikumpesto • 2 EL kalt gepresstes Leinöl • Meersalz

- Quark in einer Schüssel mit einer Gabel fein zerdrücken. Die Kräuter waschen und fein schneiden. Das Meersalz in einer Gewürzmühle mahlen.

- Alle Zutaten gut verrühren oder mit einer Moulinette gründlich mischen. Hält mit Klarsichtfolie zugedeckt 2–3 Tage im Kühlschrank. Am besten mit einem angefeuchteten Eisportionierer in 4 kleine Glasschüsseln zu je ca. 60 g anrichten.

Lebensmittelverträglichkeit: L laktosefreie Milchprodukte verwenden, F ist fruktosefrei, G ist glutenfrei, H ist histaminfrei

Nährwerte pro Portion ›kcal 120 ›KH 1 ›E 8 ›F 9

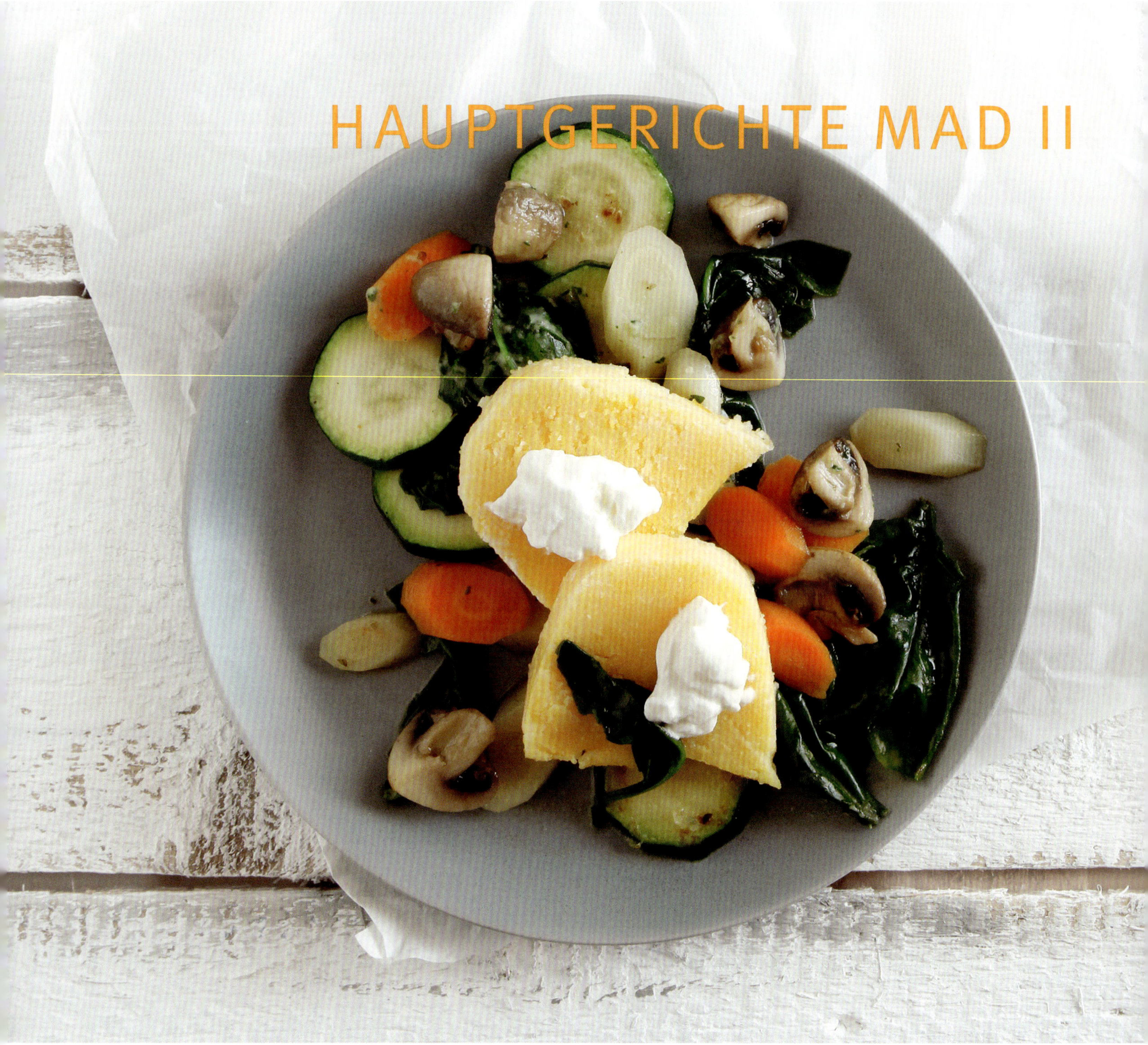

HAUPTGERICHTE MAD II

Mit Gemüse-Allerlei

Polentaschnitten

2 Portionen • 30 Min.

1 Tasse Maisgrieß (120 g) • ⅛ l Gemüsebrühe • ⅛ l Milch • 1 EL Butter (10 g) • 100 g Champignons • 120 g Karotten • 120 g Petersilienwurzel • 100 g Zucchini • 100 g Blattspinat • 1 EL Butter (10 g) • 1 EL Olivenöl • 1 EL Oregano • ⅛ l Gemüsebrühe • ⅛ l Basensauce (Seite 41) • 4 EL Schmand

● Maisgrieß in Butter kurz anschwitzen, salzen und mit Milch und Gemüsebrühe aufgießen. Aufkochen lassen, zudecken und auf der ausgeschalteten Kochplatte ca. 15 Min. quellen lassen. Nicht umrühren. Die noch feuchte Polenta mit einer Gabel auflockern und in eine mit Wasser ausgespülte schmale Form pressen. Mit Alufolie abdecken und im Backofen bei ca. 100 °C warm halten.

● Gemüse waschen, putzen, Karotten und Petersilienwurzel schälen und in Scheiben schneiden. Halbierte Champignons und Zucchinischeiben mit Öl und klein geschnittenem Oregano kurz im Wok anbraten, herausnehmen und zur Seite stellen.

● Butter zugeben, Karotten und Petersilienwurzeln anschwitzen, salzen, mit Gemüsebrühe aufgießen und etwa 5 Min. weich dünsten. Spinat zugeben, 1 Min. zusammenfallen lassen, dabei umrühren. Zucchini, Champignons und Basensauce untermischen, evtl. nachwürzen. Polenta auf ein Brett stürzen, dicke Scheiben schneiden, mit dem Gemüse anrichten, je 1 EL Schmand dazugeben.

Lebensmittelverträglichkeit: L laktosefreie Milchprodukte verwenden, F mehr Petersilienwurzel statt Karotten verwenden, G ist glutenfrei, H Spinat weglassen

Nährwerte pro Portion › kcal 340 › KH 48 › E 9 › F 14

Geht auch mit Amaranth oder Quinoa

Buchweizen mit Tomatensauce

2 Portionen • 40 Min.

Für den Buchweizen:

- 100 g Karotten
- 100 g Gelbe Rüben
- 150 g Petersilienwurzel
- 120 g Buchweizen
- ¼ l Gemüsebrühe
- 1 EL Butter (10 g)
- 1 EL Olivenöl
- 100 g Schafsfrischkäse
- 3 EL Crème fraîche
- Meersalz

Für die Tomatensauce:

- 300 g Rispentomaten
- 1 EL Butter (10 g)
- 3 EL Basilikum
- 3 EL Sahne
- 1 TL Honig
- Meersalz

● Gelbe Rüben, Karotten und Petersilienwurzel waschen, Stielansätze entfernen, schälen, der Länge nach 2-mal halbieren und in Stücke schneiden.

● Das Gemüse in einem Topf mit Butter und Olivenöl anschwitzen, gewaschenen Buchweizen zugeben, durchrühren und mit Gemüsebrühe aufgießen. Etwa 15 Min. zugedeckt köcheln lassen, dann bei ausgeschalteter Kochplatte weitere 15 Min. quellen lassen.

● Inzwischen die Tomatensauce machen. Tomaten waschen, Strunk entfernen, evtl. einritzen, kurz in kochendes Wasser tauchen und Haut abziehen oder nur halbieren, entkernen und würfelig schneiden.

● In einem kleinen Topf Butter schmelzen, Tomaten zugeben, salzen, etwa 3–5 Min. einkochen lassen, dann Sahne, Honig und Basilikum dazumischen.

● Den Buchweizen mit einer Gabel auflockern, salzen, mit Schafsfrischkäse und Crème fraîche vermischen.

● Eine Portion Buchweizen in eine mit Wasser ausgespülte kleine Tasse oder Form pressen und auf einen angewärmten Teller stürzen und mit der Tomatensauce garnieren. Die zweite Portion genauso anrichten.

Lebensmittelverträglichkeit: L laktosefreie Milchprodukte verwenden, F mehr Petersilienwurzel statt Karotten verwenden, keinen Honig und keine Tomaten verwenden, G ist glutenfrei, H keine Tomaten verwenden

Variante Auf die gleiche Art können Sie auch Amaranth oder Quinoa zubereiten. Statt Tomatensauce passt auch jede Kräuter-Basensauce dazu.

Tipp Amaranth und Quinoa sind Andengetreide und genau wie Buchweizen glutenfrei. Die Masse kann erkaltet zu Frikadellen geformt und in der Pfanne gebraten werden. Zur besseren Bindung der Masse eignen sich etwas Schmand, Crème fraîche oder Eidotter.

Nährwerte pro Portion › kcal 365 KH 54 › E 12 › F 11

Mit Büffel-Mozzarella überbacken

Kartoffel-Spinat-Auflauf

2 Portionen • ca. 20 Min. + 1 Std. Kochzeit + 15 Min. Ofenzeit

- 400 g mehlige Kartoffeln
- 200 g junger Blattspinat
- 150 g Büffel-Mozzarella oder Schafs-Frischkäse
- 1 EL Butter (10 g)
- 1 EL Olivenöl
- 100 g Aubergine
- 100 g Champignons
- 100 g Tomatenwürfel
- 2 EL Majoranblätter
- Meersalz
- gemahlene Galgantwurzel
- 2 EL Crème fraîche

● Kartoffeln unter fließendem Wasser sauber bürsten. Mit der Schale im Dampf weich garen, das dauert ca. 1 Stunde. Dann pellen, halbieren und dickere Scheiben in eine größere Schüssel schneiden.

● Inzwischen das Gemüse waschen und putzen. Aubergine erst in dicke Scheiben, dann in Würfel schneiden. Spinatblätter waschen und abtropfen.

● Tomaten einritzen, Strunk entfernen, kurz in kochendes Wasser tauchen, Haut abziehen, halbieren, entkernen und in Würfel schneiden. Champignons halbieren oder vierteln. Majoran grob schneiden. Mozzarella klein würfeln.

● In einer möglichst größeren Pfanne mit Öl und Butter erst die Auberginenwürfel 2–3 Min. anbraten und in eine große Schüssel geben, in der sich alles gut vermischen lässt. Dann die Champignons ebenfalls 2–3 Min. anbräunen und dazugeben. Zuletzt den Spinat 1–2 Min. in der Pfanne unter Rühren zusammenfallen lassen.

● Jetzt die Kartoffelscheiben, Crème fraîche, Majoran, Spinat, ca. ⅔ vom Mozzarella und Tomatenwürfel zugeben, salzen, mit gemahlener Galgantwurzel würzen und alles gut vermischen und noch mal abschmecken. Sind die Bestandteile nicht gut genug miteinander vermengt, tritt beim Erhitzen Flüssigkeit aus und der Auflauf läuft nicht auf, sondern davon.

● Alles etwa 3–4 cm hoch in eine mit Butter ausgestrichene feuerfeste Form geben, den restlichen Mozzarella darüber verteilen und im vorgeheizten Backofen bei ca. 200 °C etwa 15 Min. bräunlich backen. Der Käse sollte eine schöne Farbe haben.

● Den Kartoffelauflauf portionsweise ausstechen, auf 2 vorgewärmte Teller geben und mit Crème fraîche und Majoranblättern garnieren.

Lebensmittelverträglichkeit: L laktosefreie Milchprodukte verwenden, F Zucchini statt Tomaten verwenden, G ist glutenfrei, H Wurzelgemüse statt Blattspinat, Zucchini statt Tomaten verwenden

Nährwerte pro Portion › kcal 350 › KH 29 › E 16 › F 15

Delikat mit fein gehacktem Ingwer

Hirse-Gemüse-Eintopf

2 Portionen • ca. 30 Min.

120 g Goldkernhirse • ½ l Gemüsebrühe • 1 EL Butter (10 g) • 150 g Karotten und Sellerieknolle • 100 g Zucchini • 100 g Tomaten • 1 TL Ingwer • 1 TL Petersilie • Meersalz • 2 EL Crème fraîche

- Gemüse waschen, schälen und in dünne Scheiben schneiden (Zucchini mit Schale). Tomaten enthäuten, entkernen und würfeln. Ingwer schälen und fein hacken. Petersilie grob schneiden.

- Hirse waschen und abtropfen. Butter in einem größeren Topf schmelzen lassen, Karotten, Ingwer und Sellerie mit der Hirse kurz anschwitzen und mit Gemüsebrühe auffüllen. 15 Min. zugedeckt kochen lassen und bei ausgeschalteter Kochplatte zugedeckt etwa 20–25 Min. quellen lassen. Nicht umrühren.

- Mit einer Gabel auflockern und salzen. Zucchini, Petersilie und Tomatenwürfel zugeben und abschmecken. Den Eintopf in 2 Suppentellern anrichten, mit je 1 EL Crème fraîche und etwas Petersilie garnieren.

Lebensmittelverträglichkeit: L laktosefreie Milchprodukte verwenden, F mehr Sellerie statt Karotten verwenden, Tomaten weglassen, G ist glutenfrei, H Tomaten weglassen

Nährwerte pro Portion › kcal 270 › KH 42 › E 12 › F 8

Cremig und dennoch mit Biss!

Safran-Gemüserisotto mit Champignons

2 Portionen • 20 Min.

je 100 g Karotten, Sellerie, Fenchel • 100 g Champignons • 1 Tomate • ¼ TL Ingwer • 1 EL Majoranblätter • 120 g Risotto-Reis • 1 EL Olivenöl • 1 Pck. Safran-Fäden • ¼ l Gemüsebrühe • 2–3 EL Sahne • Meersalz

- Gemüse waschen, schälen und klein würfeln. Champignons waschen und vierteln. Tomate häuten, entkernen und klein schneiden. Ingwer schälen und sehr fein hacken. Majoranblätter grob schneiden.

- Reis waschen und abtropfen. Olivenöl in einen Kochtopf geben, Karotten, Fenchel und Selleriewürfel kurz anschwitzen, Reis, Ingwer und Safran zugeben und mit Gemüsebrühe auffüllen. Zugedeckt ca. 8 Min. unter gelegentlichem Rühren leicht köcheln lassen.

- Kochplatte ausschalten und das Risotto weitere 5 Min. zugedeckt auf gut kernigem Biss ausquellen lassen. Salzen und Champignons, Tomatenwürfel und Majoran untermischen. Falls nötig, noch 2–3 EL Flüssigkeit nachgießen, damit ein cremiges Risotto entsteht.

Lebensmittelverträglichkeit: L laktosefreie Sahne verwenden, F Tomate und Karotte weglassen, G ist glutenfrei, H Tomate weglassen

Nährwerte pro Portion › kcal 275 › KH 55 › E 9 › F 3

Mit Wurzelgemüse Ihrer Wahl

Karotten-Kartoffel-Rösti mit Wurzelwerk

2 Portionen • 35 Min.

- 300 g Wurzelgemüse wie Gelbe Rüben, Karotten, Pastinaken
- 50 g Rucola
- 60 ml Basensauce (Seite 41)
- 1 EL Oregano
- 250 g mehlige Kartoffeln
- 150 g Karotten
- ½ EL zerlassene Butter
- 1 Eigelb
- Meersalz
- Muskatnuss
- 1 EL Olivenöl
- 150 g Schafs-Feta

● Rucola waschen und grob schneiden. Karotten, Gelbe Rüben und Pastinaken waschen, Stielansätze abschneiden, schälen, evtl. der Länge nach halbieren und in Scheiben schneiden. Im Kocheinsatz ca. 10 Min. weich dämpfen, in einen Topf geben, salzen und mit der Basensauce und dem Rucola vermischen.

● Für die Gemüse-Rösti Oregano von den Stielen zupfen und Blätter grob schneiden. Kartoffeln waschen, schälen und mit einer Vierkantreibe eher grob in eine Schüssel raspeln. Karotten schälen, ganz fein raspeln und zu den Kartoffeln geben. Butter schmelzen und mit dem Eidotter zugeben. Die Masse salzen und mit frisch geriebener Muskatnuss und Oregano abschmecken. Ein paar Min. stehen lassen, dann den Saft gut ausdrücken.

● Nun etwas Olivenöl in eine mittelgroße beschichtete Pfanne geben, heiß machen und die Hälfte der Kartoffel-Gemüse-Masse in die Mitte der Pfanne geben. Möglichst gleichmäßig verteilen, sodass die Rösti möglichst dünn wird. Die Unterseite 2–3 Min. knusprig braun anbraten.

● Dann einen Teller nehmen, damit die Pfanne abdecken, die Pfanne schnell umdrehen und die Gemüse-Rösti ist auf dem Teller. Nun mit der Unterseite wieder in die Pfanne gleiten lassen und die zweite Seite 2–3 Min. anbräunen, wieder auf einen Teller gleiten lassen und im Ofen bei 100 °C warm halten. Jetzt die zweite Gemüse-Rösti machen.

● Die Gemüse-Rösti auf 2 vorgewärmte Teller geben und das Wurzelgemüse dazu anrichten. Mit zerbröseltem Schafskäse bestreuen und mit Oregano garnieren.

Lebensmittelverträglichkeit: L laktosefreie Milchprodukte verwenden, F Zucchini statt Karotten verwenden, Tomaten und Auberginen (Tipp) weglassen, G ist glutenfrei, H Spinat, Auberginen, Tomaten und Räucherlachs (Tipp) weglassen

Tipp Sie können diese Karotten-Kartoffel-Rösti auch mit frisch gegartem Blattspinat, angebratenen Auberginenwürfeln und Basilikumtomaten belegen und mit Mozzarella kurz gratinieren. Das ergibt eine köstlich schmeckende Gemüsepizza. Oder Sie machen mehrere kleine Gemüse-Rösti und belegen diese mit etwas Räucherlachs und Meerrettich.

Nährwerte pro Portion ›kcal 265 ›KH 23 ›E 8 ›F 9

Im Wok bleibt das Gemüse knackig

Ofenkartoffeln mit Gemüseletscho

2 Portionen • 25 Min. + 1 Std. Ofenzeit

- 2 große mehlige Kartoffeln
- 100 g Aubergine
- 100 g Champignons
- 200 g Zucchini
- 200 g Tomaten
- 2 EL Olivenöl
- Meersalz
- 1 EL Basilikum
- 1 EL Oregano
- 2 – 3 EL Basensauce (Seite 41)
- 2 EL Crème fraîche

● Kartoffeln mit einer Bürste unter fließendem Wasser reinigen und einzeln in Alufolie einwickeln. Auf ein Gitter legen und im Backofen bei 200 °C etwa 1 Stunde backen.

● Für das Gemüseletscho alles Gemüse waschen. Von den Auberginen den Stielansatz abschneiden, in dicke Scheiben, dann in größere Würfel schneiden. Bei den Tomaten Strunk entfernen, einritzen, kurz in kochendes Wasser tauchen, schälen, halbieren, entkernen und in Würfel schneiden.

● Kleinere Champignons halbieren, größere vierteln. Bei den Zucchini die Ansätze abschneiden, der Länge nach halbieren und in dickere Scheiben schneiden. Kräuter abzupfen und grob schneiden.

● Etwas Olivenöl in eine große Wokpfanne geben, die Champignons anbraten und in eine Schüssel geben. Dann Auberginen anbraten und zu den Champignons geben. Danach die Zucchini anbraten. Alles in den Wok zurückgeben und mit Salz, Oregano und Basilikum würzen. Zuletzt die Tomatenwürfel und Basensauce untermischen.

● Kartoffeln aus dem Ofen nehmen, einschneiden, etwas auseinanderdrücken und das Gemüseletscho einfüllen bzw. daneben anrichten. Mit je 1 EL Crème fraîche und Kräutern garnieren.

Lebensmittelverträglichkeit: L laktosefreie Milchprodukte verwenden, F Fenchel statt Aubergine, mehr Zucchini statt Tomate verwenden, G ist glutenfrei, H Fenchel statt Aubergine, mehr Zucchini statt Tomate verwenden

Tipp Probieren Sie auch mal diese Füllungen zu den Ofenkartoffeln: 200 g Schafs- oder Ziegenquark mit 1 EL Crème fraîche verrührt. Oder: 2 EL Crème fraîche verrührt mit 1 EL Gorgonzola. Auch alle Öl-Quark-Aufstriche im Buch eignen sich als Füllung.

Nährwerte pro Portion › kcal 220 › KH 29 › E 8 › F 8

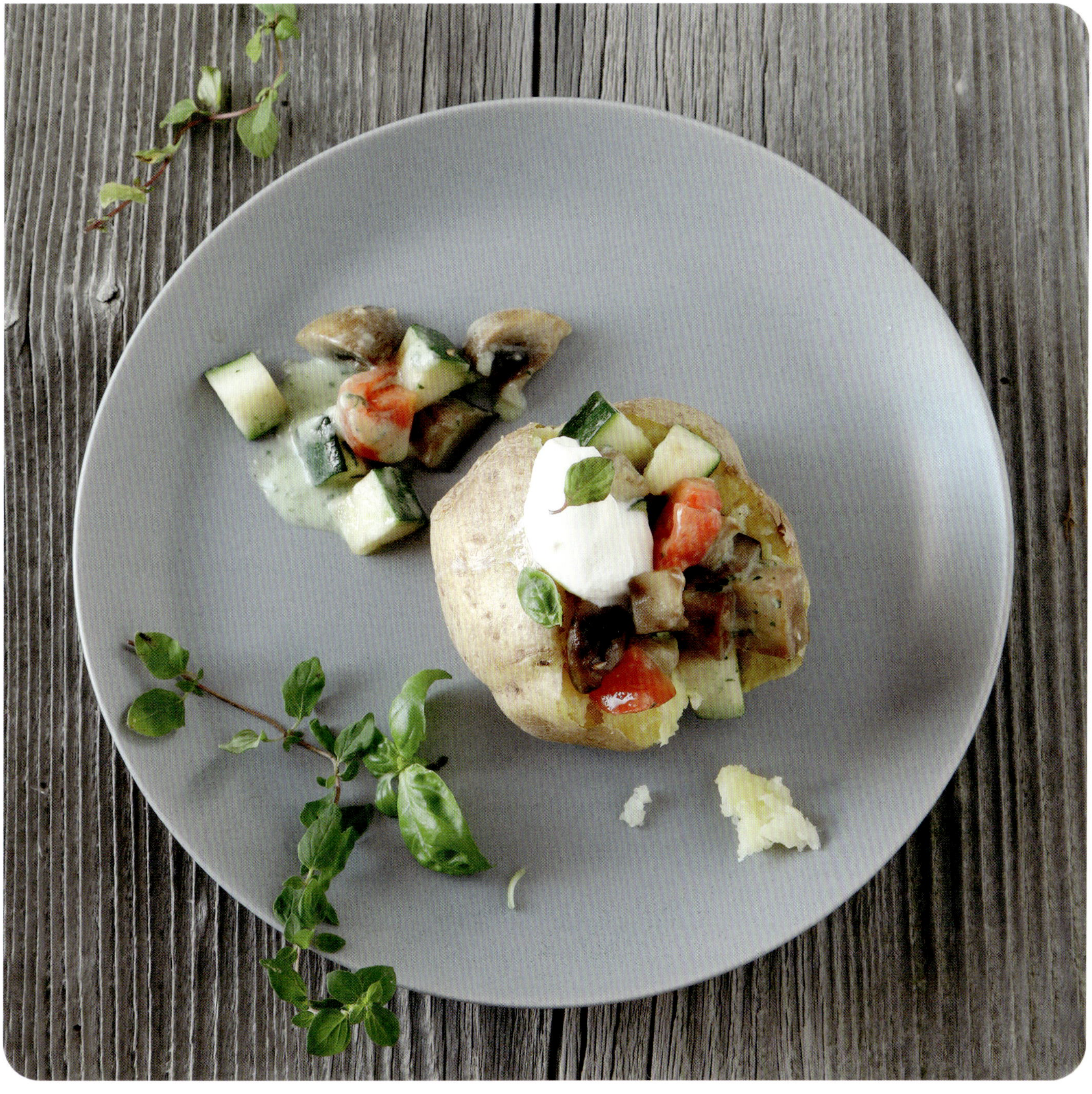

Mit Gemüse-Ratatouille

Überbackene Maistortillas

2 Portionen • 35 Min.

Für die Maistortillas:
- 150 g geschroteter Mais oder Maisgrieß
- 300 ml Gemüsebrühe
- 1 EL Butter (10 g)
- 1 EL Crème fraîche
- 100 g Mozzarella
- 100 g Tomate
- Meersalz

Für das Gemüse-Ratatouille:
- 2 Zucchini
- 1 Tomate
- 50 g Stangensellerie
- 100 g Aubergine
- 100 g Blattspinat oder Mangold
- 2 EL Olivenöl
- 60 ml Gemüsebrühe
- Meersalz
- 2 EL Basilikum
- 60 ml Basensauce (Seite 41)

● Den Maisschrot oder -grieß in einem Topf trocken anrösten, mit Gemüsebrühe auffüllen, einmal aufkochen lassen, salzen, Kochplatte ausschalten und den Mais darauf zugedeckt etwa 20 Min. quellen lassen. Nicht umrühren. Die Tomate evtl. schälen und in 4 Scheiben schneiden.

● Das Gemüse waschen und putzen. Bei den Zucchini und der Aubergine Stielansätze entfernen, der Länge nach halbieren und in dicke Scheiben schneiden. Bei der Tomate Strunk entfernen, einritzen, kurz in kochendes Wasser tauchen, Haut abziehen, halbieren, entkernen und achteln. Stangensellerie in dicke Streifen schneiden. Basilikum grob schneiden.

● In einer Wokpfanne mit Olivenöl erst die Auberginen-, Stangensellerie- und Zucchinischeiben 3 – 4 Min. anbraten, dabei gut schwenken, evtl. mit wenig Gemüsebrühe auffüllen, den Spinat, Basilikum und die Tomaten zugeben. Salzen und den Spinat 1 – 2 Min. zusammenfallen lassen. Basensauce untermischen.

● Nun den fertigen Maisschrot oder -grieß mit einer Gabel auflockern, Crème fraîche und Butter daruntermischen. Je 2 EL Maismasse auf einen Teller geben, mit einem nassen Esslöffel zu daumenstarken Tortillas formen und mit je einer Tomatenscheibe und Mozzarella belegen. Bei Oberhitze 2 – 3 Min. im Ofen überbacken, bis der Käse zerlaufen ist. Das Gemüse-Ratatouille dazu anrichten.

Lebensmittelverträglichkeit: L laktosefreie Milchprodukte verwenden, F Tomaten weglassen, G ist glutenfrei, H Tomaten und Spinat weglassen

Tipp Sie können die Maismasse auch auf den 2 Tellern wie einen Pizzaboden glatt streichen, mit Ratatouille-Gemüse und Mozzarella belegen und alles zusammen überbacken. Dann haben Sie eine Art Gemüsepizza.

Nährwerte pro Portion › kcal 365 › KH 60 › E 14 › F 6

Reibekuchen sind auch pur sehr lecker

Kartoffel-Reibekuchen mit Zucchini-Karotten-Gemüse

2 Portionen • 30 Min.

Für die Reibekuchen:

- 500 g mehlige Kartoffeln
- Meersalz
- Muskatnuss
- 1 EL Butter (10 g)
- 2 Eigelbe
- 1 EL Minzeblätter
- 1 EL Rapsöl

Für das Zucchini-Karotten-Gemüse:

- 200 g Zucchini
- 150 g Karotten
- 1 EL Butter (10 g)
- 60 ml Gemüsebrühe
- Meersalz
- 1 EL Basilikum
- 2 EL Crème fraîche

● Kartoffeln waschen, schälen, mit der Vierkantreibe mittelfein bis grob in eine Schüssel raspeln, salzen und nach ca. 5 Min. gut ausdrücken und den Kartoffelsaft abgießen. Minze grob schneiden. Butter zerlassen. Eigelbe und Minze zu den Kartoffeln mischen und mit Muskat würzen.

● Eine beschichtete Pfanne mit Öl auspinseln und die halbe Kartoffelmasse hineingeben. Gleichmäßig breit drücken (etwa ½ cm stark) und bei mäßiger Hitze ca. 2 – 3 Min. knusprig braun braten.

● Einen großen Teller drauflegen und die Pfanne umdrehen, dann ist die gebratene Seite an der Oberfläche. Nun den Reibekuchen vom Teller wieder in die Pfanne gleiten lassen und die zweite Seite 2 – 3 Min. knusprig braun braten. Danach mit zerlassener Butter bepinseln und im Ofen bei 100 °C warm halten. Jetzt den zweiten Reibekuchen machen.

● Karotten und Zucchini waschen und Ansätze entfernen. Karotten schälen. Karotten und Zucchini der Länge nach halbieren und in etwa ½ cm starke Scheiben schneiden. Basilikum in grobe Streifen schneiden.

● Butter in einer Pfanne schmelzen lassen und die Karottenscheiben darin anschwitzen, mit Gemüsebrühe auffüllen und ca. 5 Min. zugedeckt weich kochen lassen, die Flüssigkeit sollte verdunstet sein. Zucchinischeiben dazugeben und zugedeckt 1 – 2 Min. mitgaren lassen. Alles mit Salz und Basilikum abschmecken.

● Reibekuchen auf 2 vorgewärmten Tellern mit dem Gemüse anrichten und mit Crème fraîche garnieren.

Lebensmittelverträglichkeit: L laktosefreie Milchprodukte verwenden, F Gelbe Rüben statt Karotten verwenden, G ist glutenfrei, H ist histaminfrei

Nährwerte pro Portion › kcal 320 › KH 37 › E 9 › F 12

Mit leckerer Ingwer-Weißwein-Sauce

Seezungenfilet mit Gemüsegratin

2 Portionen • 30 Min.

Für das Gemüsegratin:
- 150 g Aubergine
- 150 g Tomaten
- 150 g Zucchini
- 2 EL Olivenöl
- 1 EL Oregano
- 100 g Büffel-Mozzarella

Für die Ingwersauce:
- 140 g Gelbe Rüben
- 1 EL Butter (10 g)
- 1/4 l Gemüsebrühe
- 1/4 TL Ingwer
- 2 EL Weißwein
- 2 EL Sahne
- Meersalz

Für die Seezungenfilets:
- 4 Seezungenfilets
- 1/4 TL Zitronensaft
- Meersalz
- 1 TL Olivenöl
- 1 EL Basilikum

● Für das Gemüsegratin alles Gemüse waschen, putzen und Stielansätze abschneiden. Auberginen und Zucchini der Länge nach erst halbieren, dann vierteln und in dicke Scheiben schneiden. Die Tomaten einritzen, kurz in kochendes Wasser tauchen, Haut abziehen, halbieren, entkernen und grob würfeln. Oregano von den Stielen zupfen und grob schneiden.

● In einer Wokpfanne mit heißem Olivenöl zuerst die Auberginenscheiben 2 – 3 Min. anbraten und herausnehmen. Dann die Zucchinischeiben 2 – 3 Min. anbraten, salzen und mit Oregano würzen. Die Auberginenscheiben wieder in die Pfanne geben und die Tomatenwürfel untermischen. Das Gemüse in eine Form geben, mit Mozzarella belegen und im vorgeheizten Ofen bei ca. 200 °C 5 – 10 Min. überbacken.

● Für die Ingwersauce den Ingwer schälen und klein hacken. Gelbe Rüben waschen, putzen, schälen, klein schneiden und in einem Topf mit Butter und Ingwer anschwitzen, salzen, mit Gemüsebrühe auffüllen und ca. 10 Min. weich kochen. Im Mixer mit Weißwein und Sahne zu einer cremigen Sauce pürieren. Später den Fischsaft dazumischen.

● Basilikum von den Stielen zupfen und die Blätter in Streifen schneiden. Die Seezungenfilets wenn überhaupt nur wenig salzen, mit Zitronensaft einpinseln und mit Basilikumstreifen belegen. Basilikum leicht andrücken. Eine beschichtete Pfanne mit Öl bepinseln und die Filets unter Wenden darin 2 – 3 Min. zart und goldbraun braten. Nun den Bratenrückstand mit etwas Ingwersauce aufrühren und zur Ingwersauce mischen.

● Gemüsegratin auf 2 vorgewärmten Tellern verteilen, die Seezungenfilets dazugeben und mit Ingwersauce übergießen.

Lebensmittelverträglichkeit: L laktosefreie Milchprodukte verwenden, F Zitrone, Wein und Tomaten weglassen, G ist glutenfrei, H nur absolut frischen bzw. TK-Fisch verwenden, Zitrone, Wein und Tomaten weglassen

Nährwerte pro Portion › kcal 280 › KH 8 › E 21 › F 10

Auch schön für Gäste

Seeteufelmedaillons auf Fenchelgemüse

2 Portionen • 25 Min.

Für die Seeteufelmedaillons:

- 220 g Seeteufelfilet
- Meersalz
- 1 EL Basilikum
- 1 TL Olivenöl
- ½ EL Butter
- 8 Kirschtomaten
- 20 g Rucola
- 4 EL Basensauce (Seite 41)

Für das Fenchelgemüse:

- 300 g Fenchelknolle mit Grün
- 100 g Gelbe Rüben
- 1 EL Butter (10 g)
- 5 EL Gemüsebrühe
- 3 EL Weißwein
- 2 EL Sahne
- Meersalz

• Gelbe Rübe waschen, Ansätze wegschneiden, schälen und in sehr dünne Scheibchen schneiden. Fenchelknolle putzen, waschen, halbieren, den Strunk keilförmig herausschneiden, noch mal halbieren und in Stücke schneiden. Das Fenchelgrün grob schneiden.

• Gelbe Rüben und Fenchel in einem Topf mit Butter anschwitzen, salzen, mit Gemüsebrühe auffüllen und zugedeckt in etwa 10 Min. weich dünsten. Dazwischen mit Wein und Sahne aufgießen. Dabei darauf achten, dass immer etwas Flüssigkeit im Topf ist. Fenchelgrün zugeben und warm halten.

• Basilikum waschen, von den Stielen zupfen und in Streifen schneiden. Seeteufelfilet in 4–6 dicke Scheiben schneiden – Medaillons genannt – und mit Salz und Basilikum würzen. Basilikumstreifen dabei leicht andrücken. Kirschtomaten waschen und vierteln. Rucola grob schneiden.

• In einer beschichteten Pfanne Olivenöl und Butter erhitzen und die Seeteufelmedaillons darin 2–3 Min. bei nicht zu großer Hitze leicht anbraten, dann wenden und 1–2 Min. weiterbraten. Die Medaillons sollen dabei zart rosa bleiben. Jetzt die Tomatenviertel, Rucola und die Basensauce zugeben, kurz umrühren und vom Herd nehmen.

• Das Fenchelgemüse mit den Gelben Rüben auf 2 vorgewärmte Teller geben und die Seeteufelmedaillons darauf anrichten. Die Sauce mit Tomaten und Rucola darüber verteilen. Guten Appetit!

Lebensmittelverträglichkeit: L laktosefreie Milchprodukte verwenden, F Tomaten und Wein weglassen, G ist glutenfrei, H nur absolut frischen bzw. TK-Fisch verwenden, Wein und Tomaten weglassen

Nährwerte pro Portion › kcal 240 › KH 10 › E 26 › F 11

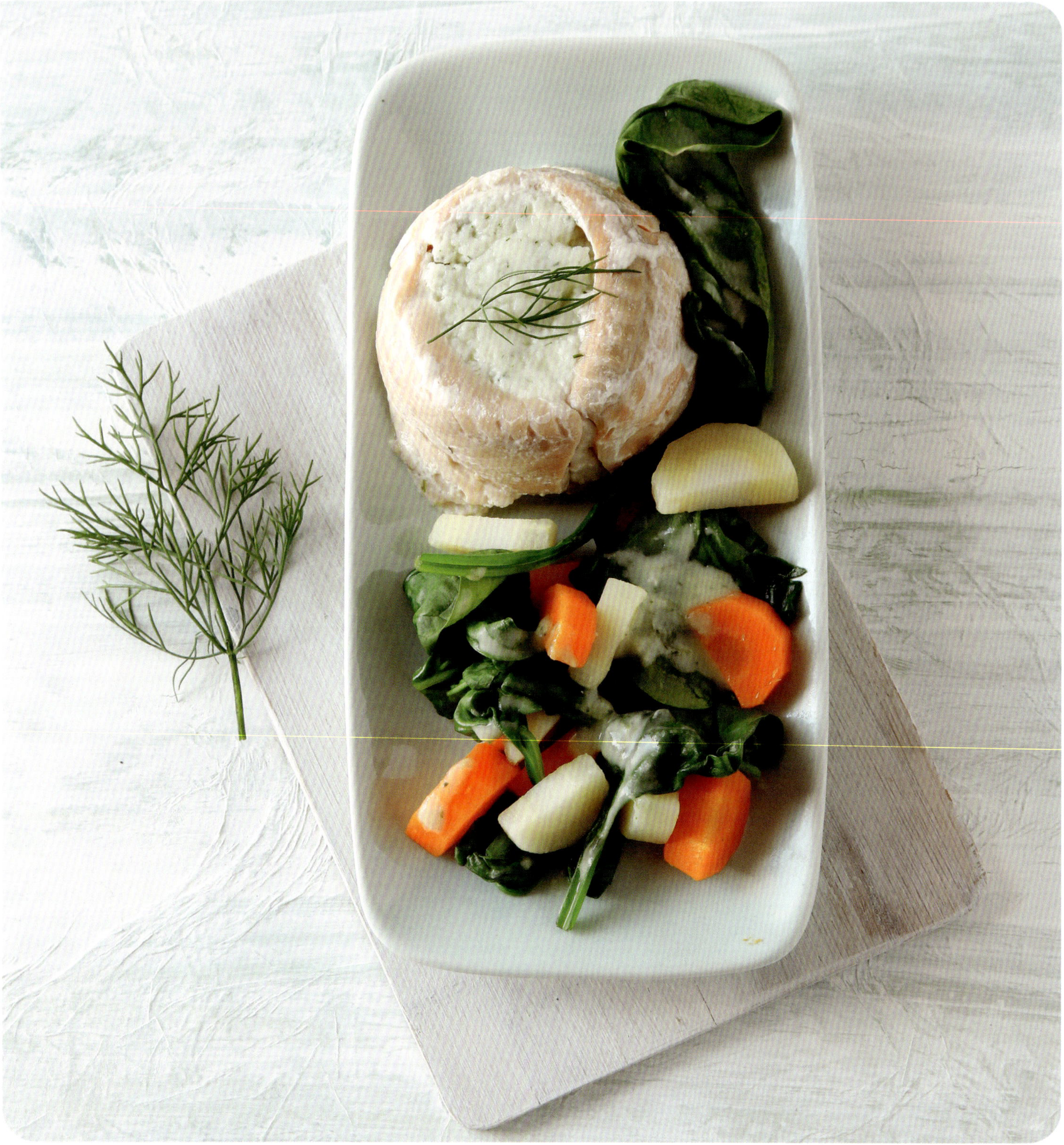

Eine raffinierte Variante, Fisch zu genießen

Hechtsoufflé mit Spinatgemüse

2 Portionen • 25 Min.

Für das Hechtsoufflé:

- 200 g Hechtfilet
- 50 g Lachsfilet
- 180 ml Sahne
- ½ TL Dill
- ½ TL Olivenöl
- Meersalz

Für das Spinatgemüse:

- 1 EL Olivenöl
- 100 ml Gemüsebrühe
- 200 g Blattspinat
- 100 g Karotten
- 100 g Pastinaken
- 5 EL Basensauce (Seite 41)

- Dill waschen und klein schneiden. Lachsfilet in 2 dünne Streifen schneiden. Das gut gekühlte Hechtfleisch klein schneiden, salzen und im Cutter mit Dill und Sahne fein pürieren.

- Zwei kleine Förmchen oder Mokkatassen mit Olivenöl ausstreichen, das Lachsfilet rundum legen und die Hechtmasse in der Mitte der Lachsfilets einfüllen und glatt streichen.

- Im Kocheinsatz mit Deckel oder im Dampfgerät etwa 10 Min. im Dampf garen lassen.

- Das Gemüse waschen, putzen und schälen. Karotten und Pastinaken evtl. der Länge nach halbieren und in Scheiben schneiden. Beides in einem Topf mit Olivenöl anschwitzen, salzen, mit Gemüsebrühe aufgießen und zugedeckt etwa 10 Min. weich dünsten.

- Den Blattspinat in der letzten Minute dazugeben, zusammenfallen lassen und die Basensauce untermischen.

- Das fertige Hechtsoufflé aus der Form stürzen, dabei den Saft auffangen. Den Saft zum Gemüse geben. Das Soufflé auf 2 vorgewärmten Tellern anrichten und das Spinatgemüse dazugeben.

Lebensmittelverträglichkeit: L laktosefreie Milchprodukte verwenden, F Zitrone weglassen, statt Karotte mehr Pastinaken verwenden, G ist glutenfrei, H nur absolut frischen bzw. TK-Fisch verwenden, Zitrone und Spinat weglassen

Variante Sie können jedes grätenfreie Fischfilet auf diese Art verarbeiten. Die Form kann auch mit kurz gedämpften Spinatblättern oder hauchdünn geschnittenen und weich gedämpften Karottenscheiben ausgelegt werden.

Tipp Für mehrere Personen nehmen Sie eine größere Form, verlängern die Garzeit um die Hälfte und schneiden das Soufflé nach dem Garen in dicke Scheiben. Wenn es ganz schnell gehen soll, dann formen Sie aus der Soufflémasse mithilfe eines nassen Esslöffels Nocken, kochen diese ca. 8 – 10 Min. in Salzwasser oder garen sie im Dampf.

Nährwerte pro Portion › kcal 280 › KH 9 › E 11 › F 15

So wird Fleisch saftig und zart

Es gibt verschiedene Garmethoden, bei denen das Fleisch fettarm, saftig und bekömmlich und vor allem voller Geschmack zubereitet wird. Das Garen in einer Folie ist besonders praktisch, man braucht kein Fett und kann gleich Gemüse für die Sauce dazugeben.

In der Folie

Dazu wird das gewürzte Fleischstück in die Folie bzw. in den Foliensack gelegt, der an den Enden nicht zu knapp abgebunden wird, damit der austretende Fleischsaft Platz hat. Danach den Foliensack an der Oberfläche ein paar Mal einstechen, auf ein Gitter legen und im vorgeheizten Backofen bei 200 – 220 °C knusprig braun garen.

Das Fleisch soll zwar durchgebraten sein, aber dennoch saftig bleiben. Dazu ist die unterschiedliche Garzeit einzuhalten. Die Garzeit richtet sich stets nach Größe und Zartheit des Fleischstückes.

Wird mit dem gewürzten Fleischstück gleichzeitig etwas klein geschnittenes Wurzelgemüse im Foliensack mitgegart, so hat man durch Mixen des Gemüses mit dem abgelaufenen Fleischsaft am Ende die fertige Sauce dazu. Die Innenseite einer Aluminiumfolie soll nur für solche Gerichte verwendet werden, bei denen keine Farbe erzielt werden muss.

Große Fleischstücke können in Alufolie nicht zubereitet werden, da es unweigerlich zu einem Dünsten des Fleisches kommt, aber rosa gebratenes Fleisch wie Roastbeef oder Lammrücken lässt man kurzfristig in Folie eingehüllt nachziehen.

Im Spezialgeschirr

Für gedünstete oder geschmorte Fleischgerichte eignet sich jedes feuerfeste Ton-, Porzellan- oder Glasgeschirr, auch Bräter genannt. Ohne Fett wird das Fleisch auf eine Gemüseunterlage aus grob geschnittenem Wurzelgemüse gebettet und in den vorgeheizten Backofen geschoben, bis es an der Oberfläche eine gute Braunfärbung hat. Dann mit Gemüsebrühe etwas Aufgießen, das Fleisch umdrehen und auf der zweiten Seite bräunen. Dann den Braten mit evtl. vom Vortag gebliebener Basensuppe oder Basensauce bedecken und bis zum Weichwerden schmoren lassen.

Die Dauer richtet sich nach Größe und Zartheit des Fleischstückes. Hinterher einen Teil des Gemüses mit dem gebildeten Fleischsaft und der Schmorsauce im Mixer zu einer dicklichen Sauce pürieren (evtl. etwas Gemüsebrühe zugeben), mit Sahne, Crème fraîche oder dickem Sauerrahm und Kräutern gut abschmecken, noch mal kurz durchmixen und als entsprechende Sauce dazu reichen. Sie können auf diese Art auch ein ganzes oder halbes Huhn braten und das grob geschnittene Gemüse gleich als Beilage mitbraten.

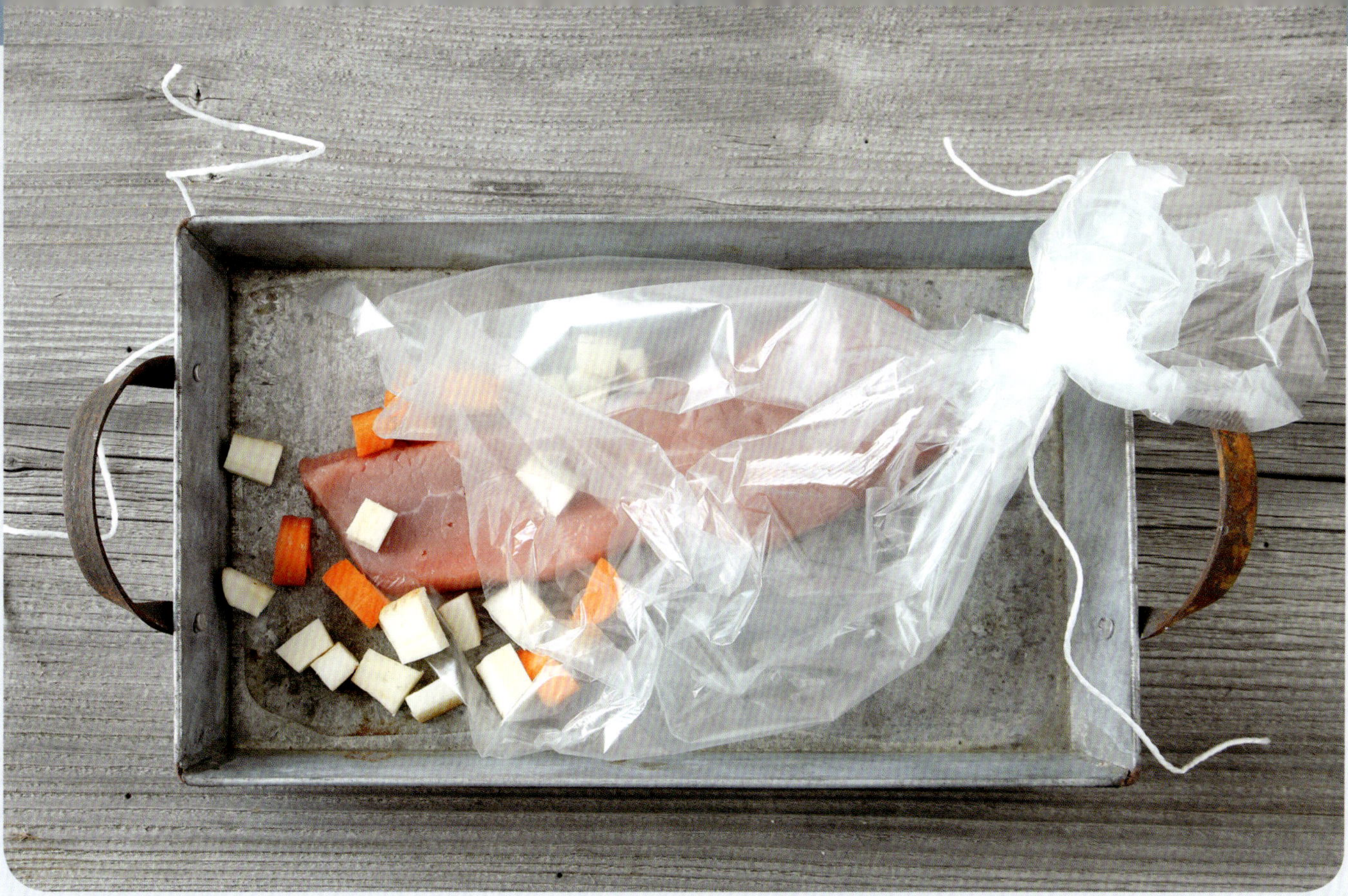

Auf dem Grill oder in der Pfanne

Zum richtigen Grillen von Fleisch gehört zweifelsohne – wie überhaupt beim Kochen – viel Gefühl dazu. Unsinnig ist es, ein Stück Fleisch genau nach der in Kochbüchern angegebenen Zeit zu braten, da es so viele Unterschiede gibt bei der Fleischqualität, Schnittstärke und der gewählten Hitze bei der Zubereitung.

Zu heißes Braten führt zu einer scharfen, schwer verdaulichen Eiweißkruste, ist die Hitze aber zu schwach, bekommt das Fleisch keine Farbe und beginnt zu dünsten, was auch nicht erstrebenswert ist.

Wieder einmal liegt das richtige Maß in der Mitte. Um fettarm zu grillen, darf das Grillgut erstmal nicht fett gewählt werden und nicht in Öl eingelegt. Der zuvor sauber gereinigte Griller, der Rost oder die Pfanne werden nur mit Öl eingepinselt oder mit Küchenkrepp aufgetragen. In vielen gut beschichteten Bratpfannen kann Fleisch oder Fisch völlig ohne Fett gebraten werden.

Die Hitze muss stets so gewählt werden, dass es zu keiner schwer verdaulichen Eiweißverkrustung kommt, sondern nur zu einer zarten Farbgebung des Fleisches. Die Temperatur darf aber auch nicht so gering sein, dass es zum Dünsten des Fleisches führt. Da das Fleisch während des Bratens nicht angestochen werden soll, damit es keinen Saft verliert, eignet sich ein Pfannenwender gut zum Umdrehen. Fleisch, aber auch Fisch, sollte stets so gegrillt oder gebraten werden, dass die Stücke saftig bleiben und nicht zu trocken werden.

Beste Qualität kann nur so erhalten bleiben! Das Salzen darf im Gegensatz zum Würzen mit Kräutern erst unmittelbar vor der Zubereitung erfolgen, sonst tritt der Saft aus. Die Empfehlung, Fleisch oder Fisch erst nach der Zubereitung zu salzen, stimmt einfach nicht und ist auch nicht praktikabel.

Als Beilage Zucchini-Tomaten-Gemüse

Kalbssteak mit Selleriepüree

2 Portionen • 25 Min.

Für das Kalbsrückensteak:
- 2 Kalbsrückensteaks à 120 g
- 1 EL Rapsöl
- Meersalz
- 2 Rosmarinzweige

Für das Zucchini-Tomaten-Gemüse:
- 1 EL Butter (10 g)
- 1 EL Olivenöl
- 100 g Zucchini
- 100 g Champignons
- 100 g Cocktailtomaten
- 5 EL Basensauce (Seite 41)
- Meersalz

Für das Selleriepüree:
- 500 g Sellerieknolle
- 1 EL Butter (10 g)
- 4 EL Sahne
- Meersalz

● Sellerie schälen und klein schneiden. Im Kocheinsatz etwa 15 Min. weich dämpfen. Dann in der Moulinette pürieren oder einfach mit dem Pürierstab und dabei die Butter und die Sahne einarbeiten. Salzen und warm halten.

● Das Gemüse waschen. Die Champignons vierteln oder halbieren. Bei den Zucchini und Tomaten die Fruchtansätze abschneiden. Zucchini halbieren und in dünne Scheiben schneiden. Tomaten halbieren.

● Die 2 Kalbssteaks salzen und in einer beschichteten Pfanne mit Rapsöl 2 – 3 Min. zart anbräunen, dann je einen Rosmarinzweig drauflegen, wenden und 1 – 2 Min. weiterbraten. Dabei Obacht geben, dass der Rosmarin nicht verbrennt und die Steaks in der Mitte zart rosa bleiben.

● Die 2 Kalbssteaks mit dem Rosmarin aus der Pfanne heben und im Ofen bei 100 °C warm halten. Rosmarin später entfernen oder klein gehackt ohne Stiel zum Gemüse mischen.

● Nun die Butter mit dem Olivenöl in der Pfanne schmelzen lassen, die Champignons und Zucchini darin 2 – 3 Min. anbräunen, die Tomatenhälften zugeben, salzen und mit der Basensauce verrühren.

● Den Saft von den warm gehaltenen Steaks dazugeben. Das Fleisch auf 2 vorgewärmten Tellern anrichten, das Gemüse mit der Sauce und das Selleriepüree dazu anrichten.

Lebensmittelverträglichkeit: L laktosefreie Milchprodukte verwenden, F Tomaten weglassen, G ist glutenfrei, H Fleisch frisch einkaufen und gut kühlen, Tomaten weglassen

Tipp Auf diese Art können Sie auch ein Hühnerbrustfilet zubereiten. Die Basensauce zum Auflösen des Bratenrückstandes ist eine tolle Möglichkeit, den Geschmack aufzunehmen und damit eine Sauce ohne Fett-Mehl-Bindung zu haben.

Nährwerte pro Portion › kcal 270 › KH 12 › E 24 › F 8

Mit Kalbfleisch viel leichter verdaulich als mit Rindfleisch

Gekochter Kalbs-Tafelspitz in der Brühe

2 Portionen • 10 Min. + 30 – 50 Min. Kochzeit

- 300 g Kalbs-Tafelspitz
- 1 – 2 l Wasser
- 2 Stängel Liebstöckel
- 2 Karotten
- 2 Gelbe Rüben
- ¼ Sellerieknolle
- 1 Petersilienwurzel
- Meersalz

● Das Gemüse waschen, putzen, schälen und die Stielansätze entfernen. Dann in große Stücke schneiden. Liebstöckel im Ganzen lassen und waschen. Das Wasser zum Kochen bringen, salzen und alles Gemüse einlegen.

● Kalbs-Tafelspitz kalt abbrausen und ins kochende Wasser legen. Während der ersten 20 Min. den aufsteigenden Eiweiß-Schaum abschöpfen. Das Fleisch im leicht wallenden Wasser ca. 30 – 50 Min. sehr gut weich kochen lassen.

● Dann herausheben, auf einem Brett mit einem scharfen Messer erst in Scheiben, dann in Streifen schneiden. Das Gemüse mit etwas Suppe in tiefen Tellern anrichten, Fleisch dazugeben.

Lebensmittelverträglichkeit: L ist laktosefrei, F mehr Gelbe Rüben statt Karotten verwenden, G ist glutenfrei, H Fleisch frisch einkaufen und gut kühlen, Blattspinat (Tipp) weglassen

Tipp Wenn Sie nach der MAD einen Rinder-Tafelspitz machen möchten, so verlängert sich die Garzeit. Dann können Sie auch ein Stück Porree zum Gemüse geben. Als Beilage eignen sich passierter Cremespinat oder Blattspinat, Röstkartoffeln und der traditionelle Apfelmeerrettich.

Nährwerte pro Portion › kcal 220 › KH 8 › E 42 › F 6

Mit im Bratensaft geschmortem Gemüse

Geschmorte Kalbsschulter

2 Portionen • 15 Min. + 40 Min. Ofenzeit

- 300 g Kalbsschulter
- Meersalz
- 1 EL Rapsöl
- 100 g Petersilienwurzel
- 100 g Gelbe Rüben
- 100 g Karotten
- 100 g Sellerieknolle
- 1/8 l Gemüsebrühe
- 2 Rosmarinzweige
- 1/8 l Sahne
- 1/8 l Basensauce (Seite 41)

● Den Backofen auf 200 °C vorheizen. Kalbsschulter salzen und in einer beschichteten Pfanne in heißem Rapsöl rundum leicht anbräunen und in einen Bräter geben.

● Gemüse waschen, putzen, schälen, die Stielansätze entfernen und in grobe Stücke schneiden. Zum Fleisch in den Bräter geben, mit wenig Gemüsebrühe übergießen und in den Backofen schieben.

● Das Fleisch und das Gemüse von Zeit zu Zeit mit Gemüsebrühe übergießen, wenden und darauf achten, dass immer etwas Flüssigkeit vorhanden ist. Nach ca. 30 Min. die Rosmarinzweige drauflegen, die Sahne und die Basensauce angießen und das Ganze ca. weitere 10 Min. braten lassen, bis das Fleisch und das Gemüse schön gebräunt und weich sind.

● Dann das Fleisch herausheben und auf einem Brett mit einem scharfen Messer portionieren. Auf 2 vorgewärmten Tellern anrichten und das Gemüse mit der Sauce und dem Rosmarinzweig rundum aufhäufen.

Lebensmittelverträglichkeit: L laktosefreie Milchprodukte verwenden, F Karotten weglassen, G ist glutenfrei, H Fleisch frisch einkaufen und gut kühlen

Tipp Auf die gleiche Art und Weise können Sie auch andere Fleischteile, die sich als Schmorbraten eignen, zubereiten. Nach der MAD können Sie zum Gemüse auch Porree, halbierte Zwiebelhälften und noch ein paar ganze, halbierte oder geviertelte Kartoffeln evtl. mit Schale mitbraten. Es geht hier vor allem um eine fettsparende Küchentechnik mit Natursauce.

Nährwerte pro Portion › kcal 250 › KH 6 › E 35 › F 17

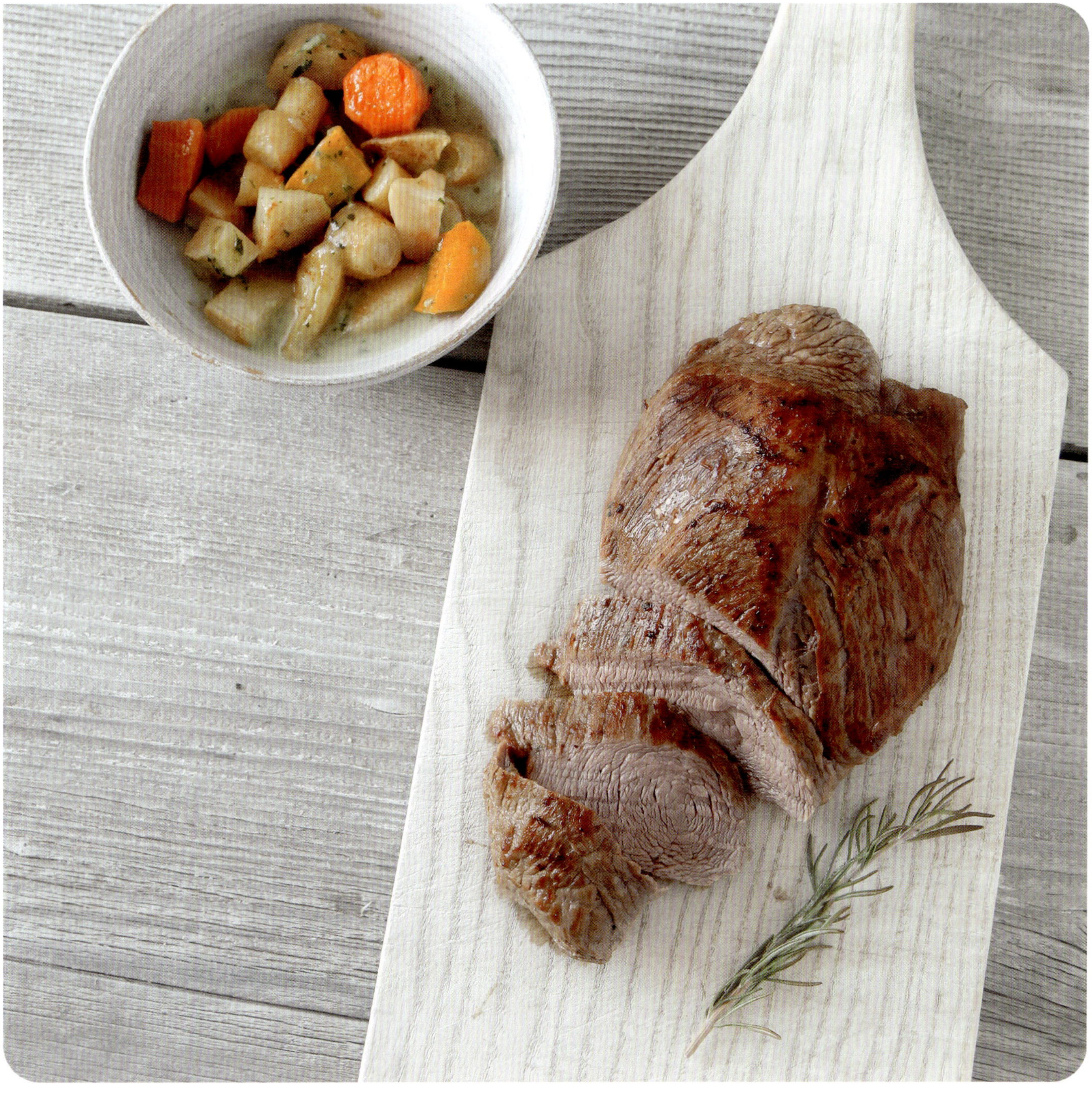

Im Schmortopf wird das Fleisch zart und saftig

Geschmortes Huhn mit Gemüse

4 Portionen • 25 Min. + 30 Min. Schmorzeit

Für das Gemüse:

- 2 Fenchelknollen
- 4 Stangensellerie
- 200 g Karotten
- 200 g Gelbe Rübchen
- 2 Petersilienwurzeln
- 2 TL Petersilienblättchen

Für den Hühnertopf:

- 1 Huhn
- Meersalz
- 2 EL Rapsöl
- 2 EL Butter
- ½ l Gemüsebrühe
- ¼ trockener Weißwein
- 2 Rosmarinzweige

• Gemüse und Kräuter waschen. Fenchelknollen der Länge nach halbieren, den Strunk keilförmig herausschneiden, jetzt vierteln und in 1 cm dicke Scheiben schneiden. Die Selleriestangen putzen, evtl. Fäden abziehen und mit dem Grün ebenfalls in 1 cm breite Stücke schneiden. Karotten, Gelbe Rüben und Petersilienwurzel schälen, Ansätze abschneiden, der Länge nach halbieren und in Scheiben schneiden.

• Petersilie und Rosmarin waschen und trocken schütteln. Rosmarin ganz lassen, bei der Petersilie die Blättchen abzupfen und grob schneiden.

• Das ganze Huhn gründlich unter fließendem kalten Wasser waschen und mit Küchenkrepp trocken tupfen. Mit einer Geflügelschere zunächst halbieren und dann die Hälften noch einmal in 4 Stücke teilen. (Oder Sie lassen das Huhn bereits beim Metzger entsprechend zerlegen.)

• Hühnerstücke salzen, dann im Schmortopf mit heißem Öl rundum bräunen. Anschließend herausnehmen und zur Seite stellen.

• Die Butter und das vorbereitete Gemüse in den Schmortopf geben und unter mehrmaligem Wenden kurz anbraten, dann mit Wein und Gemüsebrühe ablöschen, dabei den Bratenfond vollkommen lösen.

• Die Geflügelstücke auf das Gemüse legen, Lorbeerblatt und Rosmarinzweig dazugeben und den Schmortopf schließen. Das Huhn mit Gemüse entweder im vorgeheizten Backofen auf einem Rost bei 200 °C oder bei schwacher Hitze zugedeckt auf der Herdplatte etwa 30 Min. schmoren lassen, dann die Petersilie dazugeben und evtl. etwas nachwürzen.

• Hühnerstücke und Gemüse auf 4 tiefere, vorgewärmte Teller verteilen und das Mahl gemeinsam genießen.

Lebensmittelverträglichkeit: L ist laktosefrei, F Wein weglassen, mehr Gelbe Rüben statt Karotten verwenden, G ist glutenfrei, H Fleisch frisch einkaufen und gut kühlen, Wein weglassen

Nährwerte pro Portion › kcal 370 › KH 10 › E 25 › F 19

Im Wok lässt sich schonend und schnell garen

Hühnchen-Fenchel-Wok

2 Portionen • 25 Min.

Für das Hühnerfleisch:

- 250 g Hühnerbrustfilet
- 1 Rosmarinzweig
- 1 EL Rapsöl
- Meersalz

Für das Gemüse:

- 1 Fenchelknolle
- 100 g Tomaten
- 100 g Champignons
- 100 g Spinat
- 1 EL Butter (10 g)
- 1 EL Olivenöl
- 1/4 TL Ingwer
- 3 EL Gemüsebrühe
- 1/8 l Basensauce (Seite 41)

- Fleisch in feine Scheibchen schneiden. Rosmarin vom Stiel zupfen und die Nadeln sehr fein hacken. Mit dem Fleisch mischen.

- Gemüse waschen und putzen. Fenchel der Länge nach vierteln, Strunk entfernen und in Streifen schneiden. Von der Tomate den Strunk ausschneiden, einritzen, kurz in kochendes Wasser tauchen, Haut abziehen, halbieren, entkernen und in Würfel schneiden. Champignons je nach Größe halbieren oder vierteln. Bei jungem Spinat die Stiele dranlassen.

- Ingwer schälen und sehr fein schneiden.

- Öl in einer Wokpfanne erhitzen, das Hühnerfleisch darin 1–2 Min. unter Rühren anbraten, in ein Schüsselchen geben und zur Seite stellen.

- Nun die Butter in die Wokpfanne geben, Fenchelstreifen, Ingwer und Champignons anbraten, salzen, Gemüsebrühe zugeben und 2–3 Min. dünsten lassen. Jetzt die Tomatenwürfel und den Blattspinat mit der Basensauce zugeben, nur warm machen und evtl. nachwürzen.

- Das Hühnerfleisch mit dem Saft dazumischen und in 2 vorgewärmten Tellern anrichten.

Lebensmittelverträglichkeit: L ist laktosefrei, F Tomaten weglassen, G ist glutenfrei, H Fleisch frisch einkaufen und gut kühlen, Tomaten und Spinat weglassen

Tipp Ein sehr schnelles Gericht ohne großen Aufwand. Das Zubereiten in der Wokpfanne mit heimischen Lebensmitteln wird immer beliebter.

Nährwerte pro Portion › kcal 220 › KH 8 › E 30 › F 8

ABENDESSEN MAD II

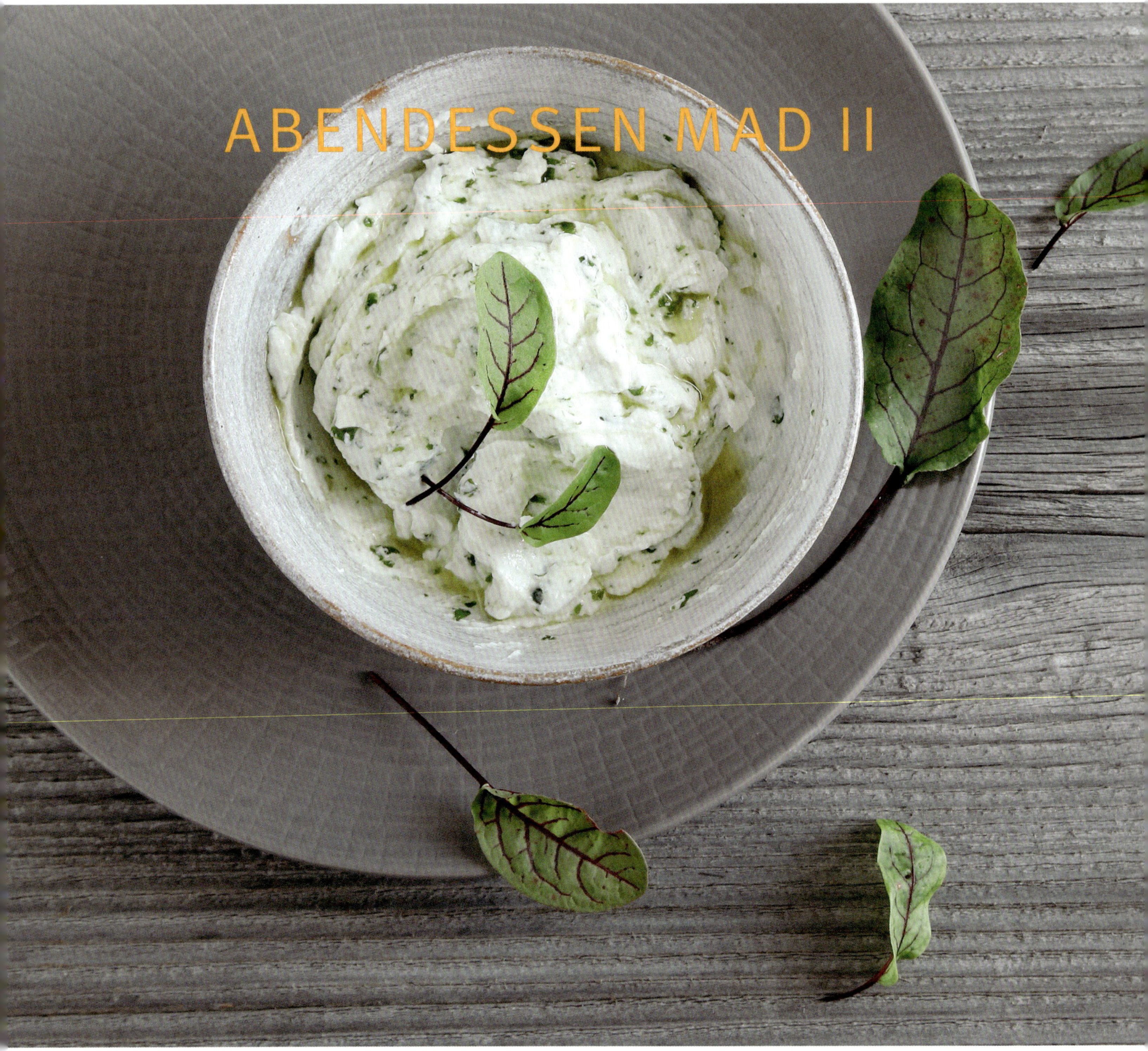

Mit selbst gemachtem Kräuterpesto

Quark mit Sauerampfer

4 Portionen • ca. 5 Min.

150 g Magerquark, Schafs- oder Ziegenquark • 100 g Gervais • 2 EL saure Sahne • 2 EL kalt gepresstes Leinöl • 1 EL frischen Sauerampfer oder Kresse • 1 TL Kräuterpesto • Meersalz

- Quark in einer Schüssel mit einer Gabel fein zerdrücken. Die Kräuter waschen und fein schneiden. Das Meersalz in einer Gewürzmühle mahlen.

- Alle Zutaten in der Schüssel verrühren oder mithilfe einer Moulinette gründlich mischen. Dieser Aufstrich hält mit Klarsichtfolie zugedeckt 2 – 3 Tage im Kühlschrank. Am besten mit einem angefeuchteten Eisportionierer in kleinen Glasschüsseln zu je ca. 60 g anrichten.

Lebensmittelverträglichkeit: L laktosefreie Milchprodukte verwenden, F ist fruktosefrei, G ist glutenfrei, H ist histaminfrei

Tipp So können Sie selbst ein Kräuterpesto machen: Kräuter waschen, von den Stielen zupfen und grob schneiden. 4 Handvoll Kräuter in eine Moulinette geben, ordentlich salzen und kurz laufen lassen, dann etwa 3 – 4 EL kalt gepresstes Olivenöl dazugeben und wieder kurz laufen lassen, bis eine dicke Creme entsteht. In kleine Gläser füllen, mit Schraubverschluss zumachen und im Kühlschrank aufbewahren. Hält wochenlang!

Nährwerte pro Portion › kcal 90 › KH 3 › E 10 › F 4

Hat eine feine Schärfe

Kressequark

4 Portionen • 5 Min.

250 g Magerquark, Schafs- oder Ziegenquark • 2 EL saure Sahne • 2 EL kalt gepresstes Lein-, Hanf- oder Rapsöl • 1 EL frische Kresse • Meersalz

- Quark in einer Schüssel mit einer Gabel fein zerdrücken. Die Kräuter waschen und fein schneiden. Das Meersalz in einer Gewürzmühle mahlen.

- Alle Zutaten von Hand in der Schüssel oder mithilfe einer Moulinette gründlich mischen. Dieser Aufstrich hält mit Klarsichtfolie zugedeckt, 2 – 3 Tage im Kühlschrank. Am besten mit einem kleinen angefeuchteten Eisportionierer in 2 kleine Glasschüsseln zu je ca. 60 g anrichten.

Lebensmittelverträglichkeit: L laktosefreie Milchprodukte verwenden, F ist fruktosefrei, G ist glutenfrei, H ist histaminfrei

Tipp Da der Aufstrich im Kühlschrank nach einiger Zeit etwas fest wird, vor Gebrauch stets mit 2 – 3 EL Wasser verdünnen und gut aufrühren.

Nährwerte pro Portion › kcal 86 › KH 3 › E 9 › F 4

Am besten frisch zubereitet

Basilikumquark

4 Portionen • 5 Min.

150 g Magerquark, Schafs- oder Ziegenquark • 100 g Hüttenkäse oder Frischkäse • 2 EL saure Sahne oder Crème fraîche • 1 EL frisches Basilikum • 2 EL kalt gepresstes Lein-, Hanf- oder Rapsöl • Meersalz

- Quark in einer Schüssel mit einer Gabel fein zerdrücken. Basilikumblätter von den Stielen zupfen, waschen und fein schneiden. Das Meersalz in einer Gewürzmühle mahlen.

- Alle Zutaten gründlich mischen und den Aufstrich cremig rühren. Im Kühlschrank lässt sich der Aufstrich luftdicht verschlossen 2 – 3 Tage aufbewahren. Quark in kleinen Glasschalen portionsweise anrichten.

Lebensmittelverträglichkeit: L laktosefreie Milchprodukte verwenden, F ist fruktosefrei, G ist glutenfrei, H ist histaminfrei

Tipp Falls es im Winter gar keine frischen Kräuter gibt, so können Sie für die Aufstriche auch in Öl eingelegte Frischkräuter verwenden.

Nährwerte pro Portion › kcal 95 › KH 3 › E 9 › F 5

Wenn Sie einmal frischen Dill bekommen

Quark mit Dill

4 Portionen • 5 Min.

150 g Magerquark, Schafs- oder Ziegenquark • 100 g Frischkäse oder Hüttenkäse • 2 EL Schmand • 2 EL kalt gepresstes Olivenöl • 1 EL Dillkraut • Meersalz

- Quark in einer Schüssel mit einer Gabel fein zerdrücken. Dill waschen, trocken schütteln und fein schneiden. Das Meersalz am besten in einer Gewürzmühle fein mahlen.

- Alle Zutaten in der Schüssel gründlich mischen. Dieser Aufstrich hält mit Klarsichtfolie zugedeckt, 2 – 3 Tage im Kühlschrank. Am besten mit einem angefeuchteten Eisportionierer in 4 kleine Glasschüsseln zu je ca. 60 g anrichten.

Lebensmittelverträglichkeit: L laktosefreie Milchprodukte verwenden, F ist fruktosefrei, G ist glutenfrei, H ist histaminfrei

Nährwerte pro Portion ›kcal 85 ›KH 3 ›E 9 ›F 4

Auch sehr lecker

Quark mit Majoran

4 Portionen • 5 Min.

250 g Magerquark, Schafs- oder Ziegenquark • 2 EL Schmand oder Crème fraîche • 2 EL kalt gepresstes Leinöl • 1 EL frische Majoranblättchen • Meersalz

- Quark in einer Schüssel mit einer Gabel fein zerdrücken. Majoran waschen, trocken schütteln, Blättchen von den Stielen zupfen und fein schneiden. Das Meersalz in einer Gewürzmühle mahlen.

- Alle Zutaten mit der Hand in der Schüssel oder mithilfe einer Moulinette gründlich mischen. Aufstrich hält mit Klarsichtfolie zugedeckt, 2 – 3 Tage im Kühlschrank. In Glasschüsselchen portioniert servieren.

Lebensmittelverträglichkeit: L laktosefreie Milchprodukte verwenden, F ist fruktosefrei, G ist glutenfrei, H ist histaminfrei

Nährwerte pro Portion ›kcal 85 ›KH 3 ›E 9 ›F 4

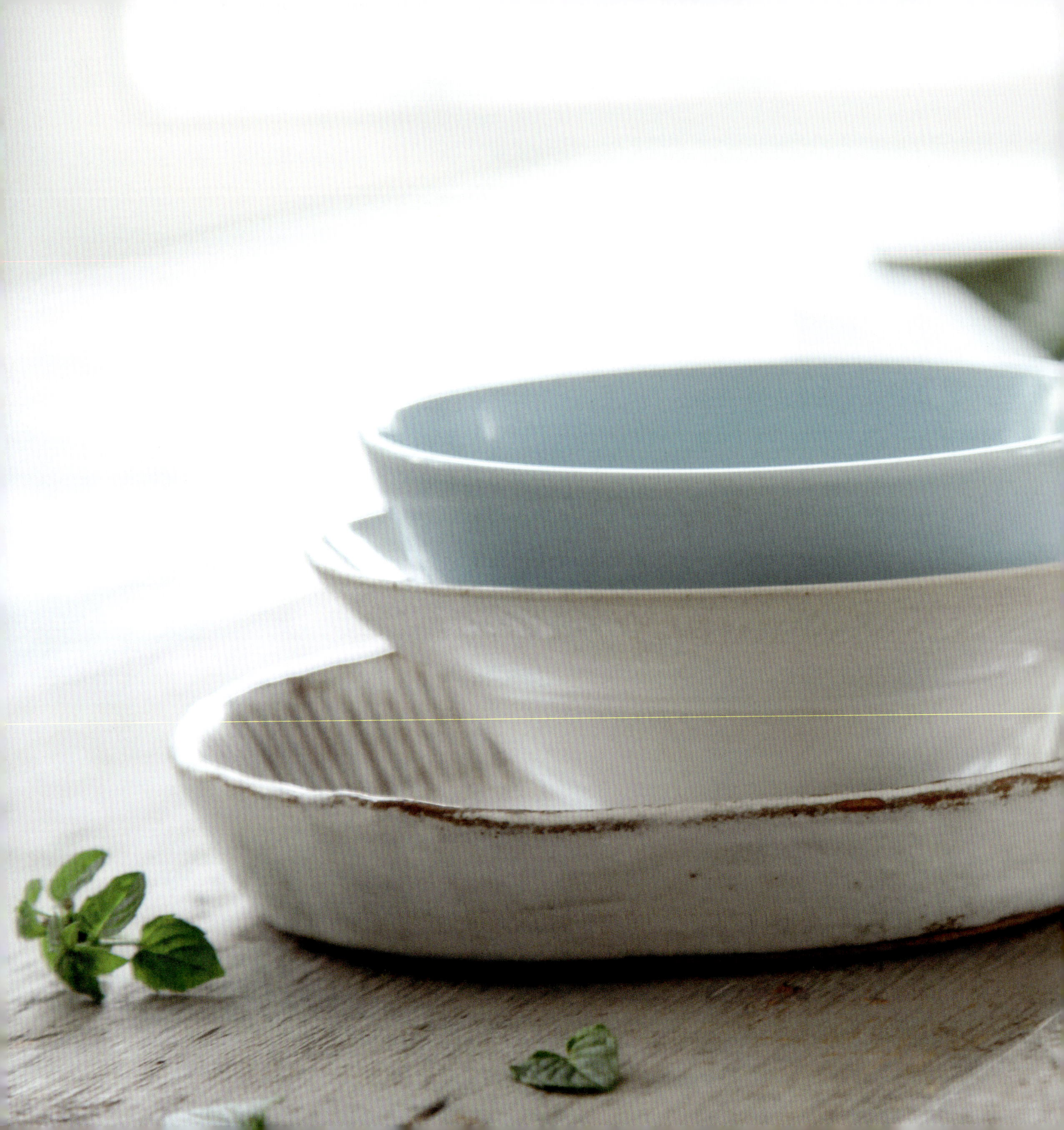

Die Milde Ableitungsdiät III

Nun haben Sie die MAD schon einige Wochen oder auch Monate durchgeführt und Ihr Verdauungstrakt und Ihr Befinden haben sich spürbar erholt. Die letzte Stufe stellt den Übergang zur individuell verträglichen Alltagskost her.

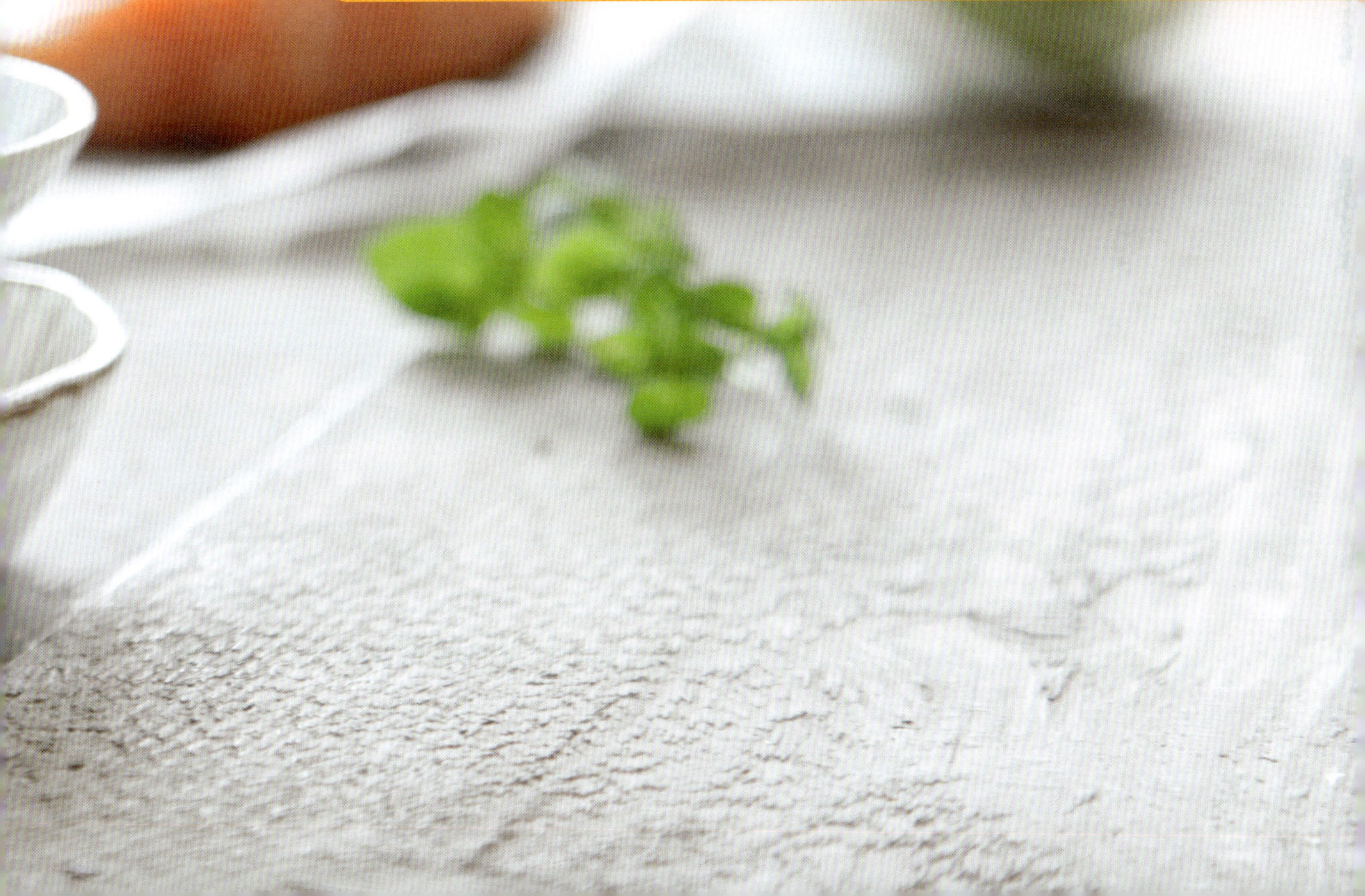

MAD III: mehr Vielfalt und Abwechslung

Etwas größere Portionen und gelegentlich genossene Desserts stellen höhere Ansprüche an die Verdauungsleistung. Sie können weiterhin das Trennkostprinzip einhalten, aber auch ab und zu etwas Kartoffeln mit Gemüse, Fisch und Fleisch kombinieren.

Gut frühstücken

Zur Auswahl stehen alle bereits in der MAD I und II empfohlenen Frühstücksgerichte, wobei der Rahmen erweitert wird und jetzt noch zusätzlich zur Auswahl stehen:

- neue Öl-Eiweiß-Aufstriche oder
- Linomel-Misch-Gerichte (Linomel ist eine Leinöl-Honig-Mischung aus dem Reformhaus, die sehr bekömmlich und wohlschmeckend ist).

Die Öl-Eiweiß-Aufstriche der MAD III sind vielfältig einsetzbar. Genießen Sie sie nicht nur zum Frühstück, sondern auch zum Mittag- oder Abendessen. Servieren Sie dazu die Dinkelfladen, die Kursemmel oder stattdessen frisch gedämpfte, warme Kartoffelscheiben, eine Pellkartoffel oder warm serviertes, gedämpftes Wurzelgemüse. Die Öl-Eiweiß-Kombinationen mit Leinöl gehen zurück auf die Forschungen von Dr. Johanna Budwig, die damit große Erfolge verbuchen konnte. Die Aufstriche sind 2 – 3 Tage im Kühlschrank haltbar, sollten aber am nächsten Tag mit 2 – 3 Esslöffeln Wasser verdünnt und wieder gut durchgerührt werden. Richten Sie die Aufstriche in kleinen Glasschüsseln am besten mit einem 60 g Eisportionierer oder einem Spritzsack appetitlich an. Garnieren Sie mit jenen Kräutern, die im Aufstrich enthalten sind.

Mittagessen

Nun darf das Biogemüse sortenmäßig schon mehr gemischt werden. Sind die Basensuppen der Stufe I und II mit vorwiegend 1 – 2 Gemüsesorten und völlig ohne Fett zubereitet worden, so kann das Gemüse nun schon mit etwas Butter oder Pflanzenöl angeschwitzt werden, bevor Sie mit der Gemüsebrühe aufgießen. Da Fett ein Geschmacksträger ist, schmecken die Suppen dadurch noch besser. Wir verlassen hier das Trennkostprinzip der MAD I und MAD II und verwenden zum Suppengemüse zusätzlich Kartoffeln, die sehr kohlenhydratreich sind.

Außer den bereits angeführten und nachfolgenden Rezepten dürfen weiterhin noch keine Rohkostsalate, Obst und Gemüsesäfte, dafür aber gekochte Gemüsesalate gegessen werden. Es eignen sich nun auch in Olivenöl leicht angebratene Zucchinischeiben, Auberginenscheiben, Champignons, weiterhin gedämpfte Karotten, Rüben, Fenchel, Mangoldspinat, und erstmals zusätzlich etwas gedämpfter Blumenkohl, Brokkoliröschen oder junge Artischockenherzen – alles veredelt mit den kalt gepressten Pflanzenölen. In bescheidener Menge kann all dies zusätzlich vor oder statt der Basensuppe gegessen werden. Angemacht werden solche Vorspeisen mit natürlich vergorenen Essigsorten, etwas Meersalz aus der Mühle, und kalt gepressten Pflanzenölen. Um Ihre Verdauungsleistung zu erhöhen, können Sie die Trennkostbasis ab und an verlassen und zu Fleisch- und Fischgerichten statt wie bisher ausschließlich Gemüse mit etwas Kartoffeln mischen und als Beilage geben. Sie können aber auch jederzeit zu den ersten zwei Stufen der MAD zurückkehren, falls Sie sich da wohler fühlen oder es notwendig sein sollte.

Freuen Sie sich auf ein Dessert

Wenn Sie süße Nachspeisen lieben, hat die Durststrecke in der MAD III nun ein Ende. Denn ab jetzt sind Desserts wieder erlaubt. Allerdings nur als kleine Portion zur Gaumenfreude und keineswegs täglich, sondern nur gelegentlich. Desserts können bei Empfindlichen oft Unordnung im Stoffwechsel bewirken. Die hier angeführten Nachtische bestehen zumeist aus basischen Milchprodukten und sind daher besonders leicht bekömmlich. Die Rezepte sind wegen des Zuckergehaltes so dosiert, dass man gerade ein kleines Dessertglas pro Person erhält.

Anstelle von Honig können ebenso Vollzucker oder brauner Feinkristallzucker, natürlicher Fruchtdicksaft oder hin und wieder Süßstoff verwendet werden. Wegen der leichten Vergärungstendenz aller Desserts sollten diese nicht am Abend konsumiert werden. Jede Süßspeise muss auch eine kleine Prise Salz enthalten, dadurch wird der Eigengeschmack angehoben. Sämtliche Cremes können entweder mit tierischen Gelatineblättern oder pflanzlich mit Pektin oder Agar-Agar-Pulver (Gerüstsubstanz der Rotmeeresalge) zubereitet werden.

Für Menschen mit Fruktoseintoleranz sind die Desserts ungeeignet, da meist Honig, Zucker und Früchte enthalten sind!

Bleiben Sie abends bescheiden

Das Abendessen der MAD III zeigt keine wesentlichen Veränderungen zu MAD I und MAD II. Empfohlen werden bei Bedarf weitere Varianten von Quark-Aufstrichen, unter Verwendung basenspendender Lebensmittel wie Milch, Sahne und Frischkräutern. Auch hier können sämtliche Quark-Aufstriche mit 1 – 2 Esslöffeln bestem kalt gepresstem Lein-, Raps-, Hanf-, Walnuss- und Olivenöl angereichert werden. Auch beim Übergang auf Normalkost bleiben die Gerichte der MAD weiterhin empfehlenswert, besonders an Tagen, an denen Ihre Verdauungsleistung geschwächt ist. Gerade dann tun Ihnen die besonders leicht bekömmlichen Aufstriche, Speisen und Gerichte der MAD gut. Als Empfehlung gilt: Wenn sich ein Abendessen – aus welchen Gründen auch immer – nicht vermeiden lässt, dann sollte es zumindest im Sinne der MAD eingenommen werden: ohne Salate und Rohkost, auf Trennkostbasis und leicht bekömmlich zusammengestellt und zubereitet.
Ihr Nachtschlaf wird dadurch viel erholsamer sein.

FRÜHSTÜCK MAD III

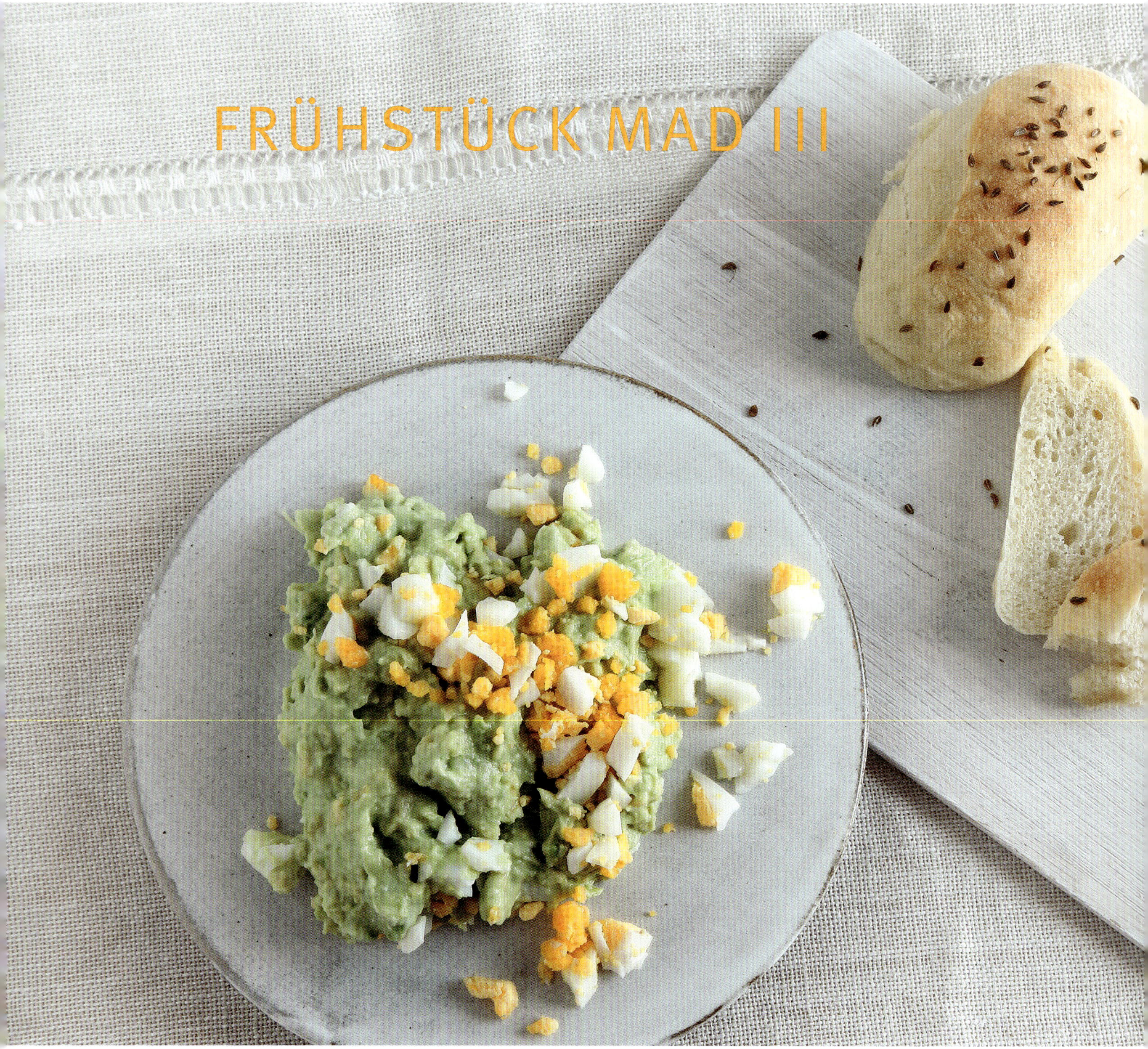

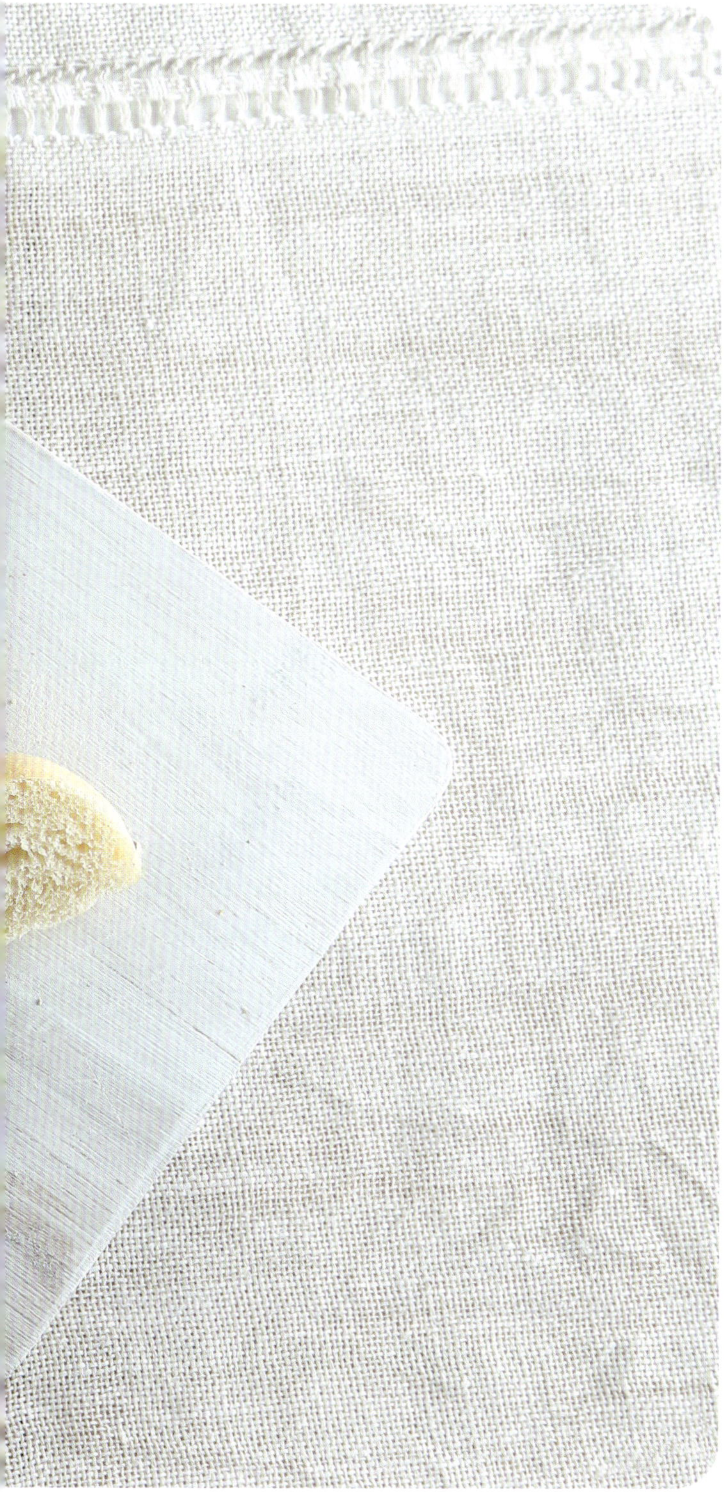

Cremig und lecker

Avocadoaufstrich

4 Portionen • ca. 15 Min.

2 reife Avocados • 4 EL dicker Schafsjoghurt • Meersalz • etwas Galgantwurzel • 1 gekochtes Ei • 1/4 TL Zitronensaft

- Das Ei hart kochen, schälen und fein hacken.

- Die Avocados waschen, der Länge nach bis zum Kern halbieren, die zwei Hälften verdrehen und mit einem Löffel das weiche Avocadofleisch herausschälen und in einer Schüssel mit einer Gabel fein zerdrücken. Mit Schafsjoghurt, Salz, Zitronensaft, Ei und etwas Galgantwurzel aus der Gewürzmühle gut verrühren.

- Anrichten und den Rest in einer kleinen Schüssel mit Klarsichtfolie zugedeckt im Kühlschrank aufbewahren. Wenn er zu fest wird mit 2 – 3 EL Wasser verdünnen.

Lebensmittelverträglichkeit: L laktosefreie Milchprodukte verwenden, F Zitrone weglassen, G ist glutenfrei, H statt Avocados gedämpftes Wurzelgemüse verwenden

Nährwerte pro Portion › kcal 160 › KH 30 › E 3 › F 13

Lässt sich leicht variieren

Öl-Quark-Kräuter-Aufstrich

4 Portionen • 5 Min.

250 g Schafs- oder Ziegenquark • 2 EL Schafsjoghurt • 4 EL kalt gepresstes Lein-, Hanf- oder Rapsöl • 1 TL Kräuterpesto (Seite 121) • Meersalz

- Den Quark mit einer Gabel in einer Schüssel zerdrücken und den Joghurt, das Pflanzenöl und das Kräuterpesto dazumischen. Mit wenig Meersalz aus der Mühle abschmecken.

- Den restlichen Aufstrich in einer kleinen Schüssel mit Klarsichtfolie abgedeckt im Kühlschrank aufbewahren.

Lebensmittelverträglichkeit: L laktosefreie Milchprodukte verwenden, F Gelbe Rüben statt Karotten verwenden, G ist glutenfrei, H ist histaminfrei

Tipp Zusätzlich können Sie zum Aufstrich auch 2 EL ganz klein geschnittene und weich gedämpfte Gemüsewürfelchen oder eine halbe, fein zerdrückte Avocado oder ein paar klein geschnittene Oliven mischen.

Nährwerte pro Portion ›kcal 90 ›KH 3 ›E 7 ›F 5

Vorsicht, sehr fettreich!

Mandel-Walnuss-Aufstrich

4 Portionen • ca. 5 Min.

125 g Mandelkerne • 125 g Walnüsse • 1 EL Bienenhonig • 50 ml Sahne • Vollsalz

- Die ganzen Mandelkerne und Walnüsse in einen Cutter bzw. in die Moulinette geben und mit Honig, einer Prise Salz und Sahne zu einer cremigen Masse pürieren, die Sie gut aufs Brot streichen können. Zu diesem Zweck können Sie mit mehr oder weniger Sahne jonglieren.

- Danach in einem verschraubbaren Glas im Kühlschrank aufbewahren. Mit Wasser statt Sahne ist der Aufstrich etwas länger haltbar.

Lebensmittelverträglichkeit: L laktosefreie Milchprodukte verwenden, F nicht geeignet, G ist glutenfrei, H Nüsse sind evtl. kritisch

Tipp Verschiedene Mandelaufstriche gibt es auch im Bio- oder Naturladen zu kaufen. Achten Sie darauf, dass möglichst nur die hier angegebenen Zutaten enthalten sind.

Nährwerte pro Portion ›kcal 380 ›KH 6 ›E 11 ›F 30

Mit fein-nussigem Geschmack

Kürbiskernaufstrich

4 Portionen • ca. 10 Min.

250 g Quark, Schafs- oder Ziegenquark • 50 g Kürbiskerne • 100 ml Sahne • 2 EL kalt gepresstes Kürbiskernöl • Meersalz

- Kürbiskerne in einer Pfanne ohne Fett 2–3 Min. rösten und auskühlen lassen. Das intensiviert den Geschmack.
- Danach im Cutter bzw. in der Moulinette fein zerhacken. Gutes Kürbiskernöl, eine Prise Salz, Quark und Sahne hinzufügen und gut verrühren. In Portionen je 60 g anrichten.
- Den restlichen Aufstrich in einer kleinen Schüssel mit Klarsichtfolie abgedeckt im Kühlschrank aufbewahren.

Lebensmittelverträglichkeit: L laktosefreie Milchprodukte verwenden, F ist fruktosefrei, G ist glutenfrei, H ist histaminfrei

Nährwerte pro Portion › kcal 140 › KH 4 › E 6 › F 8

Köstliches Esskastanienpüree

Maroniaufstrich

4 Portionen • 10 Min. (+ 30 Min. Ofenzeit bei Maroni mit Schale)

250 g Maroni (fertig gekocht oder 500 g Maroni mit Schale) • 50–100 ml Sahne • Meersalz

- Bei den ganzen Maroni die Schale mit einem scharfen Messer kreuzweise einritzen und diese auf einem Blech im vorgeheizten Backofen bei 200 °C etwa 30 Min. erhitzen, dabei ab und zu wenden.
- Die Schale platzt weiter auf und die Maroni werden weich. Aus dem Ofen nehmen, etwas abkühlen lassen und die Schale entfernen.
- Fertige Maroni im Cutter bzw. in der Moulinette mit Sahne und einer Prise Meersalz zu einem streichfähigen Aufstrich pürieren.
- Falls es Reste gibt, mit Klarsichtfolie zugedeckt im Kühlschrank aufbewahren.

Lebensmittelverträglichkeit: L laktosefreie Milchprodukte verwenden, F ist fruktosefrei, G ist glutenfrei, H ist histaminfrei

Nährwerte pro Portion › kcal 125 › KH 26 › E 3 › F 13

Herrlich würzig

Tofu-Oliven-Aufstrich

4 Portionen • 10 Min.

150 g entsteinte Oliven • 100 g würziger Schafskäse • 3 EL kalt gepresstes Olivenöl • 200 g Tofu oder Schafsquark • Meersalz • Galgantwurzel

- Oliven im Cutter bzw. in der Moulinette fein zerhacken. Den zerbröckelten Schafskäse, den zerkleinerten Tofu, Olivenöl, eine Prise Meersalz und etwas frisch geriebene Galgantwurzel aus der Gewürzmühle dazugeben.

- Alles noch einmal ein paar Sekunden gut durchpürieren, bis ein cremiger Aufstrich entsteht.

- Anrichten und den Rest vom Aufstrich in einer kleinen Schüssel mit Klarsichtfolie zugedeckt im Kühlschrank aufbewahren. Wenn er zu fest wird, mit 2 – 3 EL Wasser verdünnen.

Lebensmittelverträglichkeit: L laktosefreie Milchprodukte verwenden, F ist fruktosefrei, G ist glutenfrei, H Schafskäse evtl. weglassen

Nährwerte pro Portion › kcal 150 › KH 2 › E 12 › F 14

Unbedingt ausprobieren!

Rote-Bete-Aufstrich

4 Portionen • 10 Min.

250 g gekochte Rote Bete • 150 g Schafsquark oder Magerquark • 3 EL Sahne • 1 TL Apfelessig • 1 EL Crème fraîche • Meersalz • gemahlener Kümmel • ½ TL Meerrettich

- Rote Bete gibt es schon geschält und vakuumverpackt. Frische Rote Bete werden weich gekocht und dann geschält.

- Die Rote Bete klein würfeln und im Cutter bzw. in der Moulinette fein pürieren.

- Quark, Crème fraîche und Sahne zugeben, mit Apfelessig, gemahlenem Kümmel, Meerrettich und einer Prise Meersalz einige Sekunden nochmals kräftig pürieren, bis es keine Klumpen mehr gibt und ein glatter Aufstrich entsteht.

- Anrichten und den Rest vom Aufstrich in einer kleinen Schüssel mit Klarsichtfolie zugedeckt im Kühlschrank aufbewahren. Wenn der Aufstrich zu fest wird, mit 2 – 3 EL Wasser verdünnen.

Lebensmittelverträglichkeit: L laktosefreie Milchprodukte verwenden, F ist fruktosefrei, G ist glutenfrei, H Essig weglassen

Nährwerte pro Portion › kcal 80 › KH 6 › E 8 › F 4

» Rote-Bete-Aufstrich

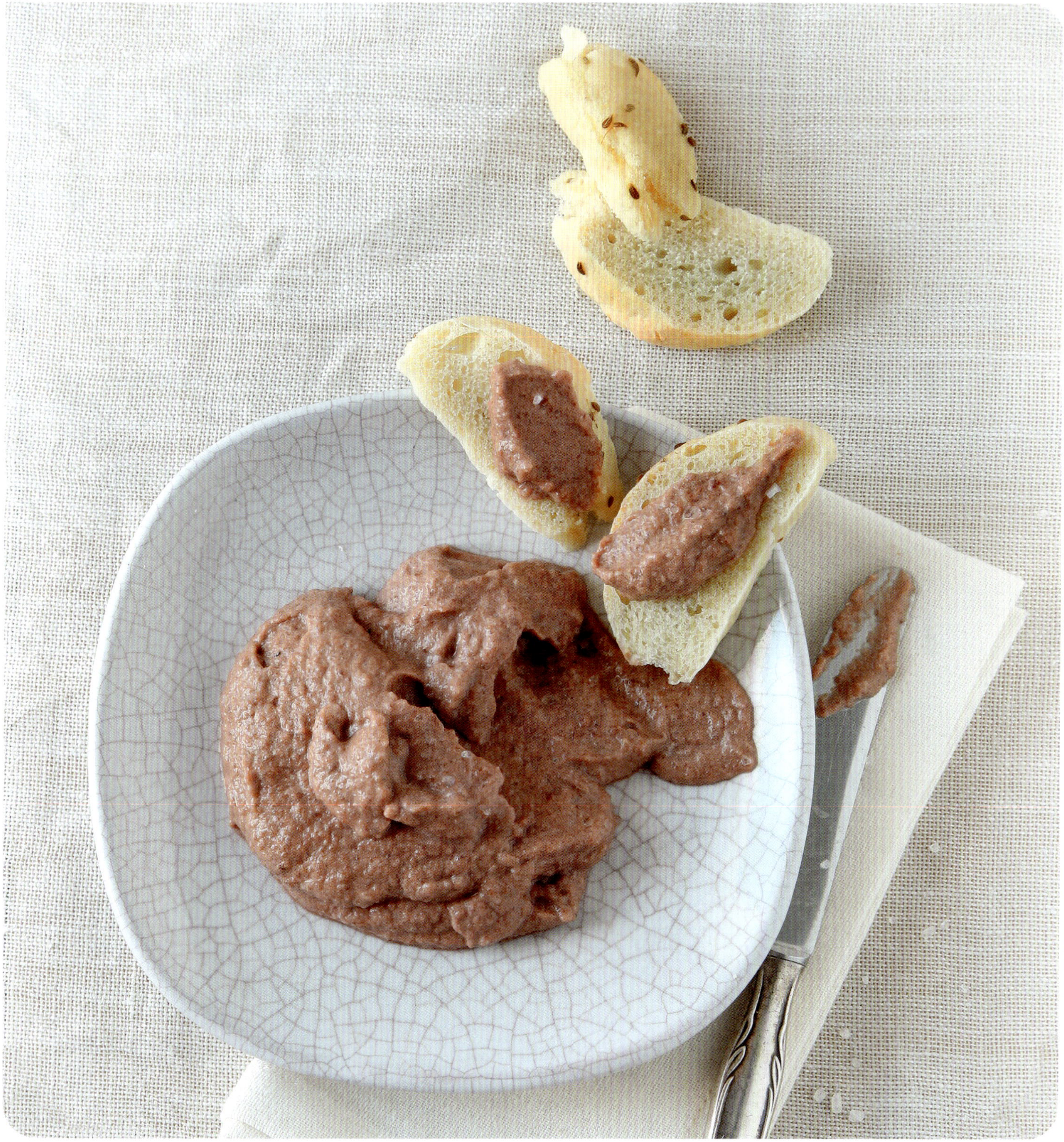

Kräftiger Fischgeschmack

Fischaufstrich

4 Portionen • ca. 10 Min.

250 g Thunfisch (Dose) • 4 EL Sahne • Meersalz • Galgantwurzel

- Den Thunfisch etwas zerbröckeln, in den Cutter bzw. in die Moulinette geben, kurz pürieren und mit einer Prise Meersalz und Galgantwurzel aus der Mühle abschmecken.

- Jetzt so viel Sahne dazurühren, bis ein cremiger Aufstrich entsteht, den Sie gut auf eine Scheibe Kursemmel streichen können.

- Anrichten und den Rest in einer kleinen Schüssel mit Klarsichtfolie zugedeckt im Kühlschrank aufbewahren. Wenn der Aufstrich zu fest wird, mit 2–3 EL Wasser verdünnen.

Lebensmittelverträglichkeit: L laktosefreie Milchprodukte verwenden, F ist fruktosefrei, G ist glutenfrei, H nicht geeignet

Tipp Sie können für diesen Aufstrich jedes geräucherte Filet von Fischen ohne Haut und Gräten verwenden und zwar einzeln oder gemischt: z. B. Forelle, Lachsforelle, Thunfisch in Wasser eingelegt oder Saiblingfilet.

Nährwerte pro Portion ›kcal 135 ›KH 1 ›E 15 ›F 10

Essen Sie zum Frühstück öfter mal einen Brei

Hafer- oder Dinkelbrei

2 Portionen • 15 Min.

6 EL Hafer- oder Dinkelflocken • ½ l Milch • Meersalz • 50 g Mandeln • 1 EL Honig

- Hafer- oder Dinkelflocken in einem Topf mit der kalten Milch unter ständigem Rühren mit einem Schneebesen aufkochen lassen; 2–3 Min. kochen lassen.

- Die Mandeln klein hacken und zugeben. Nochmals 2–3 Min. kochen lassen, dann zugedeckt ca. 5 Min. nachquellen lassen.

- Falls der Brei zu dick ist, mit etwas Milch verdünnen, Honig einrühren und in 2 Schüsseln anrichten.

Lebensmittelverträglichkeit: L laktosefreie Milchprodukte verwenden, F Honig weglassen, G Hirseflocken statt Hafer- oder Dinkelflocken verwenden, H Mandeln weglassen

Variante Nach Belieben und falls verträglich, direkt vor dem Servieren 3 EL frisch gepressten Karotten-, Apfel- oder Orangensaft oder ½ zerdrückte Banane, 1 EL Mandelmus, Kastanienpüree oder Walnusspaste einrühren

Nährwerte pro Portion ›kcal 205 ›KH 16 ›E 8 ›F 12

Exquisiter Genuss

Linomel-Sanddorn-Joghurt

2 Portionen • 5 Min.

100 g Magerquark • 150 g dicker Schafsjoghurt • 1 TL Honig • 3 EL kalt gepresstes Leinöl • 2 EL Milch • 2 EL Linomel-Granulat • 2 EL Sanddornsaft mit Honig • 1 kleine Banane • Meersalz

- Banane in Scheiben schneiden. Quark mit Joghurt, Honig, Milch, Leinöl und eventuell einer kleinen Prise Salz gut verrühren.

- Je 1 EL Linomel-Granulat in 2 Schüsselchen geben, die Bananenscheiben darauflegen und die Quarkcreme darübergeben.

- Den Sanddornsaft darübergießen und die Köstlichkeit genießen.

Lebensmittelverträglichkeit: L laktosefreie Milchprodukte verwenden, F nicht geeignet, G ist glutenfrei, H ist histaminfrei

Nährwerte pro Portion › kcal 190 › KH 14 › E 8 › F 11

Cremig und lecker

Gofio-Bananen-Brei

2 Portionen • ca. 5 Min.

3 EL Gofiomehl • 300 ml Wasser • 200 ml Milch • 1 Banane • 1 TL Honig • Meersalz

- Das Gofiomehl mit einem Schneebesen und Wasser in einem Topf kalt verrühren, Milch dazugeben und aufkochen lassen; 2–3 Min. unter ständigem Rühren kochen lassen.

- Banane schälen, mit einer Gabel fein zerdrücken und mit dem Honig und einer Prise Salz einrühren. In 2 Schüsselchen anrichten und mit einem Teelöffel essen.

Lebensmittelverträglichkeit: L laktosefreie Milchprodukte verwenden, F Obst und Nüsse (Tipp) weglassen, G ist glutenfrei, H Nüsse (Tipp) weglassen

Tipp Nach der MAD kann dieser Brei zusätzlich mit fein geschnittenen Äpfeln, Trauben, Mango oder Nüssen aufgewertet werden. Vertragen Sie den gekochten Gofiobrei mit etwas frischem Obst gut, versuchen Sie als Nächstes den Übergang zum Frischkornmüsli.

Nährwerte pro Portion › kcal 150 › KH 28 › E 4 › F 2

VORSPEISEN MAD III

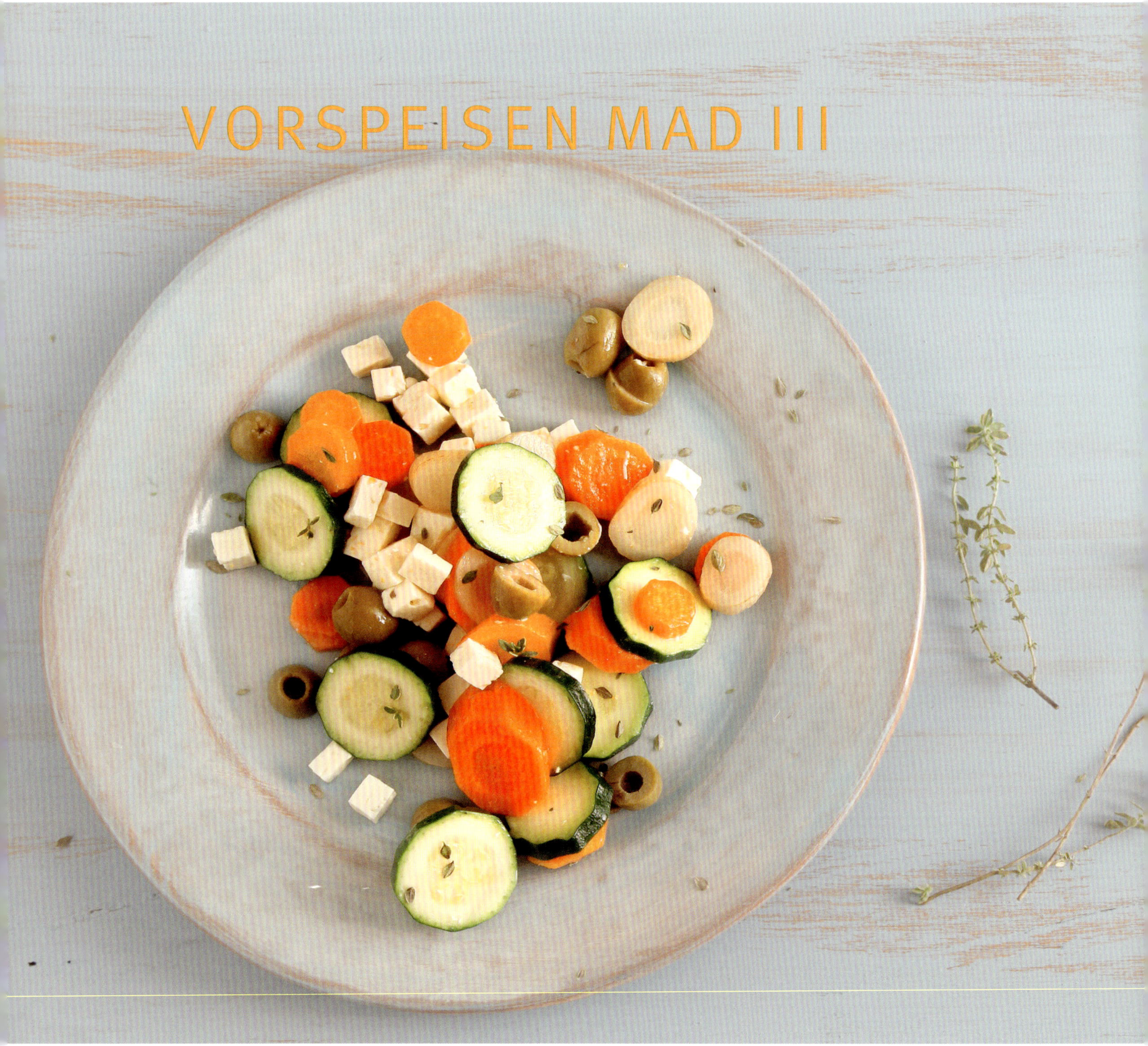

Gekochter Salat statt Suppe

Mediterraner Gemüsesalat

2 Portionen • 20 Min.

1 Karotte • 1 Gelbe Rübe • 1 Petersilienwurzel • 1 Zucchini • 100 g Oliven • 50 g Schafskäse • 3 Thymianzweige • 2 EL kalt gepresstes Olivenöl • 1 EL Apfelessig, naturvergoren • Meersalz

- Das Gemüse waschen und die Fruchtansätze abschneiden. Kleine Zucchini in Scheiben schneiden, größere erst der Länge nach halbieren. Karotte, Gelbe Rübe und Petersilienwurzel schälen, in Scheiben schneiden und mischen.

- Das Wurzelgemüse im Kocheinsatz über Dampf ca. 5 – 8 Min. weich garen. Erst in der letzten Minute die Zucchinischeiben dazugeben.

- Thymianblätter von den Stielen zupfen und grob schneiden. Schafskäse würfelig schneiden. Oliven entkernen und halbieren.

- Alles Gemüse gut warm mit Thymianblättern, Schafskäse, Oliven, Olivenöl, Apfelessig und einer Prise Meersalz in einer Schüssel mischen und auf 2 Tellern anrichten.

Lebensmittelverträglichkeit: L laktosefreie Milchprodukte verwenden, F Gelbe Rübe statt Karotten verwenden, G ist glutenfrei, H Essig weglassen

Nährwerte pro Portion › kcal 210 › KH 18 › E 12 › F 31

Grundzubereitung in Stufe 3

Basensuppe

4 Portionen • 20 Min.

- 100 g mehlige Kartoffeln
- 200 g Fenchelknolle, Rüben oder Pastinaken
- 50 g Bleichsellerie, Sellerie oder Petersilienwurzel
- 1 EL Butter (10 g)
- 1 l Gemüsebrühe
- 2 EL Sahne
- Meersalz
- Muskatnuss
- 1 EL Fenchelgrün, Kerbel oder Majoranblätter

● Kartoffeln und Gemüse waschen, schälen oder putzen und in kleine Stücke schneiden.

● Mit Butter in einem Kochtopf kurz anschwitzen, mit Gemüsebrühe auffüllen, salzen und in etwa 10 Min. weich kochen lassen.

● Im Mixer mit Fenchelgrün, Kerbel oder evtl. abgezupften Majoranblättern, frisch geriebener Muskatnuss und Sahne pürieren.

● Falls nötig nachwürzen und beim Anrichten mit Frischkräutern garnieren. Sollte die Suppe wider Erwarten zu dünn werden, beim Pürieren etwas Flüssigkeit im Topf zurücklassen.

Lebensmittelverträglichkeit: L laktosefreie Milchprodukte verwenden, F ist fruktosefrei, G ist glutenfrei, H ist histaminfrei

Tipp Da die Basensuppen nach dem Abkühlen von selbst dicker werden, sind sie als Grundlage für sämtliche Saucen gut geeignet. Mischen Sie zum Beispiel gedämpftes Gemüse mit etwas Sauce ab, dann wird es cremiger.

Nährwerte pro Portion ›kcal 60 ›KH 8 ›E 4 ›F 6

Gemüsesalat

Fenchel-Mangold-Salat

2 Portionen • 15 Min.

1 Fenchelknolle mit Grün • 200 g Mangold • 1 Tomate • 250 g kleine feste Champignons • 1 EL Olivenöl • 1 EL kalt gepresstes Olivenöl • 1 EL Zitronensaft • 3 EL Crème fraîche • Meersalz

- Gemüse waschen und putzen. Fenchelknolle halbieren, Strunk entfernen, vierteln und dann in dünnere Streifen schneiden (mit einer Brotschneidemaschine geht das besonders gut). Das Grün mitverwenden.

- Mangold mit Stielen in größere Stücke schneiden. Tomate einritzen, kurz in kochendes Wasser tauchen, Haut abziehen, Strunk entfernen, halbieren, entkernen und in Würfel schneiden. Champignons evtl. halbieren.

- Fenchel und Mangold im Kocheinsatz 2 – 3 Min. weich dämpfen und in eine Schüssel geben. Champignons in einer beschichteten Pfanne mit Olivenöl 2 – 3 Min. anbräunen und dazugeben.

- Die Tomatenwürfel untermischen. Nun das kalt gepresste Olivenöl, Zitronensaft, eine Prise Meersalz und Crème fraîche dazugeben und alles gut durchmischen. Auf 2 Tellern anrichten.

Lebensmittelverträglichkeit: L laktosefreie Milchprodukte verwenden, F Tomate und Zitronensaft weglassen, G ist glutenfrei, H Tomate und Zitronensaft weglassen

Nährwerte pro Portion › kcal 130 › KH 6 › E 5 › F 4

Unverfälschter Kartoffelgeschmack

Kartoffel-Kräuter-Suppe

4 Portionen • 25 Min.

300 g mehlige Kartoffeln • 1 EL Majoranblättchen • 1 TL Thymianblättchen • 1 EL Butter (10 g) • 1 l Gemüsebrühe • 2 EL Sauerrahm oder Schmand • Meersalz • Muskatnuss

- Kartoffeln waschen, schälen und klein schneiden. Majoran und Thymianblätter von den Stielen zupfen.

- Butter in einen Topf geben, die Kartoffeln kurz anschwitzen, mit Salz würzen, mit Gemüsebrühe aufgießen und halb zugedeckt ca. 10 Min. weich garen. Sollten Sie getrocknete Kräuter verwenden, dann nehmen Sie doppelt so viel und lassen sie mitkochen.

- Die Suppe mit den frischen Kräutern in einen Mixer geben, mit frisch geriebener Muskatnuss würzen. Etwas Suppe mit Sauerrahm glatt rühren und wieder zugeben. Alles zusammen im Mixer zu einer cremigen Kräutersuppe pürieren. Eventuell mit ein paar Tropfen Apfelessig abrunden.

- In 2 vorgewärmten Tassen oder Suppentellern anrichten und garnieren.

Lebensmittelverträglichkeit: L laktosefreie Milchprodukte verwenden, F ist fruktosefrei, G ist glutenfrei, H ist histaminfrei

Nährwerte pro Portion › kcal 75 › KH 10 › E 2 › F 4

Fruchtig-tomatiger Genuss

Tomaten-Basensuppe

2 Portionen • 20 Min.

500 g aromatische Rispentomaten • 2 EL Basilikum • 1 EL Olivenöl • Meersalz • Galgantwurzel • 2 EL Schmand

- Tomaten überbrühen, häuten, halbieren, entkernen und in nicht zu kleine Würfel schneiden. Basilikum waschen, Blätter von den Stielen zupfen und grob schneiden.

- Olivenöl in einen Topf geben und die Tomatenwürfel bei mittlerer Hitze etwa 5 Min. einkochen lassen, bis die Flüssigkeit nahezu verdunstet ist. Mit etwas Meersalz und Galgant aus der Mühle würzen.

- Basilikum einrühren und fertig ist die Suppe. Sie kann, muss aber nicht püriert werden.

- Die Suppe in 2 vorgewärmten Tellern anrichten und mit Schmand und Basilikumstreifen garnieren.

Lebensmittelverträglichkeit: L laktosefreie Milchprodukte verwenden, F nicht geeignet, G ist glutenfrei, H nicht geeignet

Tipp Diese Tomatensuppe können Sie auch als Sauce zu verschiedenen Hauptgerichten verwenden. Sollte sich zu viel Flüssigkeit absetzen, so können Sie diese mit 1 TL Maizenaflocken binden.

Nährwerte pro Portion ›kcal 65 ›KH 6 ›E 2 ›F 4

Durch den Kürbis besonders cremig

Kürbis-Basensuppe mit Ingwer

4 Portionen • 25 Min.

100 g mehlige Kartoffeln • 400 g Muskat-Kürbis • 1 EL Petersilie • ½ TL Ingwerwurzel • 1 EL Butter (10 g) • Meersalz • 1 l Gemüsebrühe • 2 EL Sahne • 1 EL Kürbiskernöl

- Kartoffeln waschen, schälen und klein schneiden. Kürbisstück schälen und klein schneiden. Petersilie waschen, Blätter von den Stielen zupfen und grob schneiden. Ingwer sauber waschen und mit der Schale grob schneiden.

- Das geschnittene Gemüse, Ingwer und die Kartoffeln in einem Topf mit Butter kurz anschwitzen, mit der Gemüsebrühe aufgießen, salzen und halb zugedeckt ca. 10 Min. weich garen lassen.

- Die Suppe in einen Mixer geben und mit Sahne und Petersilie zu einer cremigen Suppe mixen. In 2 vorgewärmten Tellern anrichten und mit Kürbiskernöl beträufeln.

Lebensmittelverträglichkeit: L laktosefreie Milchprodukte verwenden, F ist fruktosefrei, G ist glutenfrei, H ist histaminfrei

Nährwerte pro Portion ›kcal 80 ›KH 11 ›E 2 ›F 3

» Kürbis-Basensuppe mit Ingw

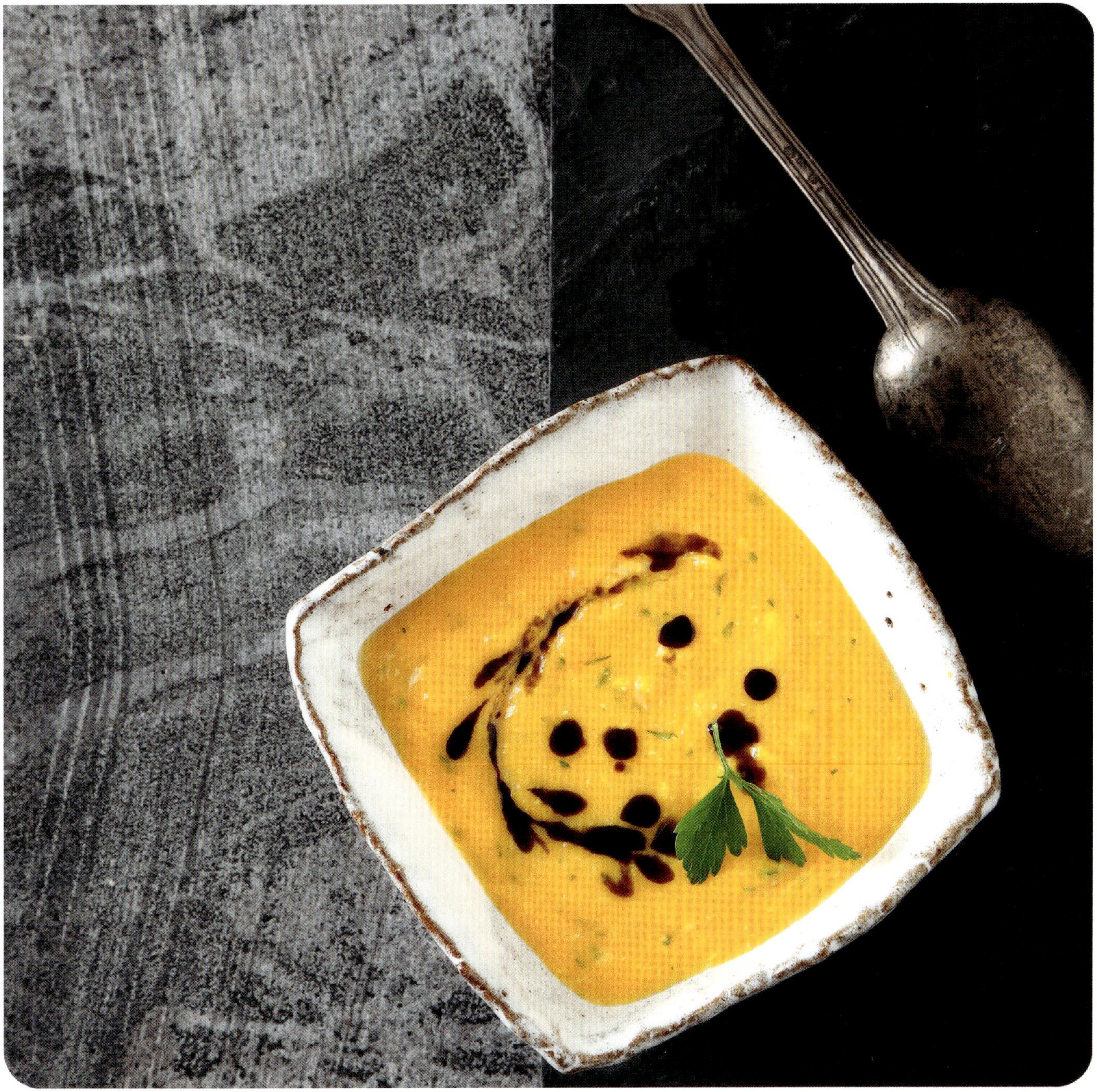

HAUPTGERICHTE MAD III

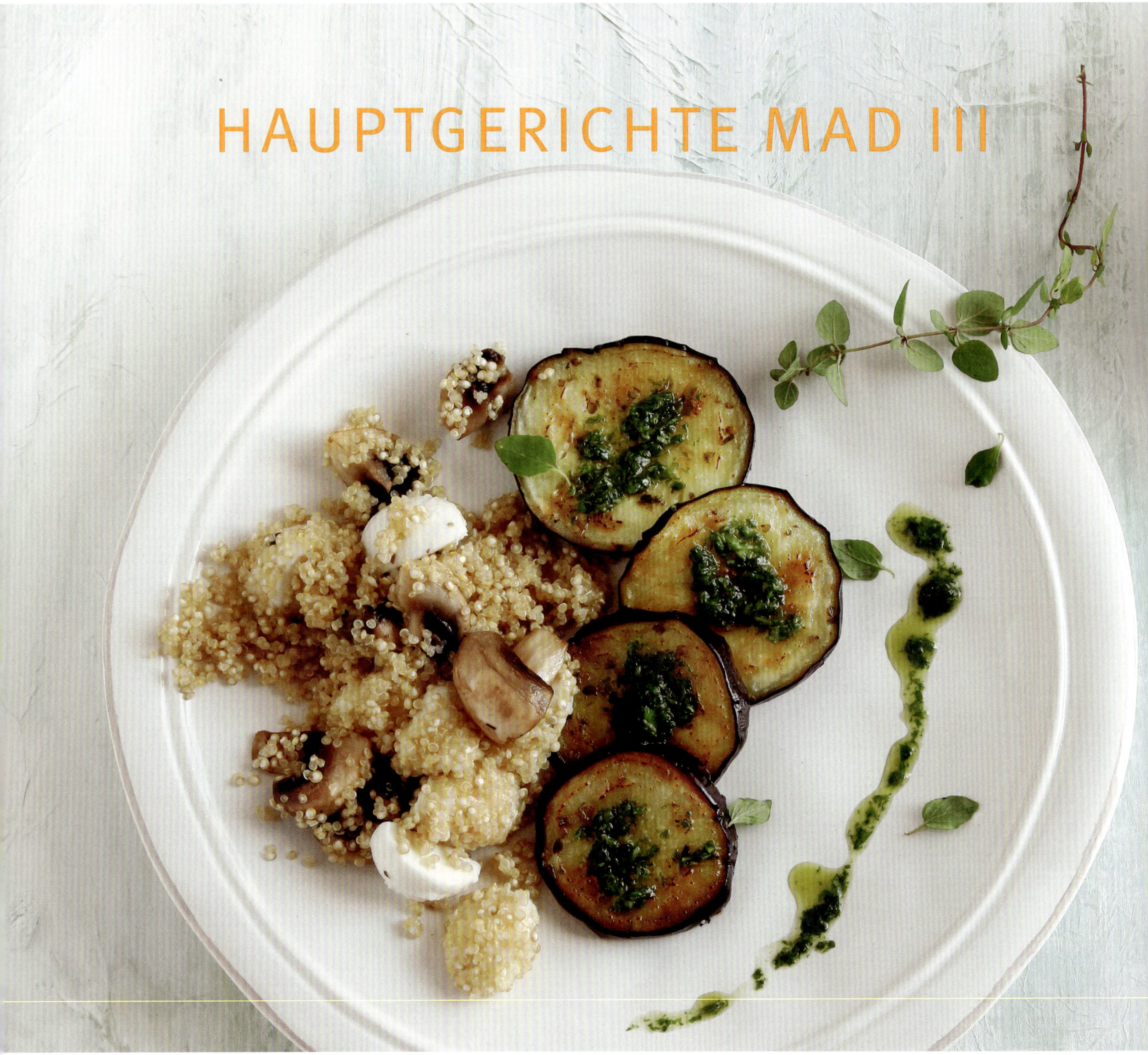

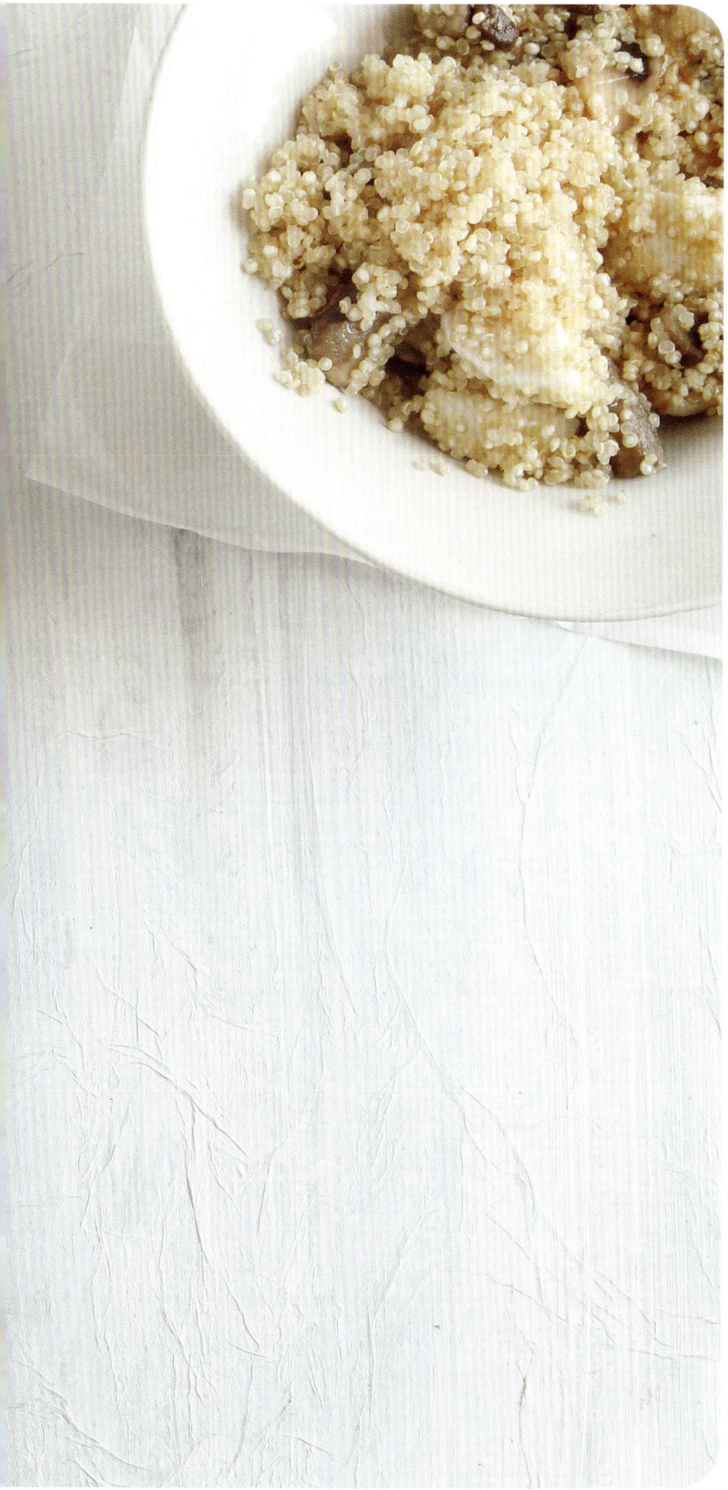

Mit Champignon-Mozzarella-Quinoa

Gegrillte Auberginenscheiben

2 Portionen • 25 Min.

120 g Quinoa • 1 EL Butter (10 g) • 250 ml Gemüsebrühe • 100 g Champignons • 1 EL Olivenöl • 100 g Büffel-Mozzarella • 1 EL Oreganoblättchen • 1 mittelgroße Aubergine • 1 EL Olivenöl • Meersalz • 1 TL Oreganopesto • ½ EL Butter

- Quinoa in einem Topf mit Butter kurz anschwitzen, mit Gemüsebrühe auffüllen, aufkochen, salzen und zugedeckt bei mäßiger Hitze etwa 15 – 20 Min. weich dünsten.

- Champignons zerkleinern und in einer Pfanne mit Olivenöl anbraten. Mozzarella würfeln. Oreganoblätter grob schneiden. Aubergine waschen und in dünne Scheiben (ca. ½ cm) schneiden.

- Eine beschichtete Pfanne mit Öl bestreichen, die Auberginenscheiben salzen, mit Oregano bestreuen und bei mäßiger Hitze auf beiden Seiten goldgelb braten. Zuletzt mit zerlassener Butter bepinseln und mit Oreganopesto bestreichen.

- Quinoa mit Champignons, Mozzarella und Oregano mischen und mit den Auberginenscheiben auf 2 vorgewärmten Tellern anrichten.

Lebensmittelverträglichkeit: L ist laktosefrei, F Zucchini statt Aubergine verwenden, G ist glutenfrei, H Zucchini statt Aubergine verwenden

Nährwerte pro Portion › kcal 315 › KH 38 › E 20 › F 14

Auch gut mit Couscous oder Bulgur

Hirse-Bratlinge mit Wurzelgemüse

2 Portionen • 40 Min.

Für die Hirse-Bratlinge:

- 120 g Hirse
- 350 ml Wasser
- 60 g Crème fraîche
- 40 g Emmentaler
- Meersalz
- 1 EL Olivenöl
- 1 EL Majoranblätter

Für das Wurzelgemüse:

- 200 g Karotten
- 200 g gelbe Rüben
- Meersalz
- 3 – 4 EL Basensauce
- 2 EL Majoranblättchen

Für die Kräutersauce:

- 2 EL Schmand
- 1 EL Kräuterpesto (Seite 121)
- Meersalz

● Hirse mit Wasser in einem Topf aufkochen, 15 Min. kochen lassen und zugedeckt bei Stufe 1 ca. 20 Min. quellen lassen. Dazwischen nicht umrühren.

● Kräuter von den Stielen zupfen und die Blätter grob schneiden. Den Käse raspeln.

● Wurzelgemüse waschen, schälen und die Stielansätze entfernen. Der Länge nach halbieren und in Scheiben schneiden. Im Kocheinsatz oder im Dampfgerät etwa 5 Min. weich dämpfen, in einem Topf mit der Basensauce, etwas Meersalz und Majoranblättchen mischen.

● Für die Kräutersauce den Schmand mit dem Kräuterpesto mischen und eventuell mit Salz nachwürzen.

● Die fertige Hirse vom Herd nehmen, mit einer Gabel gut auflockern, etwas salzen, Crème fraîche, Käse und Majoranblätter daruntermischen und aus der Hirsemasse 4 daumenstarke Bratlinge formen.

● Bratlinge in einer beschichteten Pfanne mit Olivenöl beidseitig goldgelb braten, dabei öfter wenden, damit sie durch und durch heiß werden.

● Je 2 Bratlinge auf 2 vorgewärmten Tellern anrichten, Kräutersauce daraufgeben und das Gemüse dazu dekorativ anrichten.

Lebensmittelverträglichkeit: L laktosefreie Milchprodukte verwenden, F Karotten und Tomaten (Tipp) weglassen, G ist glutenfrei, H Frischkäse statt Emmentaler verwenden, Tomaten (Tipp) weglassen

Tipp Sie können auch Couscous, Perlweizen oder Bulgur statt Hirse nehmen. Bei Couscous müssen Sie aber das Verhältnis 1 : 4 anwenden, also 1 Tasse Couscous mit 4 Tassen Wasser zubereiten. Die geformten Bratlinge können zusätzlich mit einer Tomatenscheibe, Basilikum und Mozzarella belegt und gratiniert werden.

Nährwerte pro Portion › kcal 340 › KH 60 › E 17 › F 5

Schön für Gäste

Polentaring mit Fenchel Milanese

4 Portionen • ⏲ 30 Min.

Für die Polenta:

- 250 g geschrotete Polenta oder Maisgrieß
- ¼ l Wasser
- ¼ l Milch
- Meersalz
- 1 EL Butter (10 g)

Für den Fenchel Milanese:

- 500 g Fenchel
- 100 g Tomaten
- 100 g Zucchini
- 1 EL Butter (10 g)
- ⅛ l Gemüsebrühe
- Meersalz
- gemahlene Galgantwurzel
- 1 EL Basilikumblätter
- ⅛ l Basensauce (Seite 41)
- 2 EL Crème fraîche

● Polenta in einem Topf anschwitzen, salzen und mit Wasser und Milch auffüllen. Aufkochen, Kochplatte ausschalten oder auf Stufe 1 zurückschalten und zugedeckt ca. 20 Min. quellen lassen. Dazwischen nicht umrühren.

● Alles Gemüse waschen und putzen. Fenchel entstielen, halbieren, Strunk keilförmig herausschneiden und Fenchel in Streifen schneiden. Tomaten einritzen, kurz in kochendes Wasser tauchen, Haut abziehen, Tomaten halbieren, Strunk entfernen, entkernen und grob würfeln. Zucchini der Länge nach halbieren und in dickere Scheiben schneiden. Basilikumblätter von den Stielen zupfen und grob schneiden.

● Butter in eine große Pfanne geben, Fenchel und Zucchini darin kurz anschwitzen, mit Gemüsebrühe nach und nach auffüllen und zugedeckt etwa 5 Min. weich garen. Dabei muss die Flüssigkeit nahezu vollständig verdunsten. Tomatenwürfel zugeben, mit mäßig Salz, Galgantwurzel und Basilikumblättern würzen, dann Basensauce untermischen.

● Fertig gekochte Polenta mit einer Gabel gut auflockern. Die noch feuchte Polenta in einen kleineren, mit heißem Wasser ausgespülten Reisring pressen und auf 2 vorgewärmte Teller stürzen. Das Fenchelragout teilweise in den Polentaring einfüllen. Mit Crème fraîche und Basilikum garnieren.

Lebensmittelverträglichkeit: L laktosefreie Milchprodukte verwenden, F Tomaten weglassen, G ist glutenfrei, H Tomaten weglassen

Nährwerte pro Portion › kcal 245 › KH 45 › E 8 › F 3

Statt Buchweizen geht auch weißer Reis

Buchweizen mit Zucchini-Champignon-Ragout

2 Portionen • 40 Min.

Für den Buchweizen:
- 120 g Buchweizen, ganzes Korn
- 300 ml Gemüsebrühe
- Meersalz
- 2 EL Crème fraîche

Für das Zucchini-Champignon-Ragout:
- 2 Zucchini
- 200 g Champignons
- 1 EL Olivenöl
- 1 EL Butter (10 g)
- Meersalz
- 2 EL Sahne
- 1 EL Majoranblätter
- 3 EL Basensauce (Seite 41)

● Buchweizen waschen, im Sieb abtropfen lassen, in einem Topf anschwitzen und mit Gemüsebrühe auffüllen. Einmal aufkochen, Kochplatte auf Stufe 1 zurückschalten und zugedeckt etwa 30 Min. quellen lassen, bis die Flüssigkeit verdunstet und das Getreide weich ist.

● Dazwischen nicht umrühren. Jetzt erst salzen, mit der Gabel auflockern und Crème fraîche untermischen.

● Zucchini waschen und Stielansätze entfernen. Der Länge nach halbieren und in dickere Scheiben schneiden. Champignons putzen, waschen, abtropfen und halbieren, größere vierteln.

● Majoranblätter von den Stielen zupfen und grob schneiden. Zucchini und Champignons nacheinander in einer großen Pfanne mit Butter und Olivenöl anbraten, mischen und zugedeckt 2 – 3 Min. dünsten lassen, bis die Flüssigkeit verdunstet und das Gemüse weich ist. Etwas salzen und mit Basensauce, Majoran und Sahne vermischen.

● Den noch feuchten Buchweizen in eine kleinere, mit heißem Wasser ausgespülte Form pressen und auf 2 vorgewärmte Teller stürzen. Das Zucchini-Champignon-Ragout dazu anrichten.

Lebensmittelverträglichkeit: L laktosefreie Milchprodukte verwenden, F ist fruktosefrei, G ist glutenfrei, H ist histaminfrei

Tipp Das gleiche Gericht kann auch mit weißem Basmati oder parboiled Reis zubereitet werden. Nach der MAD probieren Sie den wertvolleren Reis im Silberhäutchen. Wenn Sie diesen ohne Probleme vertragen, können Sie auch Vollkornreis testen, der eine sehr hohe Verdauungsleistung abverlangt.

Nährwerte pro Portion › kcal 310 › KH 48 › E 15 › F 7

Kartoffelpuffer mit saftigem Tomaten-Mozzarella-Belag

Pikante Kartoffelpizza

2 Portionen • 35 Min. + 10 Min. Ofenzeit

Für die Kartoffelpizza:

- 400 g mehlige Kartoffeln
- 1 Eigelb
- ½ EL Butter
- Meersalz
- Muskatnuss
- EL Olivenöl

Für das Tomatenconcassee:

- 400 g Tomaten
- ½ EL Butter
- Meersalz
- 1 EL Basilikum

Für den Belag:

- 250 g Büffel-Mozzarella
- 1 EL Oreganoblätter

● Kartoffeln waschen, schälen, mit der Vierkantreibe grob in eine Schüssel raspeln, salzen, 5 Min. stehen lassen, dann fest ausdrücken und mit Eigelb und frisch geriebener Muskatnuss vermischen.

● Eine beschichtete Pfanne mit Öl bestreichen, die Hälfte der Kartoffelmasse hineingeben und gleichmäßig verteilen. Bei nicht zu starker Hitze etwa 4–5 Min. die Unterseite knusprig braun werden lassen.

● Die Pfanne mit einem Teller abdecken, umdrehen und den gewendeten Kartoffelpuffer wieder in die Pfanne gleiten lassen. Die zweite Seite knusprig braten, dann auf ein Backblech geben, mit weicher Butter bestreichen und den zweiten Kartoffelpuffer machen.

● Die Tomaten waschen, einritzen, kurz in kochendes Wasser tauchen, Haut abziehen, Strunk entfernen, halbieren, entkernen und in grobe Würfel schneiden. Basilikumblätter und Oregano von den Stielen zupfen und grob schneiden. Tomatenwürfel in einer Pfanne mit Butter anschwitzen und mit etwas Salz und Basilikum vermischen.

● Die vorbereiteten Kartoffelpuffer mit den Tomatenwürfeln so belegen, dass ein breiter Rand frei bleibt, Oregano drüberstreuen, zerkleinerten Mozzarella darüber verteilen, evtl. etwas salzen und im vorgeheizten Ofen bei 200 °C Oberhitze etwa 10 Min. überbacken. Mit weiteren Oreganoblättchen bestreuen und auf 2 vorgewärmten Tellern anrichten.

Lebensmittelverträglichkeit: L laktosefreie Milchprodukte verwenden, F ohne Tomaten zubereiten, G ist glutenfrei, H ohne Tomaten zubereiten

Nährwerte pro Portion › kcal 390 › KH 36 › E 32 › F 15

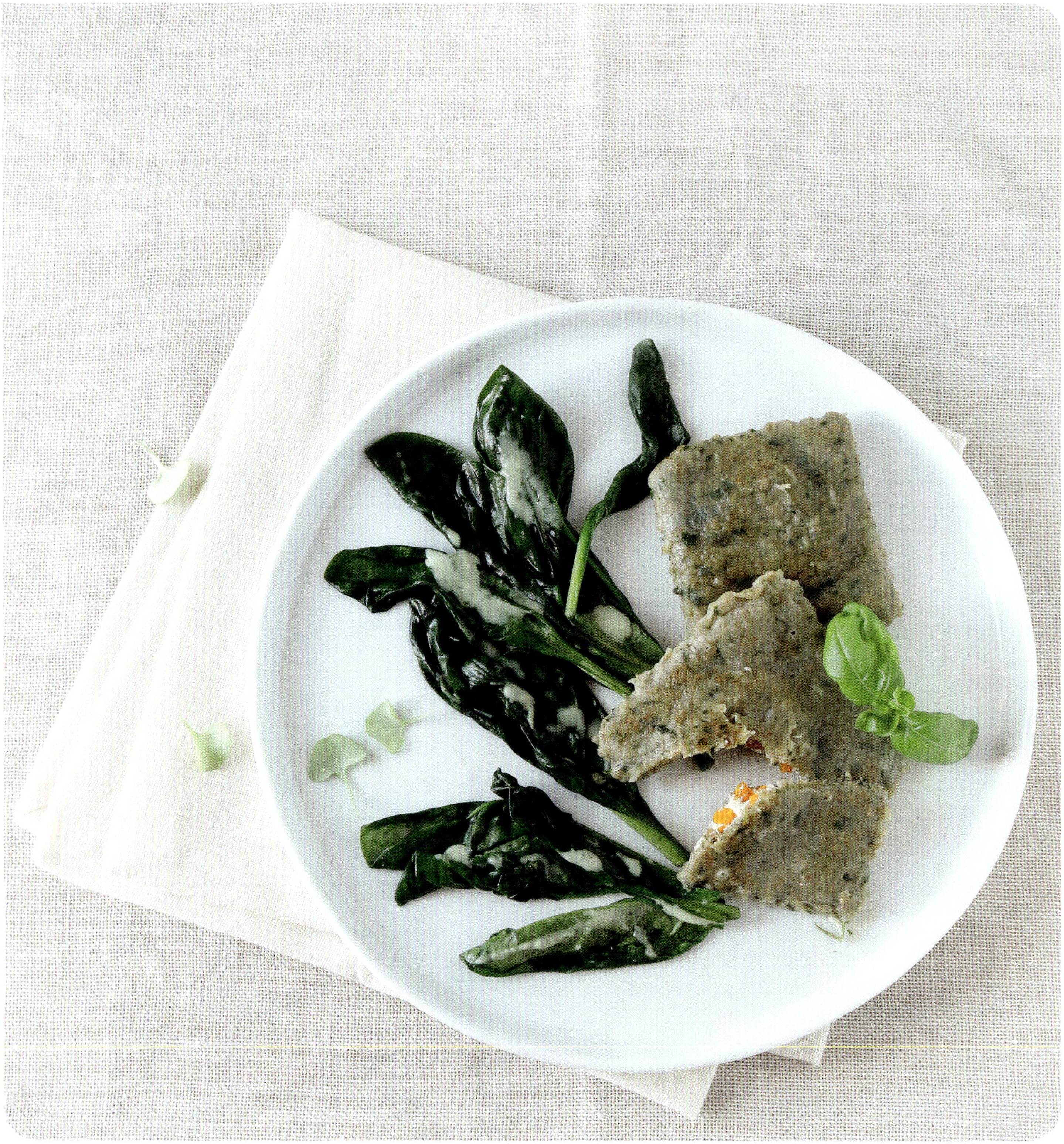

Gar nicht so schwer

Ravioli mit Quarkfüllung und Spinat

2 Portionen • 30 Min. + 20 Min. Kühlzeit Teig

Für den Ravioliteig:
- 150 g Dinkel-Auszugsmehl
- 1 Ei
- 1 TL Olivenöl
- evtl. 1 EL warmes Wasser
- 50 g passierter TK-Spinat
- Meersalz

Für die Füllung:
- 100 g Karotten
- 150 g Quark oder Schafsquark
- 1 EL Basilikumpesto (Seite 152)
- Meersalz
- 2 EL Sahne

Für das Spinatgemüse:
- 150 g junger Blattspinat
- 4 EL Basensauce (Seite 41)

● Mehl, Ei, Olivenöl, aufgetauten TK-Spinat, evtl. Wasser und Salz miteinander vermengen und zu einem glatten, festen Teig kneten. Mit Folie zudecken und 20 Min. gekühlt ruhen lassen.

● Die Karotten waschen, putzen, schälen, in sehr kleine Würfelchen schneiden und diese im Kocheinsatz über Dampf etwa 5 Min. weich garen und in eine Schüssel geben. Mit Salz, Schafskäse, Sahne und Basilikumpesto gut vermischen.

● Den Ravioliteig auf einer bemehlten Arbeitsfläche mit dem Nudelholz dünn ausrollen. In Abständen von ca. 3 cm je 1 TL Füllung geben. Nun die freie Teigseite über die Füllung legen und gut an den Rändern andrücken.

● Mit einem Ausstecher Ravioli ausstechen, etwas bemehlen und zur Seite schieben. Den Teigrest erneut verkneten, ausrollen und zu weiteren Ravioli verarbeiten.

● Salzwasser zum Kochen bringen, Ravioli einlegen und ca. 10 Min. köcheln lassen.

● Blattspinat putzen und waschen. In einer Pfanne mit Butter kurz anschwitzen, etwas salzen, Basensauce untermischen und zur Seite stellen.

● Die Ravioli mit einer Schaumkelle aus dem Wasser nehmen, kurz auf Küchenkrepp abtropfen lassen. Ravioli auf 2 vorgewärmte Teller geben und mit dem cremigen Blattspinat anrichten.

Lebensmittelverträglichkeit: L laktosefreie Milchprodukte verwenden, F Petersilienwurzel statt Karotten verwenden, G Buchweizen-, Amaranth-, Mais- oder Reismehl statt Dinkelmehl verwenden, H Spinat weglassen

Nährwerte pro Portion › kcal 360 › KH 52 › E 15 › F 10

Kartoffeln einmal anders

Kartoffellaibchen mit Kürbisgemüse

2 Portionen • 25 Min. + 1 Std. Garzeit Kartoffeln

300 g mehlige Kartoffeln • 400 g Muskat-Speisekürbis • 200 g Zucchini • 1 EL Majoranblätter • 1 EL Basilikumblätter • 1 EL Olivenöl • Meersalz • 1 EL Sahne • ⅛ l Basensauce (Seite 41) • 2 EL Sauerrahm • Muskatnuss • 1 EL Butter (10 g) • 1 EL Olivenöl

- Kartoffeln waschen und mit der Schale im Kocheinsatz über Dampf oder im Dampfgarer 60 Min. weich garen.
- Kürbis schälen, entkernen und in ca. 1 cm starke Stücke schneiden. Zucchini waschen und in Scheiben schneiden.
- Kräuter von den Stielen zupfen und grob schneiden.
- Olivenöl in eine größere beschichteten Pfanne geben, Kürbis und Zucchini darin nacheinander anbraten und zugedeckt 3 – 5 Min. weich dünsten. Etwas salzen, Sahne, Basensauce und Basilikumblätter untermischen.
- Die warmen Kartoffeln schälen, grob reiben und mit weicher Butter, Salz, Majoran und frisch geriebener Muskatnuss vermengen.
- Aus der Kartoffelmasse 4 fingerstarke Laibchen formen und in einer beschichteten Pfanne beidseitig goldgelb braten, auf je 2 gewärmten Tellern anrichten, mit Sauerrahm garnieren und das Kürbisgemüse dazu anrichten.

Lebensmittelverträglichkeit: L laktosefreie Milchprodukte verwenden, F Zucchini statt Kürbis verwenden, G ist glutenfrei, H ist histaminfrei

Nährwerte pro Portion › kcal 265 › KH 42 › E 8 › F 6

Schneller geht es mit Couscous oder Bulgur

Hirsotto mit Schafskäse

2 Portionen • 15 Min. + 35 Min. Kochzeit

150 g Hirse • 350 ml Gemüsebrühe • 100 g Schafskäse • 150 g Tomaten • 200 g Zucchini • 1 EL Butter (10 g) • 2 EL Crème fraîche • 2 EL Sauerrahm • 1 EL frische Oreganoblättchen • Meersalz

- Hirse waschen, gut abtropfen lassen, in einem Topf mit Butter anschwitzen, mit Gemüsebrühe auffüllen, 10 Min. kochen lassen, dann bei geringster Hitze zugedeckt ca. 25 Min. quellen lassen. Nicht umrühren.
- Inzwischen den Schafskäse grob reiben oder zerbröseln. Gemüse und Kräuter waschen. Tomaten einritzen, kurz in kochendes Wasser tauchen, Haut abziehen, Strunk entfernen, halbieren, entkernen und klein würfeln. Zucchini klein würfeln.
- Zucchini zur fertigen Hirse geben, salzen, untermischen und zugedeckt etwa 5 Min. ziehen lassen, dann die Tomaten, den Schafskäse und Oregano untermischen. Bitte nur so viel Crème fraîche einrühren, dass ein cremiges Hirsotto entsteht.
- Die Hirse gut auflockern und auf 2 gewärmten Tellern anrichten. Je 1 EL Sauerrahm dazugeben.

Lebensmittelverträglichkeit: L laktosefreie Milchprodukte verwenden, F ohne Tomaten zubereiten, G ist glutenfrei, H ohne Tomaten zubereiten

Variante statt Schafskäse können Sie auch Ziegenkäse oder mehr weich gedämpftes Gemüse nehmen

Nährwerte pro Portion › kcal 420 › KH 55 › E 29 › F 8

Am besten mit frisch gemahlenem Maisgrieß

Maissoufflé mit pikantem Gemüse

2 Portionen • 25 Min.

Für das Maissoufflé:

- 100 g grobes Maismehl oder -grieß
- 60 ml Milch
- 60 ml Sahne
- 2 Eier
- Meersalz
- Galgantwurzel
- ½ TL Butter

Für das pikante Gemüse:

- 200 g Tomaten
- 2 Zucchini
- 1 Aubergine
- 200 g Champignons
- 2 EL Olivenöl
- ¼ TL Sambal-Paste
- Meersalz
- 1 EL Oreganoblätter
- ⅛ l Basensauce (Seite 41)
- 2 EL Sauerrahm

- Eier in 2 Schneekesseln trennen. Eiweiß mit etwas Salz steif schlagen. Eigelb mit Milch, Sahne und Galgantwurzel aus der Mühle mit dem Handmixer gut verrühren. Eischnee zur Dottermasse geben, Maisgrieß einstreuen und dabei mit dem Schneebesen locker unterheben. Die Masse muss aussehen wie ein luftiger Biskuitteig. Je weniger Grieß oder Mehl, desto lockerer wird das Soufflé.

- Zwei kleinere Förmchen oder Tassen mit zerlassener Butter auspinseln, die Masse einfüllen und 12 Min. im Kocheinsatz über Wasserdampf zugedeckt garen.

- Inzwischen das Gemüse waschen und putzen. Tomaten einritzen, kurz in kochendes Wasser tauchen, Haut abziehen, Strunk entfernen, Tomaten halbieren, entkernen und in größere Würfel schneiden. Champignons halbieren, größere vierteln. Von der Aubergine den Stielansatz entfernen, erst in Scheiben, dann in Würfel schneiden. Von den Zucchini die Fruchtansätze entfernen und ebenfalls würfelig schneiden. Oregano von den Stielen zupfen und Blätter grob schneiden.

- In einer großen beschichteten Pfanne mit Olivenöl zuerst die Auberginenwürfel 2–3 Min.anbraten und in eine Schüssel geben. Dann die Zucchiniwürfel und die Champignons jeweils 2–3 Min. nacheinander anbraten. Zuletzt alles Gemüse mit den Tomatenwürfeln und der Basensauce in die Pfanne geben, mit etwas Meersalz, Oregano, Sambal-Paste und Galgantwurzel aus der Mühle würzen und alles gut mischen.

- Nun die fertigen Maissoufflés mit einem kleinen spitzen Messer vorsichtig vom Rand lösen und aus der Form auf 2 vorgewärmte Teller stürzen, das Gemüse dazu anrichten und mit Sauerrahm und Oregano garnieren.

Lebensmittelverträglichkeit: L laktosefreie Milchprodukte verwenden, F ohne Tomaten, Kürbis, Aubergine zubereiten, G ist glutenfrei, H ohne Tomaten und Aubergine zubereiten

Tipp Sie können für das Soufflé auch gemahlene Hirse, Amaranth oder Quinoa nehmen, am besten selbst frisch vermahlen. Als Gemüsebeilage ist auch Kürbisgemüse gut geeignet.

Nährwerte pro Portion › kcal 460 › KH 56 › E 10 › F 20

Der kleine Kräutergarten

Kräuter duften und schmecken nicht nur köstlich, sondern zählen auch zu den wichtigsten Vitamin-C-, Mineralstoff- und Basenspendern. Am besten sind frische Kräuter aus dem eigenen Garten oder vom Balkon. Eine gute Alternative sind tiefgekühlte oder in Öl eingelegte Kräuter.

Gartenkräuter sollen möglichst frisch sein, also erst kurz vor Verwendung geerntet und zubereitet (fein geschnitten oder mitgemixt) werden. Ideal ist ein kleiner Kräutergarten oder ein Blumentrog auf dem Balkon. Fast das ganze Jahr hindurch kann man sich einjährige Kräuter wie Gartenkresse, Bohnenkraut, Kerbel, Dillkraut, Basilikum und Majoran halten. Mehrere Winter hindurch halten sich Petersilie, Estragon, Pfefferminze, Zitronenmelisse, Schnittlauch, Thymian oder Liebstöckel.

Die Kräuter falls nötig kurz unter fließendem Wasser abspülen, ausschütteln; falls die Stiele grob oder holzig sind, die Blätter von den Stielen zupfen und grob oder fein schneiden. Junge Stiele können mitverwendet werden, ältere Stiele finden ihre weitere Verwendung in der Gemüsebrühe. Die frischen Kräuter – im Gegensatz zu getrockneten Kräutern – nie mitkochen lassen, sondern erst unmittelbar vor dem Pürieren der Suppe dazugeben, um das volle Aroma und die grüne Farbe zu erhalten. Basilikum ist sehr empfindlich und kann braun werden, wenn der Suppentopf zu lange zugedeckt wird. Mit frischen Kräutern können Suppen, Beilagen, Aufstriche, Hauptspeisen und Nachspeisen wunderbar garniert werden.

Trocknen von frischen Kräutern

Kräuter vor der Blütezeit abschneiden, waschen, zusammenbinden, hängend oder liegend an einem kühlen, dunklem Ort trocknen lassen. Nach dem Trocknen grob oder fein rebeln oder pulverisieren und in Glas-, Porzellan- oder Steingutbehältern aufbewahren, gut verschließen. Zum Trocknen geeignet sind: Majoran, Thymian, Rosmarin, Melisse, Pfefferminze, Beifuß, Estragon, Liebstöckel, Bohnenkraut, Basilikum, Oregano.

Getrocknete Kräuter müssen immer längere Zeit mitkochen, wobei man frische Küchenkräuter erst nach dem Garwerden der Speisen beifügt. Da die Kräuter alle ziemlich zur gleichen Zeit wachsen und reif sind, kann man sie auf Vorrat auch frisch verarbeiten. Mit Salz und kalt gepresstem Olivenöl im Cutter püriert erhält man wunderbar duftende Kräuterpesti, die für sämtliche Basensuppen, Basensaucen, Aufstriche, Fleisch-, Fisch- und vegetarische Gerichte verwendet werden können.

Kräuterpesto herstellen

Die frischen Kräuter waschen und trocken schütteln. Die Kräuterblätter von den Stielen zupfen und eventuell

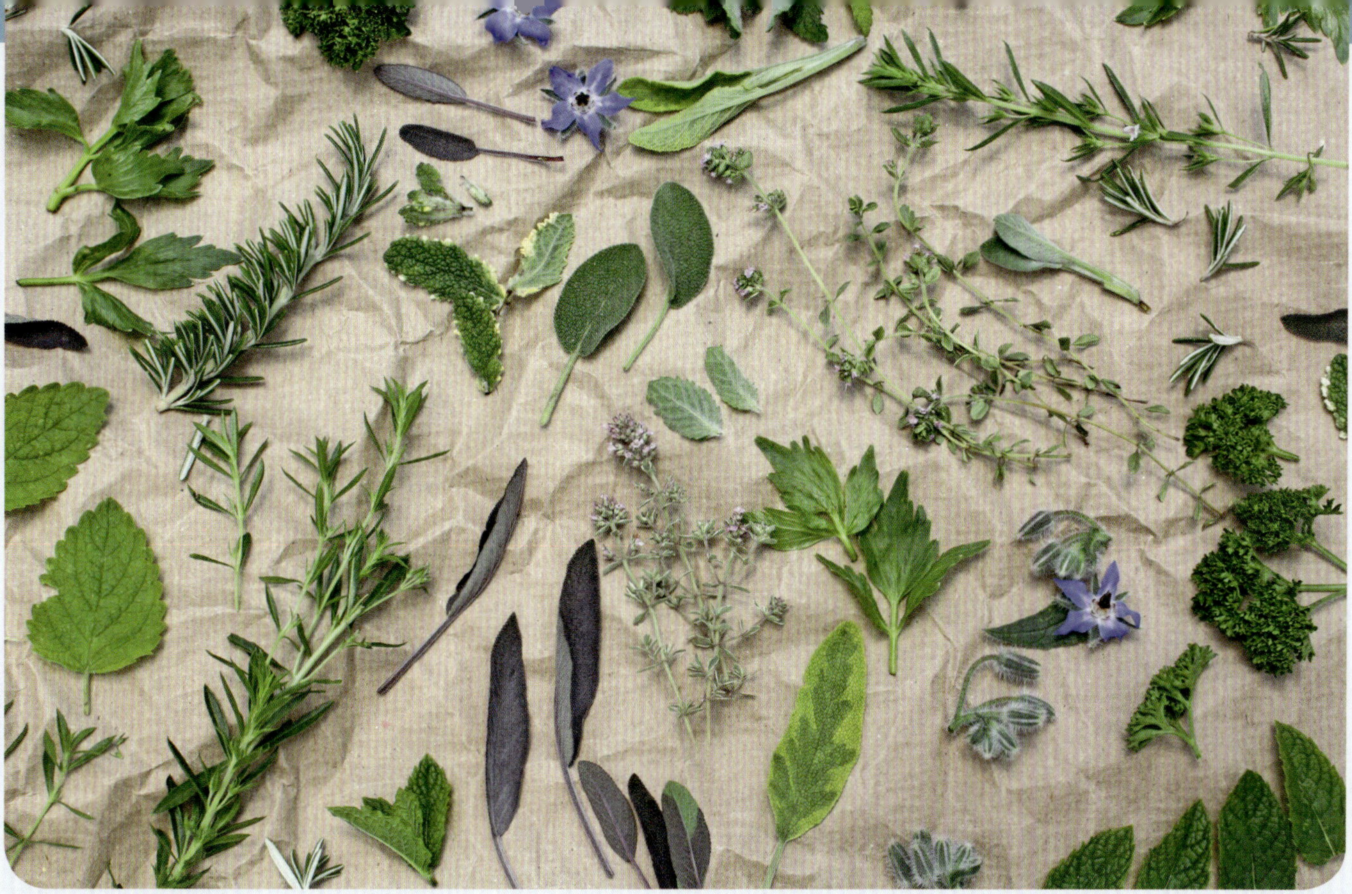

klein schneiden. Dann 3 – 4 Handvoll Kräuter in eine kleine Moulinette bzw. einen Cutter geben und kurz zerkleinern. Anschließend ausreichend Meersalz und kalt gepresstes Olivenöl zugeben, noch einmal kurz laufen lassen, bis eine dickliche Kräuterpaste entsteht. Mit mehr oder weniger Kräutern kann gut korrigiert werden, falls das Pesto zu dünn oder zu dick ist. Das ausreichende Salzen als Konservierungsmittel ist deshalb wichtig, damit die Kräuter nicht zu gären beginnen. Das Pesto in kleine Gläser mit Schraubverschluss füllen und im Kühlschrank aufbewahren. Es hält sich wochenlang. Durch den Ölmantel bleiben die ätherischen Öle, die den Duft und Geschmack frischer Kräuter ausmachen. voll erhalten. Nach der MAD können Sie auch etwas Pinienkerne, Mandeln und Parmesan dazumischen. Jetzt können Sie Ihre eigene Kräutermischung zubereiten und nach Bedarf teelöffelweise zu den verschiedenen Quarkmischungen, Kräutersaucen oder Basensuppen geben.

Eine weitere Möglichkeit besteht im Einfrieren der abgezupften Kräuterblätter in kleinen Boxen mit Deckel. Gut gekühlt halten die Kräuter darin monatelang und schmecken wie frisch. Besonders empfehlenswert: Majoran, Oregano, Thymian, Estragon, Minze, Schnittlauch, Petersilie.

Balancehelfer nach der MAD

Kühlende Gewürze wie beispielsweise Minze können »heiße« Lebensmittel »abkühlen«. Die Schärfe der Gewürze verteilt die Energien und löst Blockierungen im Organismus. Fühlen Sie in sich also einen Hitzestau, so kann ein wenig Schärfe Zerstreuung und Entspannung bewirken. Eine kühlende Zutat aus dem Kräutergarten bewirkt Ausgleich und Wohlbehagen. Wollen Sie dagegen mit einer Speise die innere Hitze anfeuern, verwenden Sie Gewürze wie Ingwer, Kardamom, Zimt, Nelken, Gelbwurz, Curry, Knoblauch oder Rosmarin.

Geht auch mit Amaranth- oder Quinoagrieß

Grünkernnocken mit Mangold

2 Portionen • 30 Min. + 30 Min. Kühlzeit

- 50 g Butter
- 1 Ei
- 100 g Grünkerngrieß (Dinkel)
- Muskatnuss
- Meersalz
- 400 g Mangold
- 1 EL Olivenöl
- 60 ml Gemüsebrühe
- 1/8 l Basensauce (Seite 41)
- 50 g Schafskäse

- Die weiche Butter in einem Schneekessel mit dem Handmixer gut schaumig rühren. Das Ei trennen. Das Eigelb zur Butter geben und mit etwas frisch geriebener Muskatnuss weiter cremig rühren.

- Eiweiß mit einer Prise Salz zu steifem Schnee schlagen und mit dem Grieß zugleich unter die Butter-Dotter-Masse rühren. Die Masse mindestens 30 Min. in den Kühlschrank stellen.

- Mangold waschen, putzen und mit den Stielen in ca. 3 cm große Stücke schneiden. In einer beschichteten Pfanne mit Olivenöl kurz anbraten, salzen, etwas Muskat dazureiben, zudecken und etwa 5 Min. weich dünsten. Dazwischen falls nötig 2 – 3 EL Gemüsebrühe zugeben. Zuletzt die Basensauce untermischen.

- Nockenmasse aus dem Kühlschrank nehmen, mit 2 nassen Esslöffeln oder im Handballen 4 Nocken formen und diese ca. 10 Min. im kochenden Salzwasser garen. Den Topf vom Herd nehmen, mit dem Deckel verschließen und die Nocken ca. 5 Min. im heißen Wasser nachziehen lassen.

- Mangold auf 2 vorgewärmte Teller füllen, die Nocken mit einer Schaumkelle herausnehmen und dazugeben. Mit zerbröseltem Schafskäse bestreuen.

Lebensmittelverträglichkeit: L laktosefreie Milchprodukte verwenden, F ist fruktosefrei, G Amaranth- oder Quinoa- statt Grünkerngrieß verwenden, H Wurzelgemüse anstatt Mangold verwenden

Variante statt Grünkerngrieß kann man auch Amaranth-, Quinoa-, Mais- oder Weizengrieß verwenden. Die Menge kann etwas schwanken.

Tipp Kleiner geformte Nockerln können Sie auch als Einlage für eine klare Gemüsebouillon verwenden.

Nährwerte pro Portion › kcal 410 › KH 32 › E 14 › F 27

Mit selbst gemachten Nudeln

Nudelauflauf mit buntem Gemüse

2 Portionen • 30 Min. + 15 Min. Ofenzeit

Für den Nudelteig:

- 150 g Dinkel-Auszugsmehl
- 1 Ei
- 1 TL Olivenöl
- evtl. 1 EL warmes Wasser
- Meersalz
- 1 EL gehackte Petersilie

Für das bunte Gemüse:

- 1 Fenchel mit Grün
- 300 g Mangold
- 1 EL Basilikumblätter
- 100 g Schafskäse
- 100 g Mozzarella
- 1 EL Olivenöl
- 2 – 3 EL Gemüsebrühe
- 1 TL Butter
- 2 EL Crème fraîche
- 2 EL Sauerrahm
- Meersalz

● Mehl, Öl, Ei, Salz, Petersilie und evtl. lauwarmes Wasser in einer Schüssel miteinander vermengen und zu einem glatten, festen Teig kneten. Mit Folie abdecken und ca. 20 Min. im Kühlschrank ruhen lassen.

● Inzwischen Fenchel und Mangold waschen und putzen. Fenchel vierteln, das Grün abschneiden, den Strunk keilförmig ausschneiden und in Streifen schneiden. Mangold mit Stiel in kleine Stücke schneiden. Basilikumblätter von den Stielen zupfen und grob schneiden. Schafskäse zerbröseln. Mozzarella in Würfel schneiden.

● In einer großen beschichteten Pfanne mit Olivenöl Fenchel und Mangold anschwitzen, salzen und zugedeckt 3 – 5 Min. weich dünsten. Falls nötig 2 – 3 EL Gemüsebrühe zugeben.

● Nun den Teig mit der Nudelmaschine dünn ausrollen und ca. ½ cm breite Nudeln schneiden. Die Nudeln immer wieder mit Mehl bestäuben, hochheben und durch die bemehlten Finger gleiten lassen. Im köchelnden Salzwasser ca. 5 Min. al dente kochen. Nudeln abseihen, kurz kalt abschrecken und in eine Schüssel geben.

● Das weich gedünstete Gemüse mit den Nudeln, Basilikum, Crème fraîche und Schafskäse vermengen und in eine mit Butter ausgestrichene Auflaufform geben.

● Den Mozzarella darüberstreuen und den Auflauf im vorgeheizten Backofen bei ca. 200 °C ca. 15 Min. goldbraun überbacken.

● Nudelauflauf auf 2 vorgewärmten Tellern anrichten. Mit Sauerrahm und Basilikumstreifen garnieren.

Lebensmittelverträglichkeit: L laktosefreie Milchprodukte verwenden, F Tomatenmark (Tipp) weglassen, G Buchweizen-, Mais- oder Reismehl statt Dinkelmehl verwenden, H Mangold, Tomatenmark und Spinat (Tipp) weglassen

Tipp Beim selbst gemachten Nudelteig können fast alle Getreidesorten verwendet werden. Wenn Sie statt dem Wasser 1 Ei mehr verwenden, wird der Teig noch feiner. Durch Zugabe von ca. 3 EL passiertem, gut ausgedrücktem Spinat, Tomatenmark, fein gehackten Kräutern, Safran oder Rote-Bete-Püree sehen die Nudeln immer anders aus.

Nährwerte pro Portion › kcal 520 › KH 54 › E 28 › F 21

Schollenfilets sind besonders zart und fein

Gebratene Schollenfilets mit Pilzsahnesauce

2 Portionen • 20 Min.

Für die Champignon-Kerbel-Sauce:
- 1 EL Butter (10 g)
- 100 g Champignons
- 3 EL Sahne
- Meersalz
- 1 EL Kerbelblätter
- 1/8 l Basensauce (Seite 41)

Für das Gemüse:
- 250 g Blattspinat
- 150 g Karotten
- 150 g Gelbe Rüben
- 1 TL Butter
- 1/8 l Gemüsebrühe

Für die Schollenfilets:
- 2 Schollenfilets à ca. 100 g
- Meersalz
- 1 EL Basilikumblätter
- 1 EL Olivenöl

● Für die Sauce: Kerbel waschen, von den Stielen zupfen und grob schneiden. Champignons putzen, waschen und in dicke Scheiben schneiden.

● Die halbe Menge der Butter in einer Pfanne schmelzen lassen, die Champignons kurz anbraten, salzen, mit der Sahne auffüllen und 2 – 3 Min. einkochen lassen. Die Basensauce mit dem Kerbel untermischen und zur Seite stellen. Nicht zudecken.

● Gemüse putzen und waschen. Karotten und Gelbe Rüben schälen, der Länge nach halbieren und in Scheiben schneiden. Jungen Blattspinat mitsamt den Stielen verwenden. Basilikumblätter von den Stielen zupfen und grob schneiden.

● Butter in eine Pfanne geben, Karotten und Gelbe Rüben zugeben, salzen, mit Gemüsebrühe auffüllen und etwa 5 Min. weich dünsten lassen.

● In der letzten Minute den Blattspinat zugeben und mit dünsten lassen. Die Flüssigkeit sollte am Ende völlig verdunstet sein.

● Schollenfilets mit wenig Salz würzen und die Basilikumstreifen etwas andrücken. Eine beschichtete Pfanne mit Olivenöl auspinseln. Schollenfilets bei mäßiger Hitze auf beiden Seiten etwa 2 – 3 Min. so braten, dass die Filets goldbraun sind und der Basilikum nicht verbrennt.

● Das Gemüse auf 2 vorgewärmten Tellern anrichten, die Schollenfilets darauf platzieren und die Sauce mit den Champignons rundum verteilen.

Lebensmittelverträglichkeit: L laktosefreie Milchprodukte verwenden, F ohne Karotten zubereiten, G Buchweizenmehl statt Dinkelmehl verwenden, H nur absolut frischen bzw. TK-Fisch verwenden, ohne Blattspinat zubereiten

Tipp Statt der Schollenfilets können Sie auch jeden anderen grätenfrei filetierten Fisch nehmen. Sehr zarte Filets können Sie – um eine bessere Stabilität zu erhalten – vor dem Braten mit etwas Dinkelmehl bestäuben.

Nährwerte pro Portion › kcal 230 › KH 8 › E 23 › F 10

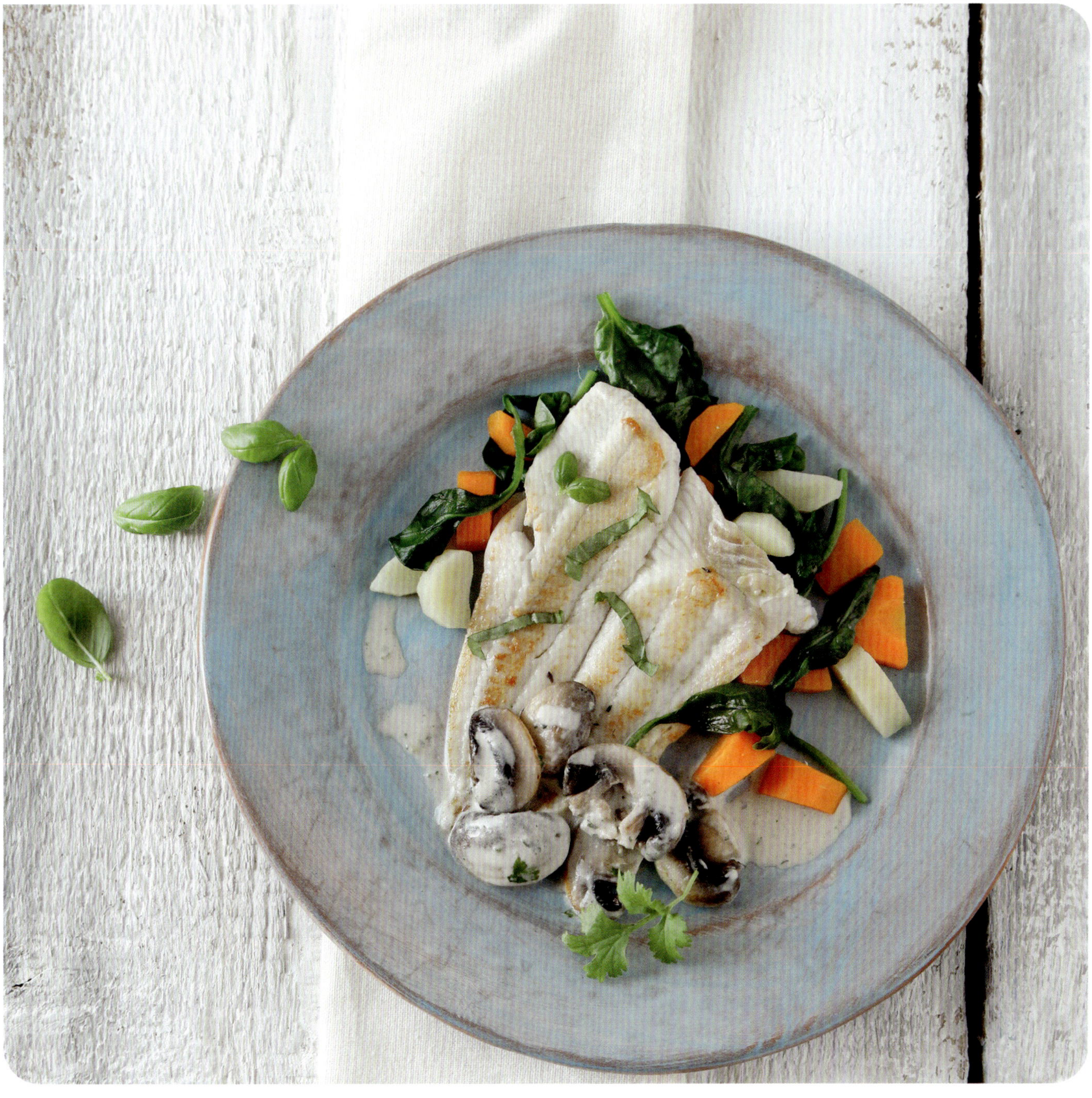

Mit buntem Gemüse

Seezungenfilet in Estragonsauce

2 Portionen • 20 Min.

Für die Seezungenfilets:

- 2 Seezungenfilets à ca. 100 g
- 1/4 TL abgeriebene Orangenschale
- 1 EL Olivenöl
- 1 EL Butter (10 g)
- Meersalz

Für das bunte Gemüse:

- 2 Gelbe Rüben
- 200 g Mangold
- 2 kleine Karotten
- 2 kleine Petersilienwurzeln
- 1 kleine Fenchelknolle
- 1/8 l Gemüsebrühe
- 1 EL Basilikumblätter
- 3 EL Basensauce (Seite 41)

Für die Estragonsauce:

- 200 ml Gemüsebrühe
- 2 EL Sahne
- Meersalz
- 1 EL Estragonblätter, eingelegt
- 1/8 l Basensauce (Seite 41)

● Seezungenfilets mit abgeriebener Orangenschale bestreuen. Basilikum waschen, von den Stielen zupfen und grob schneiden. Je ein paar Streifen auf die Filets geben und leicht andrücken.

● Für die Sauce Gemüsebrühe bei starker Hitze zu 2/3 einkochen lassen. Die Sahne dazugießen und dicklich einkochen lassen, evtl. salzen und vom Herd nehmen. Estragon grob schneiden und mit der Basensauce zugeben.

● Für das Gemüse: Gemüse waschen und putzen. Gelbe Rüben, Karotten und Petersilienwurzel schälen und in Scheiben schneiden. Fenchel vierteln, Strunk keilförmig entfernen und in Würfel schneiden. Mangold mit den Stielen in 3 cm große Stücke schneiden.

● Alles Gemüse in einem Topf mit Butter anschwitzen, salzen, mit Gemüsebrühe auffüllen und etwa 5 Min. zugedeckt weich dünsten. Die Flüssigkeit sollte dann verdunstet sein. 3 EL Basensauce untermischen und das Gemüse warm halten.

● Öl in die Pfanne geben und die Seezungenfilets bei mäßiger Hitze 2 – 3 Min. auf beiden Seiten zart anbraten, vom Herd nehmen, die heiße Estragonsauce dazugeben, zudecken und etwa 2 Min. nachziehen lassen.

● Nun das bunte Gemüse auf 2 vorgewärmten Tellern anrichten und je eine Portion Seezungenfilet mit der Estragonsauce darauf verteilen. Restliches Basilikum drüberstreuen.

Lebensmittelverträglichkeit: L laktosefreie Milchprodukte verwenden, F ohne Orange und Karotten zubereiten, G ist glutenfrei, H nur absolut frischen bzw. TK-Fisch verwenden, ohne Orange zubereiten

Nährwerte pro Portion › kcal 220 › KH 16 › E 24 › F 6

Raffiniert: Fischröllchen im Mangoldblatt

Felchenfilet auf Tomatenconcassée

2 Portionen • 20 Min.

Für das Gemüse:
- 300 g Pastinaken
- 1 TL Olivenöl
- ⅛ l Gemüsebrühe

Für die Fischröllchen:
- 2 Mangoldblätter
- 2 Felchenfilets à ca. 100 g
- 2 Lachsfilets à ca. 30 g
- Meersalz
- 1 Zitronenspalte

Für das Tomatenconcassée:
- 2 Tomaten
- 1 Bund Basilikum
- 4 EL Basensauce (Seite 41)
- 4 EL Sahne

● Pastinaken schälen, der Länge nach halbieren und in Scheiben schneiden. In einem Topf mit Olivenöl anschwitzen, salzen, mit Gemüsebrühe auffüllen und zugedeckt ca. 5 Min. weich dünsten.

● Mangoldblätter gut waschen und einzeln für ein paar Sekunden zu den Pastinaken in den Topf legen, bis sie formbar werden. Dabei den Deckel draufgeben. Die Mangoldblätter auf ein Brett legen; die Pastinaken warm halten.

● Basilikum waschen, von den Stielen zupfen und grob schneiden. Felchenfilets mit Zitronensaft bestreichen, leicht salzen, ein paar Streifen Basilikum drauflegen. Jeweils ein Felchenfilet mit den Lachsfilets auf ein Mangoldblatt legen; dann wie eine Roulade zusammenrollen und mit einem Bindfaden umwickeln. Die Fischröllchen im Kocheinsatz im Dampf 5 Min. garen lassen.

● Für die Sauce die Tomaten waschen, Strunk entfernen, einritzen, kurz in kochendes Wasser tauchen, Haut abziehen, halbieren, entkernen und würfeln. In einem Topf mit Sahne, Basensauce, etwas Salz und Basilikumstreifen warm machen.

● Pastinakengemüse auf 2 warmen Tellern anrichten. Den Faden entfernen, die Fischröllchen schräg anschneiden und auf dem Gemüse platzieren, das Tomaten-Concassée mit dem Basilikum rundum verteilen.

Lebensmittelverträglichkeit: L laktosefreie Milchprodukte verwenden, F ohne Tomaten zubereiten, G ist glutenfrei, H nur absolut frischen bzw. TK-Fisch verwenden, ohne Mangold und Tomaten zubereiten

Tipp Sie können auch 100 g Lachsfilet mit 100 ml Sahne im Cutter zu einer Farce pürieren, würzen, damit die Felchenfilets bestreichen und mit Mangold einhüllen. Aus dieser Farce können Sie auch Lachsnocken formen (übrigens aus jedem anderen grätenfreien Fisch auch) und 8 – 10 Min. im Salzwasser kochen oder in einer Form im Dampf zubereiten.

Nährwerte pro Portion › kcal 220 › KH 12 › E 21 › F 8

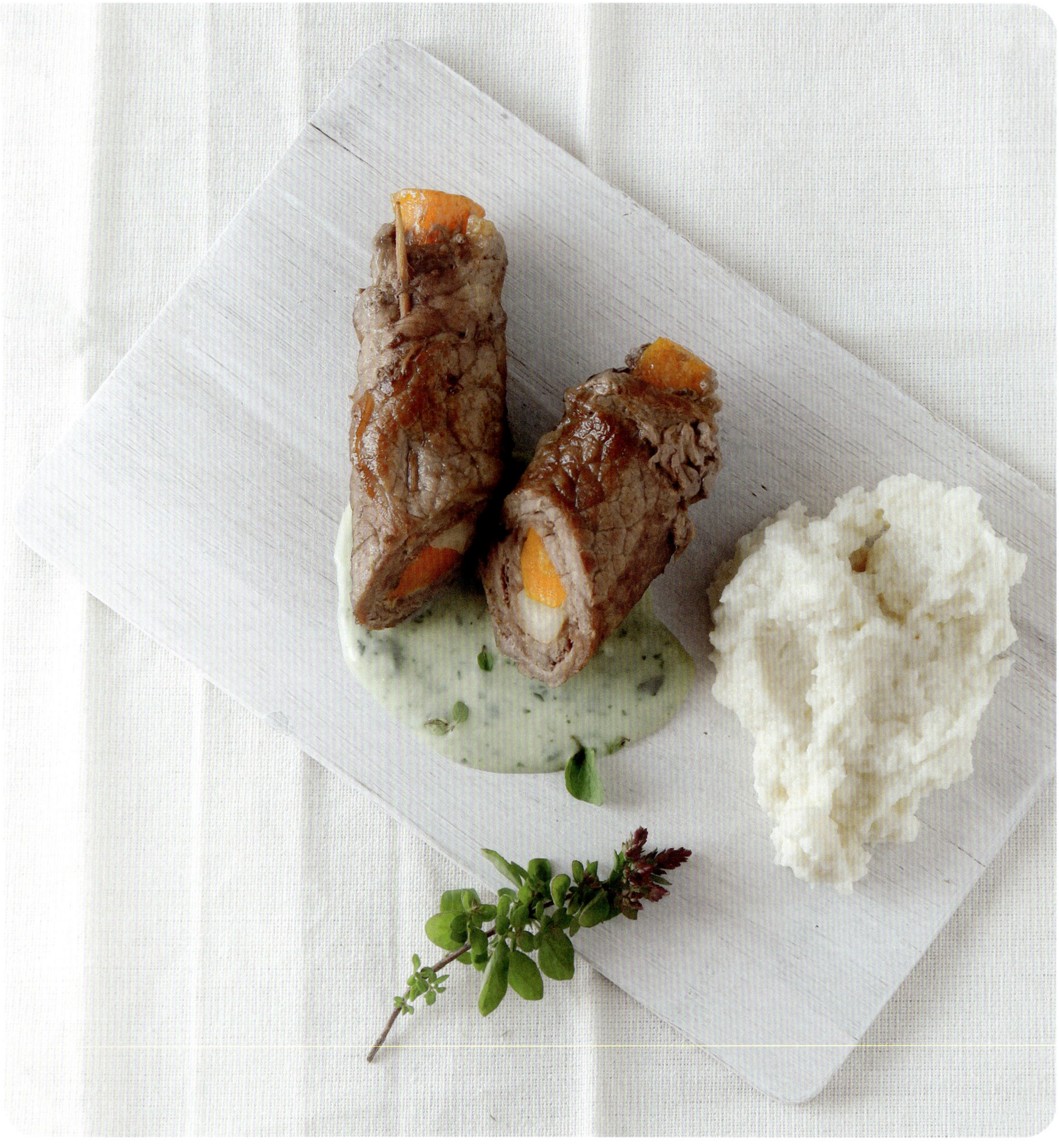

Mit würziger Gemüsefüllung

Rinderroulade mit Majoransauce

2 Portionen • 15 Min. + 30 Min. Schmorzeit

Für die Rinderrouladen:

- 2 Scheiben Rindfleisch à ca. 100 g
- 2 Stiele Liebstöckel
- 1 kleine Karotte
- 1 kleine Petersilienwurzel
- 1 TL Majoran
- 1 TL Thymian
- Meersalz
- 1 EL Rapsöl
- 1/4 l Gemüsebrühe
- 200 ml Majoran-Basensauce (Seite 88)

Für das Selleriepüree:

- 400 g Sellerieknolle
- 1 TL Butter
- 2 EL Sahne
- Meersalz

- Die Fleischscheiben flach drücken und gleichmäßig dünn ausklopfen. Die Kräuter waschen, von den Stielen zupfen und grob schneiden.

- Karotte und Petersilienwurzel waschen, schälen, Ansatz abschneiden, der Länge nach halbieren.

- Auf jedes Fleischstück eine halbierte Karotte und Petersilienwurzel mit dem Liebstöckel legen. Salzen und mit den Kräutern bestreuen. Das Fleisch mit der Füllung fest zusammenrollen. Die Füllung am Ende evtl. zuschneiden. Die Rouladen mit Küchengarn umbinden oder mit Holzstäbchen feststecken.

- Das Öl in einem kleinen Schmortopf erhitzen, Rouladen rundum etwas anbraten und mit der Hälfte der heißen Gemüsebrühe umgießen. Die Rouladen zugedeckt ca. 30 Min. schmoren lassen, bis das Fleisch weich ist. Dazwischen nach und nach die restliche Gemüsebrühe zufügen.

- Für das Selleriepüree Sellerie dünn schälen, klein schneiden und im Kocheinsatz über Dampf ca. 5–10 Min. weich dämpfen. In einem kleinen Kochgeschirr mit Sahne, Butter und etwas Salz, zu einem mittelfesten Püree pürieren.

- Die Rouladen herausnehmen und warm halten. Die restliche Flüssigkeit einkochen lassen oder einen Teil davon abgießen und die vorgefertigte Majoran-Basensauce unterrühren. Die Sauce soll keinesfalls zu dünn werden!

- Die Rouladen schräg anschneiden; die Majoransauce auf 2 vorgewärmte Teller geben und die Rouladen hineinsetzen, daneben das Selleriepüree anrichten.

Lebensmittelverträglichkeit: L laktosefreie Milchprodukte verwenden, F ohne Karotten zubereiten, G ist glutenfrei, H Fleisch frisch einkaufen und gut kühlen

Variante Als Füllung eignet sich auch eine gut gewürzte Hackfleischmasse. Dazu pürieren Sie im Cutter 100 g Fleisch mit 100 ml Sahne und würzen die Masse mit Salz und frischen Kräutern.

Tipp Sie können die Rouladen nach dem Anbraten auch im Kocheinsatz über Wasserdampf ca. 30 Min. weich dämpfen. Die Garzeiten verkürzen sich bedeutend, wenn Sie zarte Fleischteile (Beiried) vom Rind verwenden.

Nährwerte pro Portion › kcal 270 › KH 14 › E 23 › F 7

Minzesauce ist perfekt zu Lamm

Thymian-Lammfilet und Mangold-Wurzelgemüse

2 Portionen • 25 Min.

Für das Lammfilet mit Minzesauce:
- 1 Lammfilet ca. 250 g
- Meersalz
- 1 EL Rapsöl
- 2 Zweige Thymian
- ⅛ l Basensauce (Seite 41)
- 2 EL Minze

Für den Mangold:
- 250 g Wurzelgemüse
- 350 g Mangold
- 100 g Tomatenwürfel
- 1 EL Olivenöl
- 4 EL Sahne
- 4 EL Gemüsebrühe
- Meersalz
- geriebene Muskatnuss
- ½ EL Butter

• Lammfilet mit Salz würzen und die Thymianzweige drauflegen. Öl in eine beschichtete Pfanne geben, das Lammfilet rundum etwas anbräunen und ca. 10 – 12 Min. bei reduzierter Hitze und halb zugedeckt rosa garen. Oder bei 200 °C im vorgeheizten Backofen fertig garen.

• Wurzelgemüse waschen, schälen, der Länge nach halbieren und in Scheiben schneiden. Die Tomaten einritzen, kurz in kochendes Wasser tauchen, Haut abziehen, halbieren, Strunk herausschneiden, entkernen und Tomaten grob würfeln. Den Mangold mit den Stielen in etwa 3 cm große Stücke schneiden.

• Mangold und Wurzelgemüse in einem Topf mit Butter und Olivenöl anschwitzen, mit Salz und frisch geriebener Muskatnuss würzen, mit Gemüsebrühe auffüllen und zugedeckt etwa 8 Min. weich garen lassen. Mit der Sahne kurz einkochen. In der letzten Minute die Tomatenwürfel dazugeben.

• Minzeblätter von den Stielen zupfen, grob schneiden und mit der Basensauce mischen, warm machen und den abgelaufenen Fleischsaft vom Lammfilet dazugeben.

• Mangold-Gemüse-Mischung auf 2 vorgewärmten Tellern anrichten. Das Lammfilet in Scheiben schneiden und darauf platzieren, die Minzesauce rundum angießen.

Lebensmittelverträglichkeit: L laktosefreie Milchprodukte verwenden, F ohne Tomaten zubereiten, G ist glutenfrei, H Fleisch frisch einkaufen und gut kühlen, ohne Tomaten und Mangold zubereiten

Nährwerte pro Portion › kcal 290 › KH 9 › E 26 › F 6

Sehr würzig – ganz ohne Zwiebeln

Hühnerfrikadellen auf spanische Art

2 Portionen • 20 Min.

Für die Hühnerfrikadellen:

- 1 altbackenes Brötchen
- 4 EL Gemüsebrühe
- 8 grüne Oliven
- 1/4 TL Sambal Olek
- 2 EL Oreganoblätter
- 220 g Hühnerbrustfilet
- 4 EL Sahne
- Meersalz
- 1 EL Rapsöl

Für das Gemüse:

- 1 Tomate
- 1 kleine Aubergine
- 2 kleine Zucchini
- 100 g Büffel-Mozzarella
- 1 EL Olivenöl
- 4 EL Basensauce (Seite 41)

● Brötchen in kleine Stücke schneiden, mit 4 EL Gemüsebrühe etwa 5 Min. einweichen. Oliven klein hacken. Oregano von den Stielen zupfen und grob schneiden.

● Hühnerfleisch im Cutter mit Sahne pürieren und in eine Schüssel geben. Das Brötchen ausdrücken und mit den Oliven, Sambal Olek, der Hälfte vom Oregano und Meersalz zur Fleischmasse geben und gut vermengen.

● Rapsöl in einer beschichteten Pfanne erhitzen. Aus der Fleischmasse 2 Frikadellen formen und diese von beiden Seiten goldgelb anbraten, die Hitze zurückschalten und zugedeckt ca. 5 – 8 Min. nachziehen lassen, bis das Fleisch durchgegart ist.

● Tomate waschen, einritzen, kurz in kochendes Wasser tauchen, Haut abziehen, halbieren, Strunk entfernen, entkernen und grob würfeln. Zucchini und Aubergine waschen, Stielansatz entfernen und in Würfel schneiden. Mozzarella grob würfeln.

● Olivenöl in einer Pfanne erhitzen, erst die Auberginen, dann die Zucchini darin anbraten, salzen, zudecken, ca. 5 Min. weich garen, restlichen Oregano drüberstreuen und die Tomatenwürfel mit der Basensauce und dem Mozzarella untermischen.

● Das Gemüse in der Mitte der 2 vorgewärmten Teller anrichten und die Hühnerfrikadellen darauf platzieren.

Lebensmittelverträglichkeit: L laktosefreie Milchprodukte verwenden, F ohne Tomate und Aubergine zubereiten, G ist glutenfrei, H Fleisch frisch einkaufen und gut kühlen, ohne Tomate und Aubergine zubereiten

Tipp Die Frikadellen können ebenso mit Kalb, Rind, Wild oder Lammfleisch gemacht werden. Wenn Sie 100 g Fleisch mit ca. 90 ml Flüssigkeit im Cutter pürieren und würzen, können Sie daraus Klößchen oder Bällchen formen und diese 8 Min. in Salzwasser kochen oder dämpfen. Sie brauchen kein Ei dazu.

Nährwerte pro Portion › kcal 380 › KH 18 › E 34 › F 16

Erlesenes Gericht

Rinderfiletstreifen mit Kürbispüree

2 Portionen • 25 Min.

Für das Rinderfilet:

- 200 g Rinderfiletspitzen
- 150 g Zucchini
- 150 g Champignons
- 150 g Tomaten
- 1 EL Rapsöl
- Meersalz
- 1 EL Majoran
- 1 EL Butter (10 g)
- 3 EL Sahne
- 3 EL Basensauce (Seite 41)
- 1 TL Maizenaflocken

Für das Kürbispüree:

- 500 g Kürbis
- 3–4 EL Gemüsebrühe
- 1 EL Butter (10 g)
- Meersalz
- Muskatnuss

● Für das Kürbispüree den Kürbis waschen, halbieren, entkernen, schälen und grob würfeln. In einer Pfanne mit Olivenöl anschwitzen, zudecken und bei mäßiger Hitze etwa 10 Min. weich dämpfen lassen. Das Wasser soll völlig verdunstet sein. Butter, Salz und Muskatnuss zugeben und pürieren. Warm halten.

● Das Fleisch (Enden vom Rinderfilet) in dünne Scheibchen schneiden. Das Gemüse waschen. Champignons putzen und vierteln. Zucchini von den Enden befreien, der Länge nach halbieren und in Scheiben von ca. ½ cm schneiden.

● Tomaten vom Strunk befreien, einritzen, kurz in kochendes Wasser tauchen, Haut abziehen, halbieren, entkernen und grob würfeln. Majoranblätter von den Stielen zupfen und grob schneiden.

● Rapsöl in einer großen, beschichteten Pfanne erhitzen, das Fleisch salzen, auf beiden Seiten etwa 1 Min. rosa anbraten, Majoran zugeben. Fleisch umfüllen und warm stellen.

● Dann die Butter in dieselbe Pfanne geben und die Champignons und Zucchinischeiben unter mehrmaligem Rühren darin goldgelb braten. Mit Salz und Majoran würzen und zugedeckt 2 Min. weich dünsten.

● Nun die Tomatenwürfel, Sahne und Basensauce zugeben und wieder 2 Min. einkochen. Noch mal gut nachschmecken und den Saft evtl. mit 1 TL Maizenaflocken eindicken, dann das warm gestellte Fleisch mit dem Saft untermischen.

● Die geschnetzelten Filetspitzen mit dem Gemüse auf 2 vorgewärmten Tellern anrichten und das Kürbispüree dazugeben.

Lebensmittelverträglichkeit: L laktosefreie Milchprodukte verwenden, F ohne Tomaten zubereiten, G ist glutenfrei, H Fleisch frisch einkaufen und gut kühlen, ohne Tomaten zubereiten

Tipp Ein Muskatkürbis muss geschält werden. Der Hokkaido-Kürbis kann mit Schale verwendet werden. Zu flüssige Saucen können mit etwas Mehlbutter, Maisstärke oder Kartoffelstärke leicht abgebunden werden. Die Stärke immer mit kaltem Wasser anrühren. Praktischer sind die Flocken der Maisstärke, die kann man gleich in die kochende Flüssigkeit einstreuen, bis die gewünschte Konsistenz erreicht ist!

Nährwerte pro Portion › kcal 360 KH 17 › E 28 › F 14

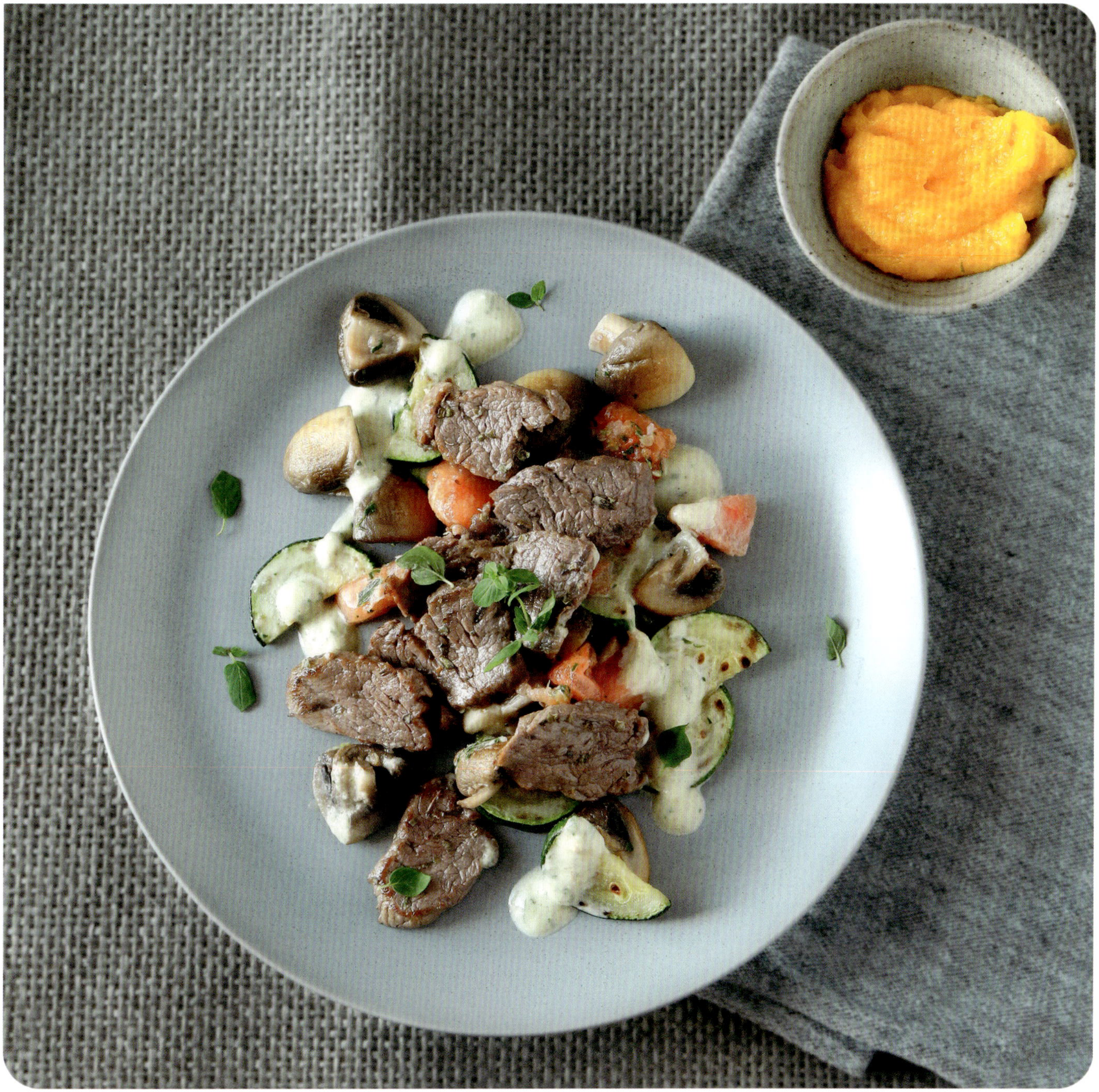

DESSERTS MAD III

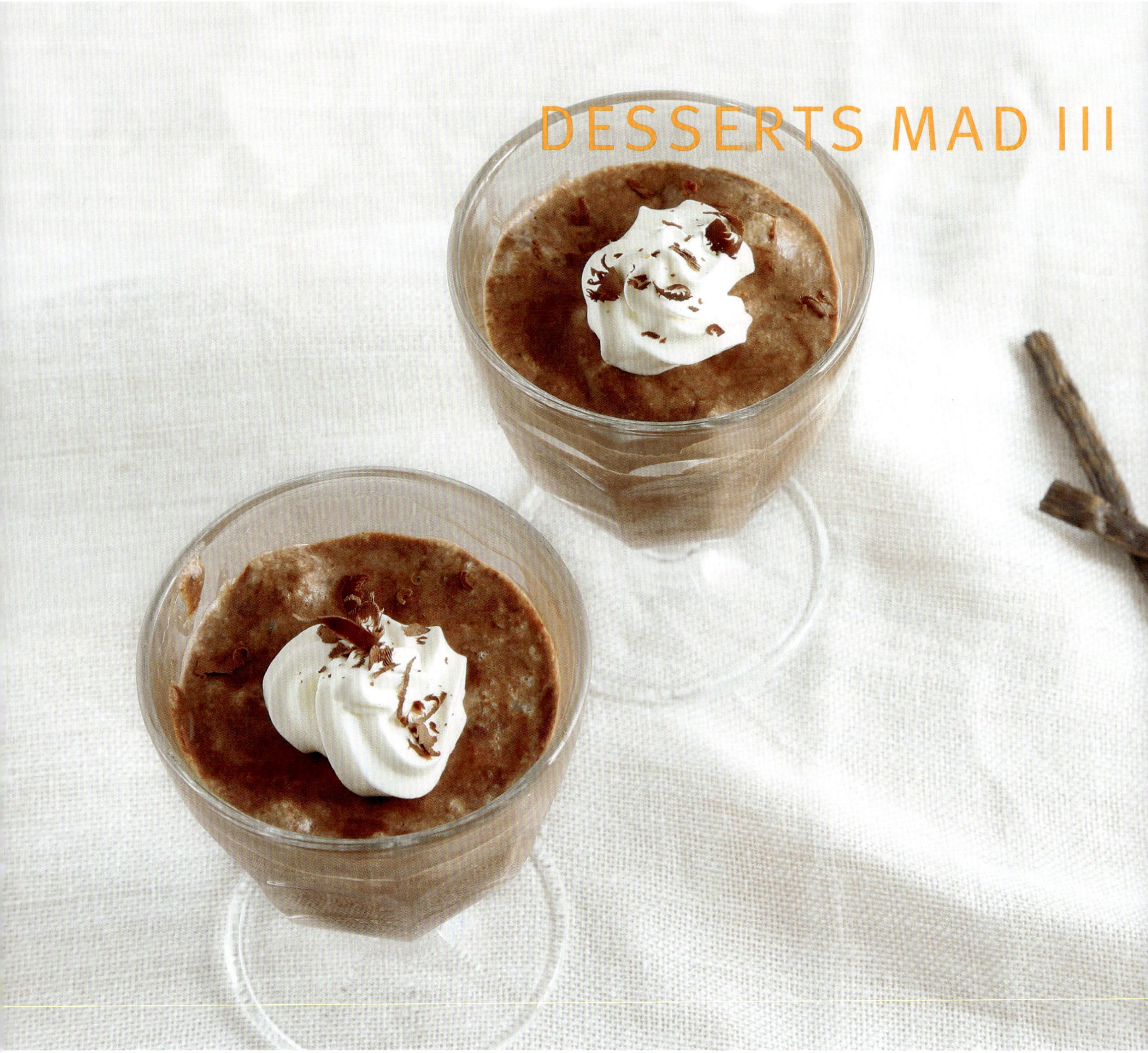

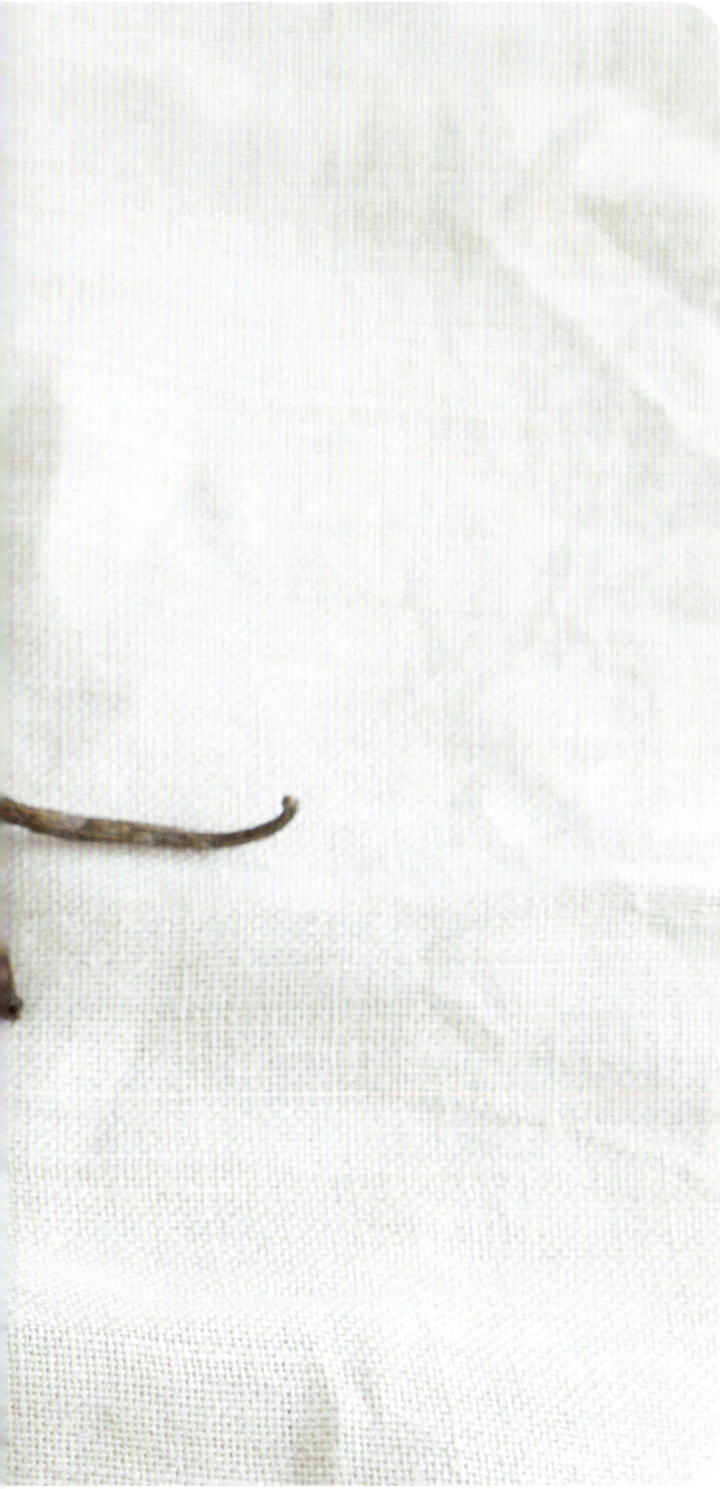

Zartschmelzender Schokogenuss

Mousse au Chocolat

4 Portionen • 15 Min. + 1 Std. Kühlzeit

125 ml Milch • 1 TL Agar-Agar-Pulver oder 2 Blatt Speisegelatine (6 g) • 1 Ei • 125 ml Sahne • 1 Msp. Vanillepulver • 50 g Zartbitterschokolade mit hohem Kakaoanteil • 1 Prise Meersalz • 8 g Schokoladenspäne

- Ei trennen. Gelatineblätter 5 Min. in kaltem Wasser einlegen.

- Milch mit Agar-Agar-Pulver verrühren und mit der Schokolade einmal aufkochen. Vom Herd nehmen, Eigelb, Salz und Vanille flott einrühren und evtl. die eingeweichte und ausgedrückte Gelatine.

- Oder Milch mit der Schokolade einmal aufkochen. Vom Herd nehmen und dann mit Eigelb, Salz, Vanille und ausgedrückter Gelatine rasch verrühren.

- Die Creme bis kurz vor dem Steifwerden kalt rühren. Das Eiweiß mit einer Prise Salz zu Schnee schlagen. Sahne steif schlagen und beides kurz vorm Festwerden der Creme einrühren.

- In 4 kleine Schalen füllen, etwa 1 Stunde in den Kühlschrank stellen, danach mit einer Sahnerosette und Schokoladenspäne garnieren.

Lebensmittelverträglichkeit: L laktosefreie Milchprodukte verwenden, F nicht geeignet, G ist glutenfrei, H dunkle Schokolade ist oft schlecht verträglich

Nährwerte pro Portion › kcal 135 › KH 10 › E 6 › F 9

Erfrischender Genuss

Weincreme

4 Portionen • 20 Min. + 1 Std. Kühlzeit

1 Eigelb • 30 g Bienenhonig oder Rohzucker • 1 TL Agar-Agar-Pulver oder 2 Blatt Speisegelatine (6 g) • 60 ml Weißwein • 125 ml Sahne • 1 Prise Meersalz

- Falls Gelatine verwendet wird, diese 5 Min. in kaltes Wasser einlegen, ausdrücken und im Wein auflösen. Bei Verwendung von Agar-Agar-Pulver, dieses mit dem Wein kalt anrühren und unbedingt einmal aufkochen lassen, damit der Salzgeschmack verschwindet.

- Eigelb, Honig, eine Spur Salz, aufgekochten Wein mit Agar-Agar oder Wein mit aufgelöster Gelatine mit einem Schneebesen in einem kleinen halbrunden Schneekessel im Wasserdampf über dem Wasserbad mindestens 5 Min. gut cremig schlagen.

- Danach im kalten Wasserbad mit Eiswürfeln so lange kalt rühren, dass weder Agar-Agar noch Gelatine völlig fest werden und die Creme glatt bleibt.

- Die Sahne steif schlagen und unterheben. Die Creme in 4 kleine Gläser füllen und gut 1 Stunde im Kühlschrank fest werden lassen. Zum Garnieren evtl. 1 Tupfer Sahne mit einer halben entkernten Weintraube verwenden oder Biskuitwürfelchen oder Biskotten in die Gläser geben, bevor die Creme eingefüllt wird.

Lebensmittelverträglichkeit: L laktosefreie Milchprodukte verwenden, F nicht geeignet, G Biskuit aus Hirse oder Buchweizen verwenden, H nur wenn Sie Weißwein vertragen

Nährwerte pro Portion › kcal 85 › KH 7 › E 2 › F 5

Am besten mit frischen Edelkastanien

Kastaniendessert

4 Portionen • 10 Min. (+ 1 Std. Ofenzeit) + 20 Min. Kühlzeit

150 g Esskastanien (fertig gegart) oder 300 g Esskastanien mit Schale • 1 EL Bienenhonig • ½ TL Zitronensaft • 125 ml Sahne • 4 Sauerkirschen • 1 TL Rum • 1 Prise Meersalz • 4 Blätter Zitronenmelisse

- Bei Verwendung von frischen Edelkastanien die Schale kreuzweise einritzen, im Ofen bei 200 °C ca. 1 Stunde garen, etwas abkühlen lassen und schälen.

- Gegarte Kastanien im Cutter pürieren und mit einer Prise Salz, Zitronensaft, Honig und Rum vermischen und abschmecken. Sahne steif schlagen und untermischen.

- Die Kastaniencreme am besten mithilfe eines Spritzsackes in 4 kleine Gläser füllen und 20 Min. kühl stellen.

- Mit je einem Tupfer Schlagsahne, einer Sauerkirsche und einem Blatt Zitronenmelisse garnieren und servieren.

Lebensmittelverträglichkeit: L laktosefreie Milchprodukte verwenden, F nicht geeignet, G ist glutenfrei, H ohne Zitrone und Rum zubereiten

Tipp Sollte das Kastanienpüree zu dick sein, mit 1–2 EL Milch verdünnen.

Nährwerte pro Portion › kcal 160 › KH 24 › E 3 › F 5

Sommerlich-leichtes Dessert

Zitronencreme

4 Portionen • ⏲ 15 Min. + 1 Std. Kühlzeit

- 1 Ei
- 30 g Bienenhonig oder Rohzucker
- etwas Zitronenschale
- 30 ml Zitronensaft
- 3 EL Weißwein
- 1 TL Agar-Agar-Pulver oder 2 Blatt Speisegelatine (6 g)
- 125 ml Sahne
- 1 Prise Meersalz
- 8 Blätter Zitronenmelisse

● Das Ei trennen. Falls Gelatine verwendet wird, diese 5 Min. in kaltes Wasser einlegen, dann etwas ausdrücken und im Wein auflösen.

● Bei Verwendung von Agar-Agar-Pulver, dieses mit dem Wein kalt anrühren und unbedingt einmal aufkochen lassen, damit der Salzgeschmack verschwindet.

● In einen kleinen Schneekessel Eigelb, Honig oder Rohzucker, wenig geriebene Zitronenschale, Zitronensaft, Weißwein mit Agar-Agar oder Gelatine nacheinander hineingeben. Dabei mit einem Schneebesen über Wasserdampf in einem Topf mit leicht kochendem Wasser gut cremig schlagen.

● Anschließend in kaltem Wasser mit Eiswürfeln kalt rühren. Dabei darauf achten, dass die Creme gerade noch nicht steif wird. Die Sahne steif schlagen. Das Eiweiß mit einer Prise Salz zu Schnee schlagen und zusammen mit der Sahne unterheben.

● In 4 kleine Gläser oder Glasschalen abfüllen und zum Festwerden ca. 1 Stunde in den Kühlschrank stellen. Danach mit einem Tupfer Sahne, mit je einem Zitronenfilet und Zitronenmelisse garnieren.

Lebensmittelverträglichkeit: L laktosefreie Milchprodukte verwenden, F nicht geeignet, G ist glutenfrei, H ohne Zitrusfrüchte und Wein zubereiten

Tipp Orangen, Mandarinen oder Grapefruit eignen sich für dieses Rezept genauso gut.

Nährwerte pro Portion ›kcal 100 ›KH 9 ›E 3 ›F 5

Mit feinem Vanille-Sahne-Geschmack

Vanilledessert

4 Portionen • 15 Min. + 1 Std. Kühlzeit

- 125 ml Milch
- 20 g Bienenhonig oder Rohzucker
- 1 TL gemahlenes Agar-Agar oder 2 Blatt Speisegelatine (6 g)
- 1 Ei
- 125 ml Sahne
- ½ echte Vanilleschote
- 4 – 8 Zitronenmelisse- oder Minzeblätter
- 1 Prise Meersalz

● Vanilleschote der Länge nach durchschneiden und auskratzen. Gelatine 5 Min. in kaltes Wasser legen.

● Milch mit ausgekratzter Vanille in einen kleinen Schneekessel geben und im Wasserbad auf 70 °C erwärmen. Ausgedrücktes Gelatineblatt, Honig, Eigelb und eine Spur Salz schnell unterrühren.

● Oder bei Verwendung von Agar-Agar dieses in der kalten Milch anrühren und mit ausgekratzter Vanille und der Vanillestange einmal aufkochen lassen. Die Vanillestange wieder entfernen. Dann Honig, Eigelb und eine Spur Salz schnell unterrühren.

● Danach unter ständigem Rühren über kaltem Wasser mit Eiswürfeln bis kurz vor dem Steifwerden kalt rühren. Sahne steif schlagen. Eiweiß mit einer Prise Salz zu Schnee schlagen und mit der Sahne unter die Creme heben.

● Vanilledessert in 4 kleine Gläser oder Schalen füllen und mindestens 1 Stunde im Kühlschrank durchkühlen lassen. Dann mit je einem Tupfer Schlagsahne und Minzeblättchen garnieren.

Lebensmittelverträglichkeit: L laktosefreie Milchprodukte verwenden, F nicht geeignet, G ist glutenfrei, H ohne Fruchtsauce zubereiten

Variante Oder als Creme zum Stürzen die doppelte Menge Agar-Agar oder Gelatine nehmen, in 4 kleine ausgeölte Förmchen füllen und 2 Stunden im Kühlschrank durchkühlen lassen. Auf Dessertteller stürzen und mit Fruchtsauce und Schlagrahm garnieren.

Tipp Fruchtiger wird es, wenn Sie vor dem Einfüllen des Desserts in die Gläser je 1 EL Püree aus frischen oder tiefgekühlten Früchten oder Beeren geben.

Nährwerte pro Portion › kcal 100 › KH 7 › E 4 › F 6

Auch als Pudding zum Stürzen

Frucht-Joghurt-Dessert

4 Portionen • 15 Min. + 1 – 2 Std. Kühlzeit

- 50 g Fruchtpüree aus Erdbeeren, Himbeeren, Aprikosen oder Mango
- 250 g Mager- oder Schafsjoghurt
- 10 g Bienenhonig oder Rohzucker
- 2 EL Orangensaft
- 1 TL Agar-Agar oder 2 Blatt Speisegelatine (6 g)
- 125 ml Sahne
- 1 EL Schlagsahne zum Garnieren
- Zitronenmelisseblätter

● Agar-Agar mit Orangensaft verrühren und einmal aufkochen lassen. Oder die Gelatineblätter 5 Min. in kaltem Wasser einweichen, dann ausdrücken und im erwärmten Orangensaft auflösen. Soll es ein festerer Pudding werden, die doppelte Menge Agar-Agar oder Gelatine nehmen.

● Frische oder tiefgekühlte Früchte im Mixer pürieren. Fruchtpüree entweder auf dem Boden der Gläser verteilen oder mit Joghurt, Honig und tropfenweise mit dem Orangensaft und Agar-Agar oder Gelatine mit einem Schneebesen schnell verrühren.

● Sahne steif schlagen und mit dem Schneebesen unterziehen. In 4 kleine Glasschalen abfüllen oder in mit Pflanzenöl ausgestrichene kleine Puddingformen füllen und im Kühlschrank 1 – 2 Stunden fest werden lassen.

● Die Creme garnieren oder den Pudding rundum mit einem kleinen Messer lockern und auf 4 Dessertteller stürzen. Mit etwas Sahne, je 1 EL Fruchtpüree und Zitronenmelisseblättchen garnieren.

Lebensmittelverträglichkeit: L laktosefreie Milchprodukte verwenden, F nicht geeignet, G ist glutenfrei, H ohne Orangensaft und Erdbeeren zubereiten

Nährwerte pro Portion ›kcal 110 ›KH 10 ›E 7 ›F 12

Für alle Mohn-Liebhaber

Mohn-Cupcake mit Weinschaum

4 Portionen • 15 Min. + 12 Min. Garzeit

Für die Mohn-Cupcakes:

- 2 Eier
- 80 ml Sahne
- 2 EL Bienenhonig
- 25 g Dinkelvollkornmehl
- 55 g gemahlener Mohn
- 1 Prise Meersalz

Für den Weinschaum:

- 2 Eigelb
- 125 ml Weißwein
- ½ EL Roh-Rohrzucker

- Eier trennen. Das Eiweiß mit etwas Salz steif schlagen. Eigelb mit Sahne und Honig schaumig rühren. Die beiden Massen zusammengeben und zuletzt das Mehl und den Mohn mit einem Schneebesen unterheben.

- Die Masse zu etwa ⅔ in 4 mit Butter ausgepinselte und ausgezuckerte Förmchen füllen und im Wasserbad im Backofen bei 200 °C zugedeckt etwa 12 – 15 Min. garen.

- Inzwischen für den Weinschaum Eigelb mit Weißwein und Rohrzucker im Schneekessel mit dem Schneebesen über Wasserdampf gut schaumig rühren. Um ein Abstocken vom Ei zu vermeiden, unter 70 °C bleiben.

- Danach die Förmchen aus dem Backofen nehmen, rundum mit einem Messer lockern, aus den Förmchen auf 4 kleine Teller stürzen und sofort mit etwas Weinschaum servieren.

Lebensmittelverträglichkeit: L laktosefreie Milchprodukte verwenden, F nicht geeignet, G Buchweizen- statt Dinkelmehl verwenden, H ohne Weinschaumcreme zubereiten

Nährwerte pro Portion › kcal 260 › KH 20 › E 15 › F 12

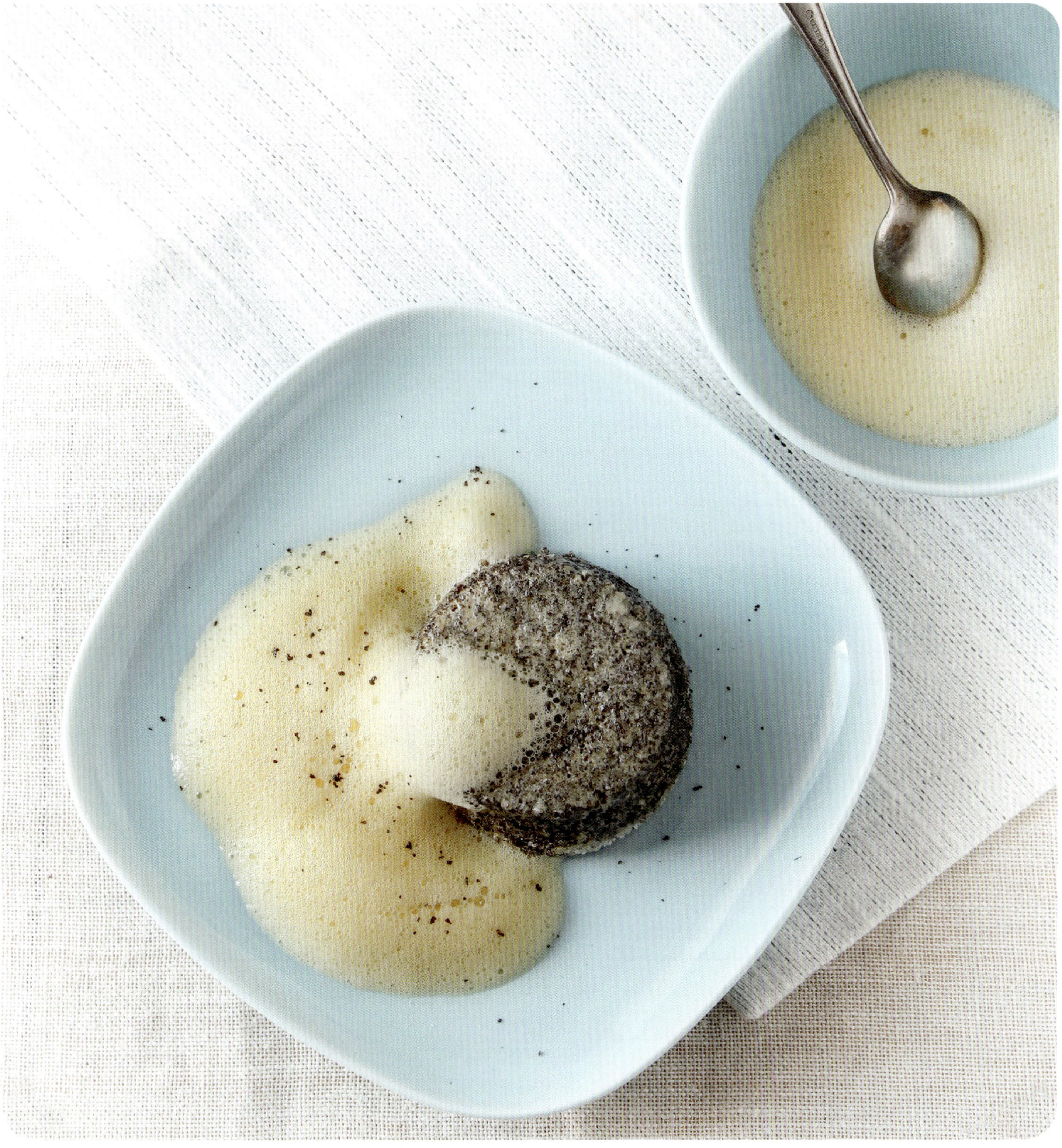

Sauer macht lustig

Grapefruitcreme

4 Portionen • 15 Min. + 1 – 2 Std. Kühlzeit

1 Ei • 25 g Bienenhonig oder Rohzucker • 100 ml Grapefruitsaft • 2 EL Weißwein • 1 TL Agar-Agar Pulver oder 2 Blatt Gelatine (6 g) • 125 ml Sahne • 1 Prise Meersalz • 4 – 8 Grapefruitfilets • 4 – 8 Minzeblätter

- Ei trennen. Agar-Agar mit Weißwein verrühren und einmal aufkochen lassen. Oder die Gelatineblätter 5 Min. in kaltem Wasser einweichen.

- Eigelb mit Honig, Salz, Grapefruitsaft, Weißwein mit dem Agar-Agar oder mit den ausgedrückten Gelatineblättern in einem kleinen Schneekessel über Wasserdampf ca. 5 Min. gut cremig schlagen. Dabei immer wieder vom Dampf weggehen, damit das Ei nicht stocken kann.

- Danach über kaltem Wasser mit Eiswürfeln kalt rühren. Kurz vor dem Steifwerden aufhören. Sahne steif schlagen. Eiweiß mit einer Prise Salz zu Schnee schlagen und mit der Schlagsahne mit einem Schneebesen zugleich unter die kalte Crememasse mischen.

- In 4 kleine Gläser aufteilen und 1 – 2 Stunden in den Kühlschrank stellen. Mit einem Tupfer Sahne, Grapefruitfilets und Minzeblättchen garnieren.

Lebensmittelverträglichkeit: L laktosefreie Milchprodukte verwenden, F nicht geeignet, G ist glutenfrei, H nicht geeignet

Tipp Wenn Sie es nicht ganz so bitter-säuerlich mögen, können Sie den Grapefruitsaft auch zur Hälfte mit Apfelsaft mischen.

Nährwerte pro Portion › kcal 100 › KH 9 › E 4 › F 5

Mit Hirse, Amaranth oder Quinoa

Bananen-Getreide-Dessert

4 Portionen • 5 Min. + 40 Min. Kochzeit

100 g Hirse, Amaranth oder Quinoa • ¼ l Wasser • ⅛ l Sahne • 1 EL Bienenhonig • ½ TL Zimt • 1 Prise Meersalz • 1 reife Banane • 4 Zitronenmelisseblätter

- Getreide waschen, abtropfen lassen und in einen Topf mit Wasser geben. Aufkochen und etwa 20 Min. zugedeckt köcheln lassen.

- Kochplatte ausschalten und 15 Min. zugedeckt nachquellen lassen. Dabei nicht umrühren. Die Hirse muss gut weich sein. Auskühlen lassen.

- Banane schälen, in kleine Würfel schneiden, in eine Schüssel geben, mit Honig, Zimt, einer Prise Salz und der Hirse vermischen. Sahne steif schlagen und unterheben.

- Bananen-Getreide-Dessert in 4 Gläser füllen, mit je einer Bananenscheibe und einem Blatt Zitronenmelisse garnieren.

Lebensmittelverträglichkeit: L laktosefreie Milchprodukte verwenden, F nicht geeignet, G ist glutenfrei, H ist histaminfrei

Tipp Diese Getreidecreme kann auch mit Getreidemehl oder Grieß gemacht werden.

Nährwerte pro Portion › kcal 214 › KH 23 › E 4 › F 10

Ohne Ei

Tiramisu

4 Portionen • 10 Min. + 15 Min. Kühlzeit

100 g Mascarpone • 50 g Creme fraîche • 50 g Sahne • 1 EL Bienenhonig • 1 Msp. Vanillepulver • 1 TL Rum • 1 TL Zitronensaft • 2 EL starker Espresso • 1 TL Kakaopulver • 4 Löffelbiskuit • 1 Prise Meersalz

- Creme fraîche, Honig und Mascarpone im Schneekessel mit einem Schneebesen verrühren. Mit Vanille, Rum, Salz und Zitronensaft abschmecken.
- Sahne steif schlagen und unterheben. Die Creme zur Hälfte in 4 kleine Gläser oder Schalen füllen, mit je 2 halbierten und kurz im Espresso getränkten Biskuits belegen und mit restlicher Creme auffüllen.
- Kurze Zeit (ca. 15 Minuten) in den Kühlschrank stellen, vor dem Servieren mit etwas Kakaopulver garnieren.

Lebensmittelverträglichkeit: L laktosefreie Milchprodukte verwenden, F nicht geeignet, G ohne Biskuit zubereiten, H ohne Rum, Zitrone und Kakao zubereiten

Tipp Sie können auch ein Hirsebiskuit backen und die Creme auf den ausgekühlten Boden streichen. In diesem Fall verdoppeln Sie die oben angeführte Menge und lassen zusätzlich noch 1 TL Agar-Agar oder 2 Blatt Gelatine, in heißem Rum und Zitronensaft aufgekocht, tröpfchenweise unter Rühren in die Creme laufen.

Nährwerte pro Portion ›kcal 165 ›KH 8 ›E 3 ›F 12

Mit unverwechselbarem Duft

Bratapfel-Sahne-Dessert

4 Portionen • ca. 10 Min.

4 säuerliche Äpfel • 1 TL Bienenhonig • 125 ml Sahne • einige Tropfen Zitronensaft • 1 Msp. Zimt • 1 Prise Salz • 4 Minzeblätter

- Äpfel waschen und das Kerngehäuse ausstechen. Auf ein Backblech legen und bei etwa 200 °C ca. 20 Min. braten und anschließend abkühlen lassen.
- Die Schale abziehen, die Äpfel pürieren, mit einer Prise Salz, Zitrone, Zimt und Honig abschmecken und im Kühlschrank gut ½ Stunde erkalten lassen.
- Sahne steif schlagen und mit dem Schneebesen unterheben. In 4 kleine Schalen oder Gläser füllen. Kurz kühl stellen, dann mit etwas Sahne und Minzeblättern garniert servieren.

Lebensmittelverträglichkeit: L laktosefreie Milchprodukte verwenden, F nicht geeignet, G ist glutenfrei, H ohne Zitrone zubereiten

Tipp Falls es schnell gehen muss, können Sie auch 250 ml Apfelmus anstelle der Bratäpfel verwenden.

Nährwerte pro Portion ›kcal 120 ›KH 9 ›E 3 ›F 8

Fruchtig-leichte Leckerei

Orangen-Soufflé

4 Portionen • 30 Min.

Für die Soufflé-Grundmasse:
- 100 ml Milch
- 20 g Butter
- 25 g Dinkelmehl
- 2 Eigelb

Für das Orangen-Soufflé:
- 60 g Quark
- 1 Eigelb
- Soufflé-Grundmasse
- 2 Eiweiß
- 20 g brauner Zucker
- 40 ml frisch gepresster Orangensaft

Für die Orangensauce:
- 20 g brauner Zucker
- 1 EL Grand Marnier
- 150 ml Orangensaft
- 1 TL Maizena
- 1 Orange zum Filetieren

● Für die Soufflé-Grundmasse die Butter schmelzen, das Mehl mit dem Schneebesen einrühren und mit der Milch aufkochen lassen, gut verrühren. Vom Herd ziehen, Eigelb in die Masse einrühren. Zur Seite stellen.

● Quark durch ein Tuch auspressen. Orangensaft 2 – 3 Min. köcheln lassen. Quark, Eigelb und Soufflé-Grundmasse gut verrühren. Eiweiß mit Zucker steif schlagen und mit dem erkalteten Orangensaft unterheben.

● Vier Förmchen ausbuttern und zuckern. Die Masse einfüllen und im Wasserbad im Backofen bei ca. 200 °C rund 12 – 14 Min. backen. (Das Soufflé kann auch in der Form serviert werden.)

● Für die Orangensauce Orangenfilets schneiden. Den Zucker in einem kleinen Topf karamelisieren, mit Grand Marnier ablöschen und den Orangensaft dazugeben; 5 Min. kochen lassen, dann erst umrühren. Mit dem im Wasser aufgelösten Maizena abbinden und die Filets dazugeben.

● Orangensauce mit den Filets anrichten und zum Soufflé servieren.

Lebensmittelverträglichkeit: L laktosefreie Milchprodukte verwenden, F nicht geeignet, G ist glutenfrei, H nicht geeignet

Nährwerte pro Portion › kcal 152 › KH 12 › E 7 › F 7

Unvergleichlich gut

Walnusscreme

4 Portionen • 15 Min. + 1 Std. Kühlzeit

125 ml Milch • 1 EL Bienenhonig • 1 TL Agar-Agar-Pulver oder 2 Blatt Speisegelatine (6 g) • 1 Ei • 50 g Walnüsse ohne Schale • 125 ml Sahne • 1 Msp. Vanillepulver • 1 Prise Meersalz • 4 Walnusshälften • 4 Zitronenmelissenblätter

- Ei trennen. Walnüsse fein hacken. Milch mit Agar-Agar-Pulver verrühren und einmal aufkochen. Oder die 5 Min. in kaltem Wasser eingeweichte und ausgedrückte Speisegelatine in der heißen Milch auflösen.

- Eigelb, Honig, gehackte Walnüsse und Vanillepulver mit einem Schneebesen rasch unterrühren und bis kurz vor dem Abstocken über kaltem Wasser mit Eiswürfeln kalt rühren.

- Das Eiweiß mit einer Prise Salz steif schlagen. Sahne steif schlagen und mit dem Eiweiß zugleich unter die Creme heben.

- Die Walnusscreme in 4 Schalen oder Gläser abfüllen und 1 Stunde im Kühlschrank fest werden lassen, danach mit je einem Tupfen Schlagsahne, Zitronenmelisse und Walnusshälfte garnieren.

Lebensmittelverträglichkeit: L laktosefreie Milchprodukte verwenden, F nicht geeignet, G ist glutenfrei, H nicht geeignet

Tipp Walnüsse sind besonders empfehlenswert, da sie die wichtigen Omega-3-Fettsäuren enthalten. Statt Walnüssen können Sie aber auch grob gehackte Mandeln, Pinienkerne oder Pistazien nehmen.

Nährwerte pro Portion ›kcal 165 ›KH 12 ›E 9 ›F 15

Selbst gemachtes Sahneeis

Vanilleparfait mit Himbeeren

8 Portionen • 25 Min. + 2 Std. Tiefkühlzeit

4 Eigelb • 120 g Bienenhonig • ½ l Sahne • 20 ml Cointreau • 1 Vanilleschote • 250 g Himbeeren • 1 EL Roh-Rohrzucker • 4 Zitronenmelissenblätter

- Eigelb mit Honig in einem Schneekessel über heißem Wasser gut cremig rühren. Dann über kaltem Wasser evtl. mit Eiswürfeln kalt rühren. Die ausgekratzte Vanilleschote und den Cointreau untermischen.

- Sahne steif schlagen und mit einem Schneebesen untermischen. 4 kleine oder 1 größere Form mit Öl ausstreichen, mit Klarsichtfolie auslegen, die Parfaitmasse einfüllen und mit Folie abdecken. Im Tiefkühlschrank gut 2 Stunden durchfrieren lassen.

- Himbeeren in einem Topf mit Zucker warm machen. Das Eisparfait aus der Form stürzen, portionieren, auf Teller verteilen und mit Zitronenmelisse garnieren. Die warme Himbeersauce dazugeben oder separat dazu reichen.

Lebensmittelverträglichkeit: L laktosefreie Milchprodukte verwenden, F nicht geeignet, G ist glutenfrei, H Himbeeren evtl. weglassen

Nährwerte pro Portion ›kcal 285 ›KH 16 ›E 3 ›F 5

Als Übergang zur Normalkost: eine echt österreichische Spezialität

Aprikosenknödel

4 Portionen • 35 Min.

Für die Aprikosenknödel:

- 35 g Butter
- 1 Eigelb
- 1 Prise Meersalz
- 125 g Quark, 20 % Fett
- 35 g Dinkelmehl
- 35 g Hartweizengrieß
- 6 reife Aprikosen
- 6 braune Würfelzucker
- 1 TL brauner Rum
- ½ Vanilleschote

Für die Brösel:

- 1½ EL Butter
- 50 g Semmelbrösel
- 1 EL brauner Zucker
- ½ Vanilleschote

- Vanilleschote auskratzen. Mit einem Handmixer die Butter schaumig rühren, eine Prise Salz, das Eigelb und den Quark unterrühren. Mehl und Grieß unterheben. Der Teig darf keine Luftblasen haben.

- Teig auf eine Klarsichtfolie geben, mit der Folie zu einer Rolle von 7 cm Durchmesser formen, dabei die Enden gut zusammendrehen.

- Mit einem Kochlöffel die Kerne aus den reifen Aprikosen drücken und je 1 Stück Würfelzucker in die Öffnung schieben. Sind die Aprikosen zu hart, werden sie halbiert.

- Den Teig aus der Rolle wickeln und in 5 cm dicke Scheiben schneiden, damit die Aprikosen einschlagen und mit nassen Händen Knödel formen.

- Leicht gesalzenes Wasser mit Rum und der halben Vanilleschote aufkochen, Knödel hineinlegen. 20 Min. mehr ziehen lassen als kochen.

- Butter in einer Pfanne schmelzen, Brösel dazugeben. Wenn sie Farbe angenommen haben, Vanillemark zugeben und goldbraun rösten. Die Knödel in den Bröseln wälzen und mit etwas zerlassener Butter anrichten.

Lebensmittelverträglichkeit: L laktosefreie Milchprodukte verwenden, F nicht geeignet, G mit glutenfreien Bröseln zubereiten, H ohne Rum zubereiten

Tipp Dieses köstliche Rezept stellt schon einige Anforderungen an die Verdauungskraft und ist daher erst am Ende der MAD III bzw. nach der MAD zu empfehlen.

Nährwerte pro Portion › kcal 228 › KH 25 › E 8 › F 14

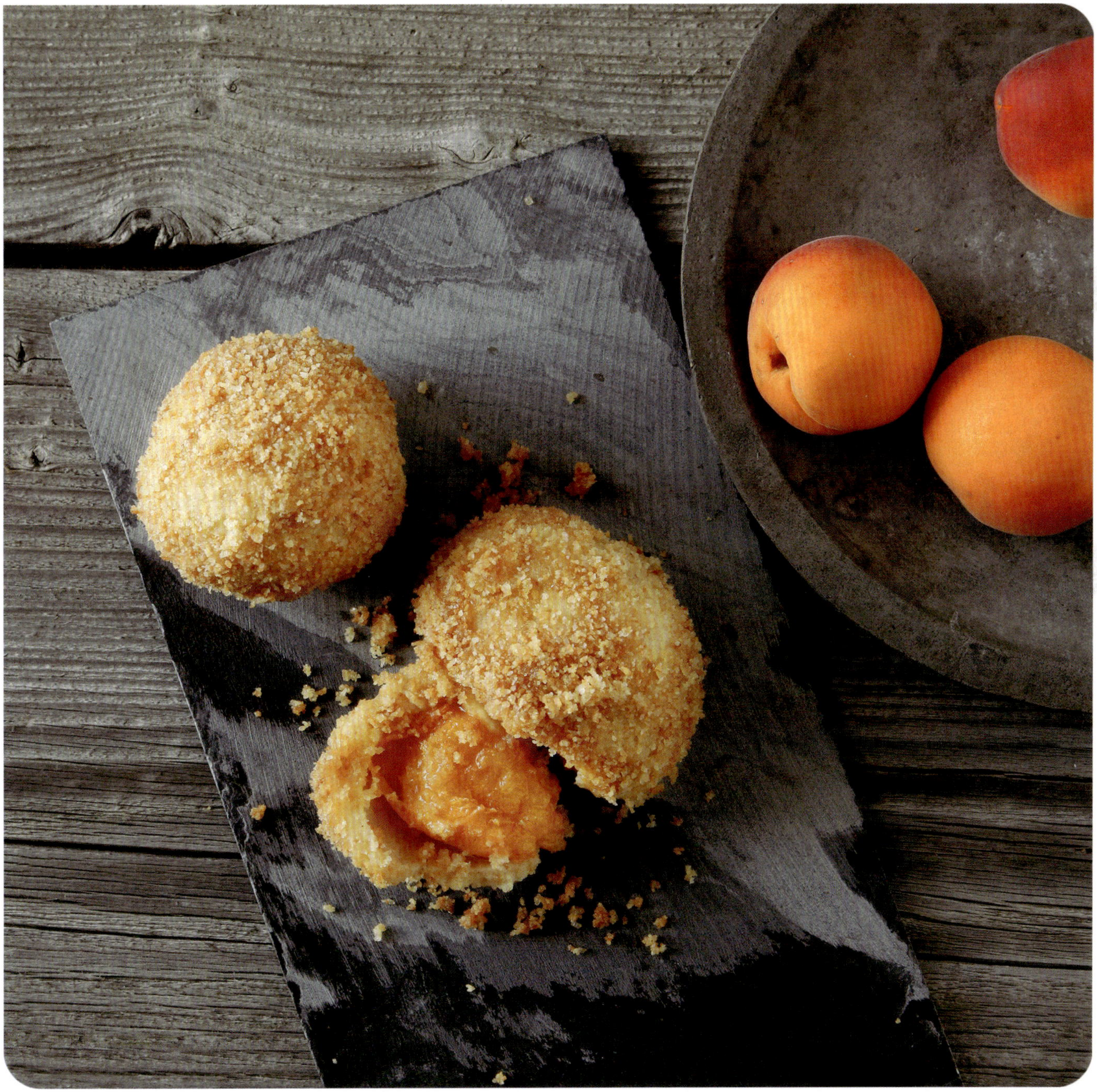

ABENDESSEN MAD III

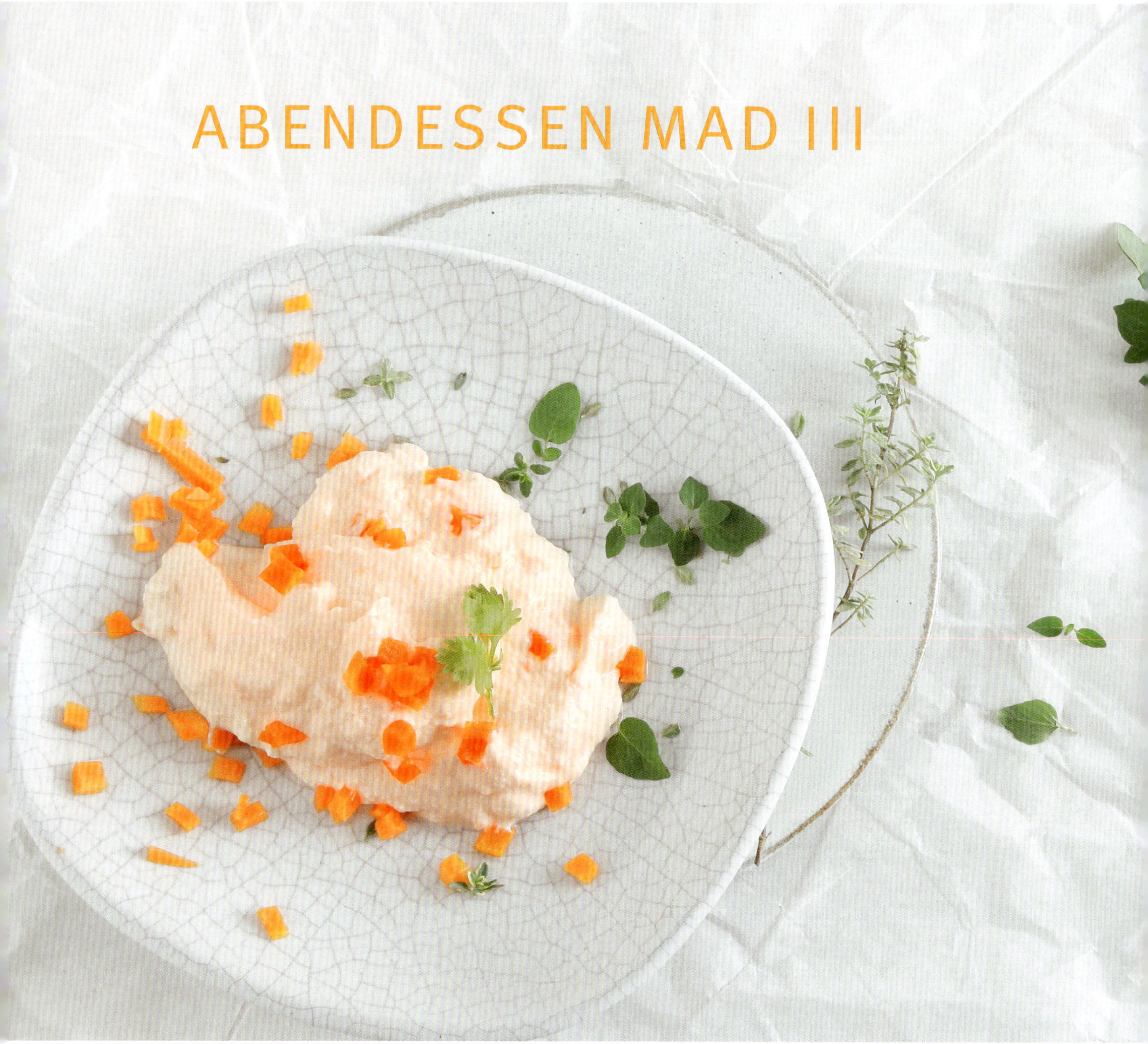

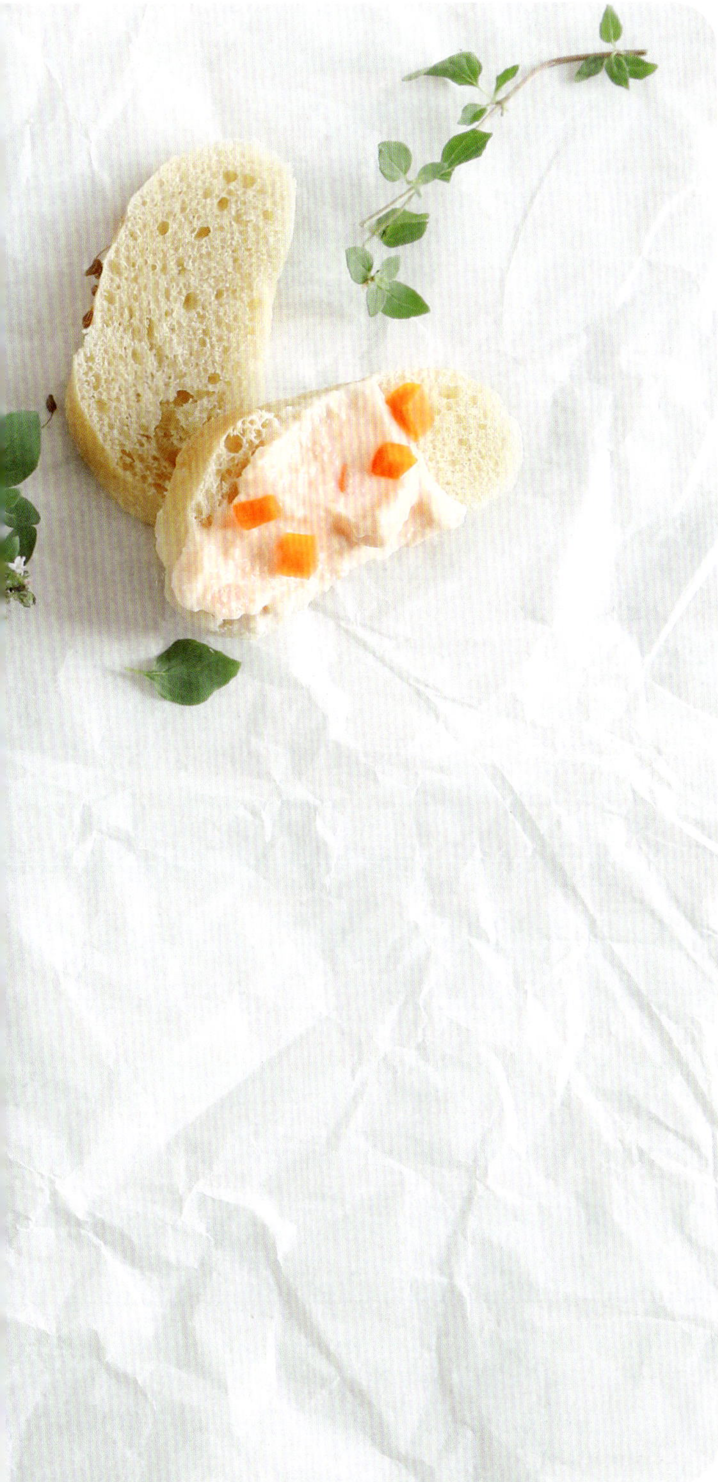

Mit exotischem Touch

Papaya-Aufstrich

4 Portionen • ⏲ 5 Min.

150 g Kuhmilch-, Schafs- oder Ziegenquark • 100 g Gervais oder Philadelphia • 50 g Papaya, püriert • 1/4 TL frischer, fein gehackter Ingwer • 60 ml Sahne oder Milch • 1 TL Honig • 1/2 TL Zitronensaft • Meersalz

- Alle Zutaten in einer Schüssel zu einem cremigen Aufstrich verrühren oder pürieren und mit einem Eisportionierer à 50 g in kleinen Schüsseln anrichten.

- Mit frischen Kräutern garnieren. Dieser Aufstrich hält sich gut gekühlt 1 – 2 Tage.

Lebensmittelverträglichkeit: L laktosefreie Milchprodukte verwenden, F ist fruktosefrei, G ist glutenfrei, H ist histaminfrei

Variante Statt Papaya können Sie auch Avocado verwenden.

Nährwerte pro Portion › kcal 150 › KH 4 › E 8 › F 5

Nehmen Sie Ihre Lieblingskräuter

Würziger Kräuterquark

4 Portionen • 5 Min.

250 g Schafs- oder Ziegenquark • 1 TL Oreganoblättchen • 1 TL Basilikumblättchen • ¼ TL Paprikapulver edelsüß • ¼ TL gemahlener Kümmel • 60 ml Sahne oder Milch • Meersalz • Chili in der Gewürzmühle

- Quark mit der Gabel in einer Schüssel fein zerdrücken. Oregano und Basilikum klein schneiden und mit dem Kümmel, Salz und etwas Chili zugeben.

- Mit Milch oder Sahne und Paprikapulver alles zusammen gut vermischen. Portionsweise mit einem Eisportionierer in Schälchen anrichten und mit Frischkräutern garnieren. Den Rest im Kühlschrank aufbewahren.

Lebensmittelverträglichkeit: L laktosefreie Milchprodukte verwenden, F ist fruktosefrei, G ist glutenfrei, H ist histaminfrei

Nährwerte pro Portion ›kcal 80 ›KH 3 ›E 7 ›F 5

Ungewöhnlich: mit Mandelmus

Feta-Aufstrich mit Kerbel

4 Portionen • 5 Min.

250 g Schafs-Feta • 1 TL grob geschnittenes Kerbelkraut • 60 ml Milch oder Sahne • 1 EL Mandelmus oder 1 TL Kräuterpesto (Seite 152) • Meersalz

- Alle Zutaten in einer Schüssel zu einem cremigen Aufstrich verrühren oder in der Moulinette pürieren.

- Am besten mit einem Eisportionierer zu je 50 g anrichten. Diese Aufstriche können bei Bedarf mit 2 – 3 EL kalt gepressten Pflanzenölen zu wahren Kraftbomben werden. Sie eignen sich besonders für ältere Menschen, die weniger essen, aber »Power« brauchen.

Lebensmittelverträglichkeit: L laktosefreie Milchprodukte verwenden, F ist fruktosefrei, G ist glutenfrei, H ist histaminfrei

Nährwerte pro Portion ›kcal 140 ›KH 3 ›E 10 ›F 10

Sehr eiweißreich

Putenbrustaufstrich

4 Portionen • ca. 10 Min.

250 g geräucherte Putenbrust • 1/8 l Sahne • Galgantwurzel

- Von der Putenbrust die Haut abscheiden und das Putenfleisch in kleine Würfel schneiden und in den Cutter geben. Ein paar Sekunden fein pürieren und mit etwas Galgant aus der Mühle würzen. Das Salzen erübrigt sich.

- So viel Sahne zugeben und weiter pürieren, bis ein kompakter, glatter Aufstrich entsteht. Das funktioniert nur im Cutter bzw. in einer Moulinette.

- Anrichten und den Rest vom Aufstrich in einer kleinen Schüssel mit Klarsichtfolie zugedeckt im Kühlschrank aufbewahren. Wenn der Aufstrich zu fest wird mit 2–3 EL Wasser verdünnen.

Lebensmittelverträglichkeit: L laktosefreie Milchprodukte verwenden, F ist fruktosefrei, G ist glutenfrei, H ungeeignet

Nährwerte pro Portion › kcal 105 › KH 1 › E 12 › F 6

Exquisiter Genuss

Wildlachstartar

4 Portionen • 5 Min.

250 g geräucherten Wildlachs • 1 EL Schmand • 1/2 TL Limettensaft • 1/2 TL Kapern • 1 TL frischer Dill • Meersalz • Pfeffer aus der Mühle

- Dill und Kapern klein schneiden. Den Räucherlachs klein würfeln und in einer Schüssel mit Limettensaft, Schmand, Dill, Kapern, Meersalz und Pfeffer gut abschmecken.

- Mithilfe eines Löffels Nocken formen und in Glasschalen anrichten. Mit Dill garnieren.

Lebensmittelverträglichkeit: L laktosefreie Milchprodukte verwenden, F ist fruktosefrei, G ist glutenfrei, H ungeeignet

Variante hier passt auch gut je 1 TL Saiblingskaviar als Garnierung

Nährwerte pro Portion › kcal 200 › KH 1 › E 18 › F 13

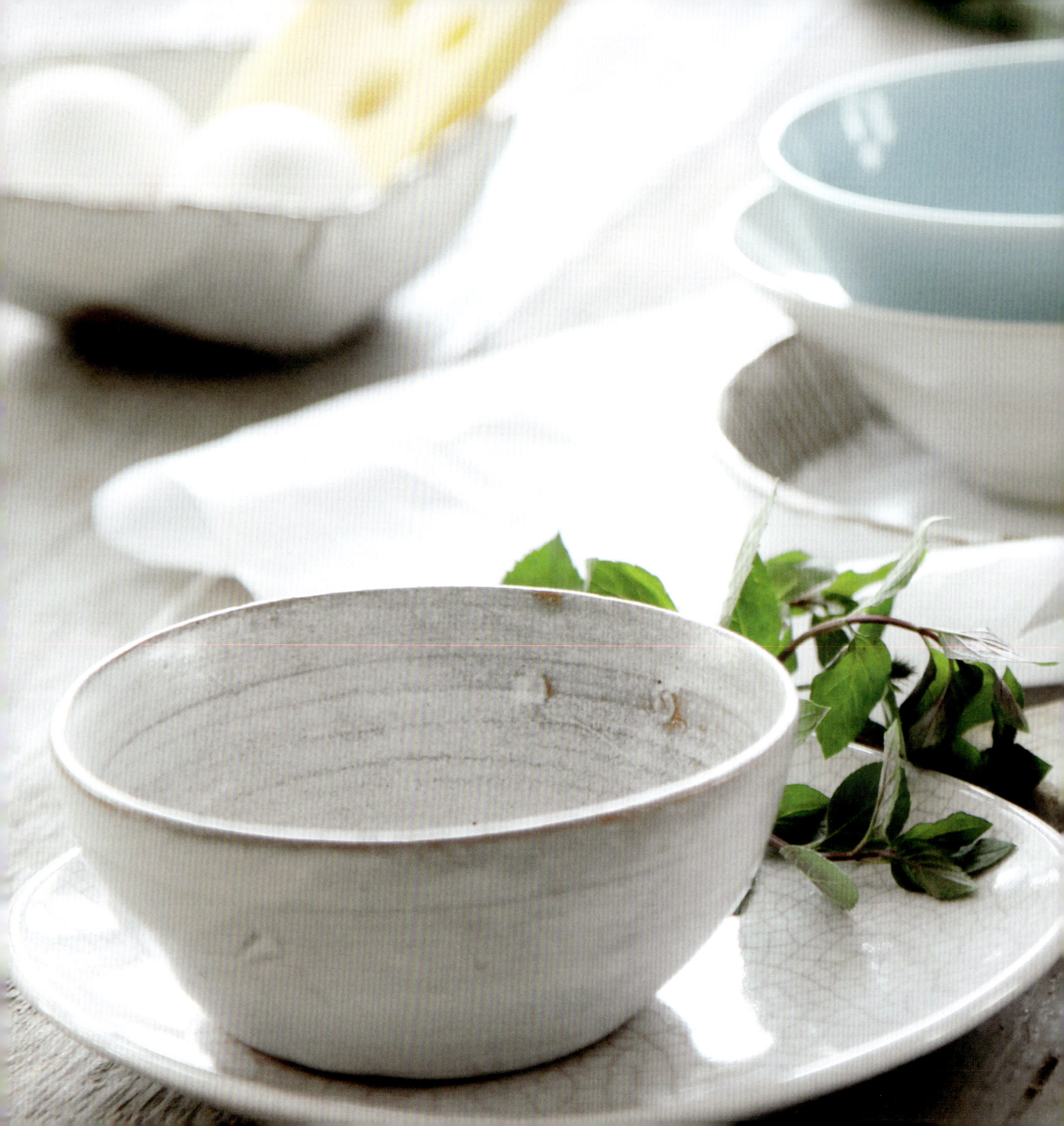

Nach der MAD

Damit Sie es schaffen, sich nach der MAD langfristig gesünder zu ernähren, versorgen wir Sie nun mit dem nötigen Ernährungswissen und einigen köstlichen Rezepten, die man wunderbar am Wochenende auch für Gäste nachkochen kann.

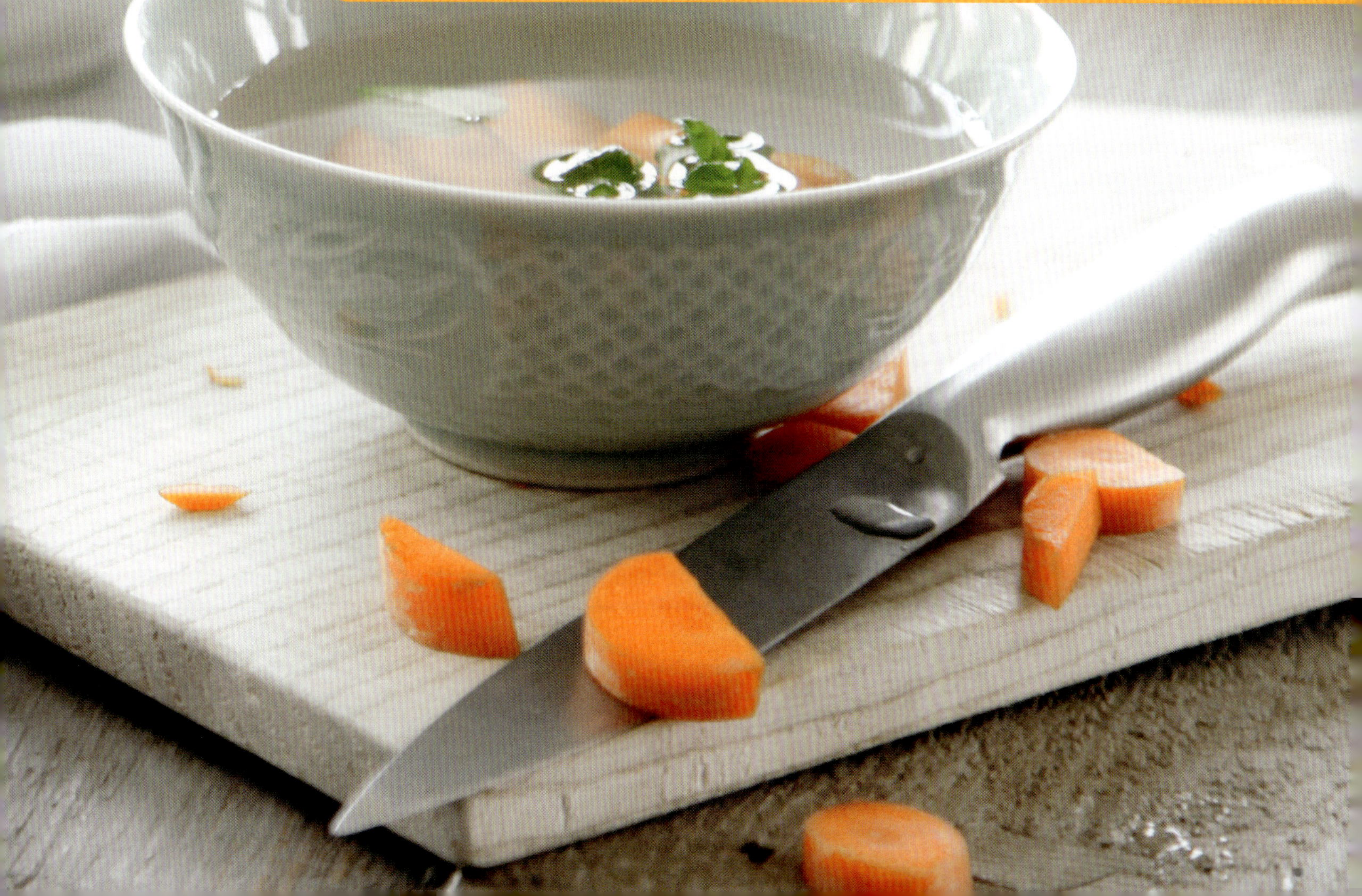

Die gesunde Ernährung danach

Genauso wie Sie während der MAD auf Ihre individuellen Verträglichkeiten Rücksicht genommen haben, tun Sie das auch danach weiterhin. Die bisherige Nahrungsauswahl wird je nach Bedürfnis schrittweise erweitert und verändert.

Richten Sie sich bei der Auswahl der Lebensmittel für die gesunde Ernährung nach der MAD nach Ihren von Natur aus mitgegebenen Ratgebern für die Kostauswahl: nach den Instinkten und Sinnen, besonders den Geruchs-, Tast- und Geschmackssinnen. Sie sind es, die jetzt die Bedürfnisse des Organismus anzeigen können.

Man weiß:

- Je überfütterter ein Lebewesen, desto verkümmerter Instinkte und Sinne; und je instinktloser, desto abwegiger die Nahrungsauswahl.
- Je gesünder ein Lebewesen, desto gesünder Instinkte und Sinne und desto entschiedener die Ablehnung des Ungesunden, desto sicherer das Verlangen nach individuell richtiger Nahrung.

Da Reinigungs- und Ableitungskuren Instinkte und Sinne wacher machen, wird jetzt oft zum größten Staunen der Betroffenen kein Verlangen nach früheren Leibgerichten und Süßigkeiten auftreten, wohl aber nach bestimmten, einfach zubereiteten und möglichst naturbelassenen Nahrungsmitteln.

Viele haben jetzt ein Verlangen nach abgelagertem, dunklem Brot, nach Knäckebrot mit Butter, nach Milch- und Sauermilchgerichten, Quarkspeisen, Pellkartoffeln, zarten Blattsalaten, Wurzel- und Blattgemüsen, Wildkräutern, leicht bekömmlichen Fischgerichten, Fleischgerichten usw., die möglichst naturbelassen zart gebraten oder gedünstet werden. Auch das Bedürfnis nach etwas rohem Obst kann sich einstellen.

Einige haben auch ein Verlangen nach einfachen Getreidegerichten.

Bitte beachten Sie weiterhin:

- Halten Sie die Esskultur nach Mayr weiter ein.
- Der Körper benötigt nur wenig Nahrung.
- Der Körper verlangt nach einfachen Nahrungsmitteln.
- Beim Einstieg in die Normalkost helfen Ihnen unsere Rezeptvorschläge für das Genuss-Wochenende am Ende des Buches.
- Eine ausführlichere Anleitung mit vielen köstlichen Rezepten bietet Ihnen das Anschluss-Buch von Peter Mayr, das Sie bei der langfristigen gesunden Ernährung unterstützt: F.X. Mayr: Die gesunde Ernährung danach; Stuttgart: Haug Verlag.

Vorsicht mit Rohkost

Gerade in dieser Zeit ist Vorsicht mit Rohkost geboten, vor allem mit Obst. Je gärungsfreudiger es ist, desto eher soll es noch gemieden werden. Dies gilt vor allem für Steinobst und saures Beerenobst. Ungünstig sind auch saure Zitrusfrüchte, wie auch Orangensaft, vor allem wenn ihre puren Säfte genossen werden. Immer nur kleine Mengen bis zu ½ Liter und diese stark mit Wasser verdünnt, sollten schluckweise probiert werden.

Fruchtsäfte

Hier gilt wie überall nur beste Qualität: Pure Fruchtsäfte sind nicht zu empfehlen, da sie leicht im Darmtrakt in Gärung übergehen, vor allem, wenn sie mit Fabrikzucker gesüßt sind und wie üblich rasch getrunken und nicht eingespeichelt werden. Man kann frisch gepresste Säfte jedoch in kleiner Menge zum Marinieren, etwa tropfenweise Zitronensaft in Kräutertee, auf Salat oder als sonstige Beimengung verwenden.

Am besten bekömmlich sind von den Obstsorten, falls gut ausgereift und nicht gespritzt, im Allgemeinen: Apfel, Banane, Erdbeere, Ananas, Heidelbeere, Letztere besonders in Milch; wie überhaupt die Verbindung der Obstsäure mit der basischen Milch oder Sahne die Verträglichkeit des Obstes verbessert.

Rohgemüse

Junges Rohgemüse wie Karotte, Gelbe Rübe, Sellerie, Stangensellerie, Rote Bete, Gurke, Blattsalate und vor allem Suppenkräuter und Gewürzkräuter werden im Allgemeinen besser als Obst vertragen.

Die Mischung von rohem Obst und Gemüse in einer Mahlzeit ist schlecht bekömmlich. Rohkost sollte zum Beginn des Frühstücks und Mittagessens genossen werden, nicht jedoch später als bis ca. 14 – 16 Uhr und immer nur in kleinen, sicher vom Organismus gut vertragenen Mengen. Die oft üblichen vollen Obstteller, gehäuften Salatschüsseln oder Obstsalatmengen sind ausnahmslos für jeden zu viel.

Zersetzungsvorgänge im Darmtrakt

Wie F.X. Mayr einst sagte, »leben wir nicht von dem, was wir essen, sondern nur von dem, was wir verdauen«. Dennoch führt jede in zu großer Menge genossene Nahrung zu Zersetzungsvorgängen im Darm. Welche Vorgänge bei Gärung und Fäulnis im Einzelnen ablaufen, erfahren Sie hier.

Gärung

Zur gärungsfreudigen Kost gehören Fruchtsäfte, Obst, Salate, Kompott, Obstsalat, viele rohe Gemüsesorten, Zucker, Süßspeisen, Konfitüren und Mehlspeisen. Je geringer die Verdauungskraft, desto genauer muss sich jeder auf das bescheidene, von ihm vertragene Essensmaß beschränken. Jedes Zuviel an Speisen geht im Verdauungstrakt wie in einem Brutkasten mit 37 °C in Zersetzung über. Besonders über Nacht, wenn der Darm seine Ruhepause einlegt, wirken sich gärungsfähige Speisen ungünstig aus.

Gärung bedeutet immer Bildung von toxischen Fuselalkoholen und von Säure! Als Folge entstehen Blähungen, Gasbauch, Völlegefühl und

Symptome wie schnelle Erregbarkeit, abwechselnd mit großer Müdigkeit. Die Müdigkeit der meisten Menschen ist Verdauungsmüdigkeit!

Die Gärungsalkohole wirken auf Leber, Gefäße und vegetative Nerven, weshalb sie ähnliche Leber- und Gefäßschäden wie beim Alkoholiker bewirken. Daher findet man auch bei Antialkoholikern, besonders bei Vegetariern und Gesundheitsfanatikern, die gleichen blau-roten Nasen und Ohren, die gleichen kalt-feuchten Hände und Füße wie bei Alkoholikern. F. X. Mayr nannte solche Abstinenzler »endogene Alkoholiker«. Die durch Gärung entstehenden Säuren benötigen wieder Abpufferung durch Basen, die der Körper oft aus Geweben beziehen muss, was dann zu Mineralmängeln und zur Gewebeübersäuerung führt.

Fäulnis

Aus zu viel eiweißreicher Nahrung wie Fleisch, Fisch und Eiern entstehen toxische Fäulnisstoffe wie Indikan, Putreszin, Neurin, Kadaverin. Bei geschädigtem Darmtrakt können diese wie die Gärungsgifte in die Blutbahn gelangen und Vergiftungssymptome im Darm hervorrufen.

Diese reichen von Müdigkeit, Missmut, Deprimiertheit, Erregbarkeit, Herz-, Gefäß- und Kreislaufbeschwerden, Kopfschmerzen, Schwindel, Schweißausbrüchen bis zu ausgeprägten Krankheitsbildern. Einfache Zusammenfassung: Jedes Zuviel ist schädlich!

Ernährungs-Tipps

Es gibt einige Richtlinien, die Sie auch nach der MAD beherzigen sollten, um Ihre Darmgesundheit nicht erneut aufs Spiel zu setzen.

Auf Ihren Bauch hören

Meiden Sie alle Speisen, nach denen Sie kein Bedürfnis haben oder die Ablehnung erzeugen. Dazu gehören auch Nahrungsmittel, die Sie schon vor der Ableitungsdiät nicht gewollt oder schlecht vertragen haben.

Zucker meiden

Ob Fabrikzucker, brauner Zucker, Dextropur, Schokolade oder Süßigkeiten – Zucker ist der große Kalk-, Vitamin-B- und Basenräuber des Körpers. Er schädigt Zähne und Knochen, nährt die falschen Darmbakterien, fördert Gärungsvorgänge und verursacht Übersäuerung. Also bitte auch nach der MAD Zucker grundsätzlich meiden bzw. stark reduzieren. Erlaubt sind 1 – 2 Teelöffel Honig, Obstdicksaft, Ahornsirup, Dinkelsirup oder Melasse – aber alles in kleinen Mengen, sprich mit Maß und Ziel verwenden.

Keine Produkte vom Schwein

Produkte vom Schwein enthalten nach unserer Ansicht Sutoxine (Giftstoffe), vor allem Schweinefett, das auch die meisten Wurstarten enthalten. Alle tierischen Produkte beinhalten gesättigte Fettsäuren. Verzichten Sie auch nach der MAD auf handelsübliche Schweineprodukte. Zu empfehlen sind aus artgerechter Tierhaltung Kalbs- und Rinderschinken, Bündnerfleisch, Putenbrust und Putenschinken.

Kein fettes Essen

Fettes Essen, alles Eingebrannte, Panierte, Gebackene; alle von Masttieren abstammenden gesättigten Fette (Gänsefett, Schweineschmalz) sowie alle gehärteten Fette (übliche Konsumfette mit Transfettsäuren) sind zu meiden. Wir empfehlen dagegen weiterhin, für kalte Zwecke naturbelassene kalt gepresste Öle mit hoch ungesättigten Fettsäuren zu verwenden.

Kaffeekonsum einschränken

Kaffee regt zwar den Kreislauf an, belastet aber Magen, Leber, Galle, Dünndarm und Nieren. Das ist besonders für nervöse und schlafgestörte Menschen ungünstig. Allein durch Meiden des Kaffees werden zahlreiche nervlich-vegetative Magen-, Gallen- und Nierenbeschwerden günstig beeinflusst.

Falls Sie Kaffee zum Wachwerden und Kreislaufanregen brauchen, versuchen Sie es stattdessen mit Trockenbürsten und Wechselduschen. Gegen einen gelegentlichen, kurz gebrühten Espresso mit Milch ist weniger einzuwenden. Die Bohnensorte, Qualität und Röstung (Temperatur) sind entscheidend für Geschmack und Bekömmlichkeit.

Nach Kaffeegenuss sollte immer ein großes Glas Wasser getrunken werden. Empfohlen werden hingegen sämtliche Malzkaffee-Arten (aus Getreide und koffeinfrei), auch Häferlkaffee genannt, alle guten, dünn gebrühten Kräutertees, bescheiden grüner Tee und stilles Mineralwasser.

Kein Obst am Abend

Während Obst wieder in kleinen Mengen tagsüber bis ca. 14 Uhr genossen werden kann, sollte man es abends grundsätzlich meiden. Dies gilt besonders für unverdünnte Fruchtsäfte und alle frisch gepressten Gemüsesäfte.

Gegen ein Glas Alkohol ist nichts einzuwenden

Zu Fleisch- oder Fischkost kann gelegentlich eine bescheidene Menge guten Rot- oder Weißweines konsumiert werden. Bei Fruktoseintoleranz sollte Alkohol mit Vorsicht genossen werden: Rotwein geht meist besser als Weißwein, Bier enthält Fruktose, Mannit sowie Sorbit und wird daher meist schlecht vertragen. Bei Histaminintoleranz kann Wein, insbesondere Rotwein, Beschwerden verursachen. Leichte, möglichst junge Weißweine könnten verträglich sein. Dies hängt sowohl vom Herstellungsprozess als auch Ihrer individuellen Verträglichkeit ab. Hier kann es daher keine generellen Empfehlungen geben.

Falls Sie Wein vertragen, ist gegen ein Glas – beispielsweise am Abend – nichts einzuwenden; für Ältere ist es sogar empfehlenswert, denn Studien ergaben ein reduziertes Risiko an Herzleiden, Schlaganfall oder Diabetes zu erkranken. Bier stellt in vernünftiger Menge ein bekömmliches Getränk dar, fördert aber die Gewichtszunahme. Scharfe Schnäpse sollten nur selten und in kleinster Menge getrunken werden. Liköre und Cocktails sind stets ungesund (hoher Zuckergehalt). Nach zu fettem Essen kann ein Schluck ungesüßten Kräuterbitters, Schwedenbitters oder eines klaren Schnapses die Fettverdauung unterstützen.
Bei Magenübersäuerung hilft Basenpulver.

Rauchen sollten Sie weiterhin natürlich nicht.

Zwischenmahlzeiten sind meist unnötig

Snacks zwischendurch stören die gerade ablaufenden Verdauungsvorgänge. Dagegen ist häufiges Trinken von Wasser, Mineralwasser und Kräutertee günstig.

Arzneimittel und Medikamente

Es sollten nur unbedingt notwendige und ärztlich verordnete Medikamente eingenommen werden. Nach der MAD erübrigt sich zumeist die weitere Einnahme von Pharmaka, worüber aber der Arzt entscheiden wird. Oft wird stattdessen die jeweils passende Heilkräuterkur empfohlen. Auch homöopathische Arzneien, Schüßler-Salze oder auch Nahrungsergänzungsstoffe mit Magnesium, Kalium usw. und Basenpulver können sich weiterhin als sehr günstig erweisen. Bei Laktose- und Fruktoseintoleranz müssen Sie auch bei Arzneimitteln Acht geben und den Beipackzettel genau lesen.

Wie ernährt man sich gesund?

Bei der Frage nach gesunder Ernährung scheiden sich die Geister. Nach unserer Erfahrung kann man die allseits als gesund gepriesene Rohkost nicht generell so nennen, da viele Menschen sie – wenn überhaupt – nur in geringen Mengen vertragen.

Das Gleiche gilt für Ballaststoffe und Vollkornprodukte: Diese werden oft als optimale Ernährung bezeichnet. Tatsache ist jedoch, dass viele Menschen diese Nahrungsmittel kaum verdauen können und nach dem Verzehr diverse Beschwerden bekommen.

Um sich der Frage der gesunden Ernährung zu nähern, ist es sinnvoll, zunächst einmal die Begriffe »Nahrung« und »Ernährung« voneinander abzugrenzen: Nahrung kann alles Mögliche sein, was verzehrt wird; unter Ernährung verstehen wir jedoch das, was dann tatsächlich im Körper ankommt. Wir müssen jeden Tag Nahrung und Flüssigkeit zuführen, damit unser Körper im Stoffwechsel daraus Nährstoffe und Energien herausfiltern kann.

Das Wort Ernährung beschreibt also einen Vorgang, bei dem:

- Nahrung eingenommen wird,
- diese durch Verdauung abgebaut und umgewandelt wird und
- die daraus entstandenen Baustoffe und Energien in Körpersäften, Geweben und Zellen aufgenommen werden.

Ernährung ist ein komplexer Prozess, während Nahrung nur ein Teil der Ernährung ist. Das Essen einer besonders gesunden Nahrung muss somit nicht automatisch zu einer gesunden Ernährung des Körpers führen, weil die Ernährung nicht allein von der Nahrung abhängig ist, sondern vor allem auch von der Verdauung. Nach der irrtümlichen Auffassung genügt es aber, einfach irgendeine besonders gesunde Nahrung zu essen, meist sogar davon reichlich, um schon gesunde Ernährung oder gleich Gesundheit zu erzielen. Häufig ist aber gerade das Gegenteil der Fall. Besonders bei den biologisch hochwertigen Lebensmitteln führen die üblichen Alltagsfehler bereits zu Speisenzersetzung, Giftbelastung und somit zur Verschlechterung des Ernährungszustandes. Kalt gepresstes Pflanzenöl beispielsweise ist nur dann gesundheitsfördernd, wenn es in geringen Mengen in der kalten Küche eingesetzt wird, aber nicht, wenn es stark erhitzt oder in großen Mengen verzehrt wird.

Richtlinien für gesündere Ernährung können also nicht einseitig, nur unter dem Gesichtspunkt der Nahrung und ihrer Werte erstellt werden, sondern haben sämtliche, den Ernährungsvorgang beeinflussende Faktoren zu berücksichtigen.

Es sind vor allem 7 Faktoren, die der Reihenfolge ihrer Bedeutung nach heißen:

- individuelle Leistungskraft des Verdauungsapparates
- Esskultur
- Nahrungsmenge
- Anzahl der Mahlzeiten
- Tageszeit der Nahrungsaufnahme
- Lebensbedingungen
- Nahrung

Individuelle Leistungskraft des Verdauungsapparates

Die Verdauungskraft der Einzelpersonen variiert stark. Es gibt die unterschiedlichsten Verdauungs-Individualleistungen und Individual-Toleranzen, vom bescheiden essenden Ernährungs-Naturell, dem alles anschlägt, und dem Schlemmer, der viel verzehrt, bis zum Ernährungskümmerling, der trotz aller Mastkuren immer mager bleibt. Schon bei Kindern gibt es den Vielfraß und den Suppenkasper. Daher lehrten schon die alten Ärzte, dass der Mensch nicht davon lebt, was er isst, sondern nur davon, was er verdaut. Dr. F.X. Mayr erklärt zu Recht: »Der gesundheitliche Wert einer Nahrung wird weitgehend vom Zustand der Leistungskapazität der Verdauungsorgane bestimmt.« Alle Darmreinigungs- und Ableitungskuren zielen daher auf Verbesserung der individuellen Leistungskraft des Verdauungsapparates und damit der Ernährung.

Esskultur

Jeder kennt den Spruch: »Gut gekaut, ist halb verdaut.« Leider halten sich zu wenige daran, denn das richtige und ausgiebige Kauen ist grundlegend für die Ernährung. Das »Wie-man-isst« spielt eine große Rolle. Durch Konzentration auf das Essen, durch gesunde Einstellung, dass das »Wasser im Munde zusammenläuft« und durch gründliches Kauen und Einspeicheln jedes Bissens findet eine ideale Vorverdauung der Nahrung statt. Man wird so viel rascher satt und findet besser die richtige Nahrungsmenge.

Nahrungsmenge

Das »Wie-viel-man-isst« besitzt eine Schlüsselposition, weil nachgewiesenermaßen die meisten Menschen in Wohlstandsländern zu viel essen. Je hochwertiger ein Nahrungsmittel ist, je mehr es an Werten beinhaltet, desto wichtiger ist die Bescheidung auf das rechte Maß. Die Ratschläge »Iss viel Rohkost!«, »Iss viel Vitamine!«, »Trink viel Milch!«, sind alle falsch, weil alles sein Maß und seine Zahl besitzt und jedem Menschen nur die individuell von ihm benötigte, stets kleine Menge bekömmlich ist. Die optimale Menge eines Nahrungsmittels ist von der benötigten Minimalmenge nicht weit entfernt. »Iss viel«, ist auch deshalb grundverkehrt, weil zu große Quantität die Qualität zerstört!

Alle falschen Essgewohnheiten, zu schnelles, hastiges, nervöses Essen, schlechtes Kauen, schlechtes Einspeicheln, Kummer-Essen, und Zuviel-Essen zerstören die Qualität. Schlecht vorverdaute und gar noch zu reichliche Kost ruft Zersetzungsprozesse des Darminhaltes hervor. Was nützt eine Vollwertkost mit all ihren Werten, wenn sie in zu großer Menge verzehrt, im funktionsschwachen Darm zu Fuselalkohol und Säure vergoren wird? Jedes Zuviel ist ein krank machender Faktor! Prüfen Sie die Verträglichkeit der Nahrungsmittel und achten Sie auch auf deren Kombination.

Anzahl der Mahlzeiten

Wie oft soll man essen? Der Trend moderner Ernährungslehren läuft vielfach in Richtung der Verteilung der täglichen Nahrungsmenge auf etliche kleine Mahlzeiten hin, aber nach allen Erfahrungen von Dr. Mayr und seinen Schülern bewähren sich 3 Mahlzeiten am Tag und die alte Regel:

Frühstücke wie ein König,
iss mittags wie ein Bürger
und abends wie ein Bettler!

Je gesünder die Verdauungsorgane sind, desto besser werten sie die Nahrung aus. Wer sich zum Frühstück und Mittagessen an gut gekauter, vielseitiger Nahrung sättigt, dem genügt am Abend ein Minimum. Zwischenmahlzeiten sind nicht nur überflüssig, sondern meist sogar ungünstig. Es ist nicht als Zeichen von Gesundheit aufzufassen, wenn ein Mensch sich immer wieder neues Essen zuführen muss. Eine Ernährungsweise mit 2 – 3 Mahlzeiten macht den Menschen unabhängiger, wobei es auch keine Rolle spielen darf, wenn einmal eine Hauptmahlzeit ausfällt.

Tageszeit der Nahrungsaufnahme

Wann soll man essen? Da der Verdauungsapparat am besten arbeitet, wenn er ausgeruht und leer ist, empfiehlt sich ein ausgiebiges Frühstück und Mittagessen. Ungünstig ist das Abendessen, weil zu dieser Zeit der Organismus müde ist und die Verdauungsorgane auf Ruhepause umschalten. Daher bleibt ein großes Abendessen im feucht-warmen Darmtrakt weitgehend unbearbeitet liegen und unterliegt durch Einwirkung der Darmbakterien der Zersetzung. Da Gärung rascher eintritt als Fäulnis, ist abends gerade die gärungsfreudige Kost ungünstig. F. X. Mayr hat das treffend so veranschaulicht: »Wer vor dem Schlafengehen ein reichliches Nachtmahl zu sich nimmt, gleicht einem Lokomotivführer, der seine Maschine voll heizt und danach in den Schuppen stellt.«

Morgens, wenn der Verdauungsapparat das liegen gebliebene Abendessen zu verarbeiten beginnt, macht sich zum Frühstück oft nur wenig Appetit bemerkbar, mitunter sogar Widerwille dagegen, weil die Wirkung der gebildeten Gifte noch anhält. Solche Menschen erheben sich morgens nur mühsam aus dem Bett, sind benommen, erschöpft und sehen oft bleich, blass und verkatert aus. Belegte Zunge, unangenehmer Mundgeruch fehlen dann selten. Die umgekehrte Reihenfolge: morgens essen, abends fasten, ist am günstigsten! Wer abends echten Hunger verspürt, soll möglichst früh ein kleines und möglichst leichtes Abendessen einnehmen, das jedoch keine oder tunlichst wenig gärungsfreudige Nahrungsmittel enthält.

Am günstigsten sind Kräutertee, kleine Milch-, Sauermilch- oder Öl-Quarkgerichte, ein gekochter Gofio-Brei oder 1 – 2 Pellkartoffeln mit etwas Butter, gelegentlich etwas Fisch oder Fleisch, aber zur Verdauungserleichterung nur mit Gemüsebeilage (Trennkost). Nach dem Abendessen empfiehlt sich ein Spaziergang, um Kohlensäure auszuscheiden, Sauerstoff aufzunehmen und die Verdauungs- und Verbrennungsvorgänge anzuregen.

Die Lebensbedingungen

Enttäuschungen, Einsamkeit, Abwendung des Partners, Lieblosigkeit, Ängste können je nach Naturell zu Über- oder Unterernährung führen. Die einen drängt es zum Verdauen statt zum Denken, die anderen zum Sich-Kränken statt zum Verdauen.

Der Holzfäller, der Speck mit schwerem Bauernbrot und Wein genießt, verträgt alles gut, da er es ausarbeitet. Der Büromensch hingegen benötigt leichtere Kost in bescheidener Menge. Bei Reisen in veränderte Klimazonen ist wieder anderes Essen nötig als zu Hause. Je höher nach Norden, desto größer der Eiweißbedarf, je weiter nach Süden, desto geringer. In fremden Ländern sollte man sich mit der jeweiligen landesüblichen Kost verköstigen und nicht mit den aus der Heimat nachgesandten Nahrungsmitteln.

Auch die seelische Verfassung beeinflusst die jeweils benötigte Art und Menge der Nahrung. Viele vertragen bei Not und Kummer fast keine oder nur leicht verdauliche Kost. Alles »schlägt« sich auf Magen, Galle und Darm. Andere sind wieder »Kummer-Esser«, flüchten sich bei jedem Problem in ungehemmtes Essen, um sich mit dieser Ersatzhandlung besser über ihre Schwierigkeiten hinwegzutrösten. Der Mensch ist von Natur aus gierig. Er will haben, was ihm Genuss verschafft. Essen ist zweifellos ein Vergnügen. Entsagen fällt umso schwerer. So ist für viele die Neuordnung nicht zufriedenstellender Lebensumstände oft unumgängliche Voraussetzung für eine gesündere Ernährung.

Nahrung

Der Verzehr von reichlich Rohkost wird heute zumeist als wichtigster Teil jeder gesunden Ernährung gepriesen. Von den anderen, die Ernährung beeinflussenden Faktoren hört man so gut wie nichts. Dabei ist der richtige Umgang damit entscheidend, denn es ist ja bekannt: Auch ein Zuviel vom Guten kann schaden – oder nach Paracelsus: Die Menge macht's, ob es ein Gift ist oder nicht.

Reichlich Rohkost wirkt sich nicht nur ungünstig, sondern sogar schädlich aus, wenn sie

- schlecht gekaut, in großen Bissen eingenommen, daher schwer verdaulich, zur Gärung führt,
- in zu großer Menge gegessen wird und daher in Zersetzung gerät,
- zu oft und damit in der Summe ebenfalls in zu großer Menge gegessen wird,
- zum Abendessen eingenommen wird,
- wegen Verdauungsschwäche nicht vertragen wird und zu Blähungen, Völle, breiigen, sauren Stühlen usw. führt,
- in schlechter nervlich-seelischer Situation verzehrt und damit schlecht vertragen wird.

Mangels Kenntnis dieser Zusammenhänge gibt es Millionen von Menschen, die sich mit großer Begeisterung nach den jeweils gerade modernen, allgemein gültigen Ernährungssystemen richten und deshalb sehr oft in katastrophale gesundheitliche Zustände hineinschlittern. Kurz gesagt:

Ein detailliertes Kostsystem, das für jedermann gültig ist, gibt es nicht. Die Optimalkost ist und bleibt Individualkost.

Diese ist von zahlreichen körperlichen und seelischen Faktoren jedes einzelnen Menschen abhängig. Nach F. X. Mayr sollte man daher in erster Linie die Ertüchtigung seines Verdauungsapparates vorantreiben, da man so bessere Voraussetzungen für gute Ernährung schafft. Nur unter dem Gesichtspunkt der individuell verschiedenen Verdauungsfähigkeit lassen sich nach Mayr sozusagen im Nachrang die Nahrungsmittel in ihrer Bedeutung für die menschliche Ernährung bewerten.

Neben ihrer Verdaulichkeit sind besonders wichtig:

- die biologische Wertigkeit der Nahrungsmittel und
- ihre Zusammensetzung aus der Sicht des Säure-Basen-Haushaltes des Organismus.

Biologische Wertigkeit der Nahrungsmittel

Der biologische Wert eines Nahrungsmittels ist umso höher, je mehr es Substanzen enthält, die für die Ernährung und Gesunderhaltung des menschlichen Organismus wertvoll sind und möglichst wenig nachteilige Stoffe beinhalten. Daher ist es wichtig, dass eine Speise nicht durch künstliche Düngung, Pflanzenschutzmittel, Transport, Lagerung, Konservierungs-, Zubereitungs- und Kochprozesse sowie durch Zusätze zur Haltbarmachung, Schönung, Geschmackskorrektur usw. wertvermindert wird. Eine besondere Rolle kommt den zumeist hoch empfindlichen sogenannten Vitalstoffen zu, den Mineralien, Vitaminen, hoch ungesättigten Fettsäuren, Fermenten, Spurenelementen, Aroma- und Duftstoffen.

Sie finden sich unversehrt und in ausgewogenem Verhältnis in der naturbelassenen Vollwertkost, in der lebendigen Kost oder den wirklichen Lebensmitteln (siehe Tabelle erste Spalte). In der zweiten Spalte stehen die Nahrungsmittel, zu denen wir gekochte Kost zählen, die auch noch biologische Hoch- bis Teilwertigkeit besitzen kann. In der dritten Spalte findet sich die Industriekost, also eine vorwiegend durch ihre industrielle Bearbeitung veränderte und konservierte Kost, die bereits eine empfindliche Minderung an biologischen Werten bis zur biologischen Wertlosigkeit aufweist.

Professor Werner Kollath bezeichnet die Nahrung als tot, wenn durch ihre Bearbeitung Fermente, Aroma- und Duftstoffe verschwinden und der Vitamin- und Mineraliengehalt wesentlich vermindert ist.

Schließlich zählt die letzte Spalte noch Präparate auf wie Zucker, Konfekt, verschiedene Naschwaren, künstlich überdüngtes Gemüse, Fleischextrakte von antibiotisch oder hormonell gefütterten Tieren, Konserven mit chemischen Rückständen und anderes mehr. Verständlicherweise sind Letztere biologisch höchst minderwertig bis schädlich.

Nun wollen wir uns die Lebensmittel, aus denen sich unsere tägliche Nahrung zusammensetzt, im Einzelnen anschauen.

Wesentliche Nahrungsbestandteile sind:

- Milch
- Gemüse
- Ei, Fleisch, Fisch
- Fett, Öl
- Samennahrung
- Obst
- Gewürze
- Getränke
- lebendige Substanzen

Milch ist generelle Schutzkost

- Milch sollte als generelle Schutzkost im täglichen Speiseplan nicht fehlen.

Nach ihrer Wertigkeit wird sie in folgender Rangordnung eingestuft:

- melkfrisch
- rohe Biomilch
- pasteurisiert
- gekocht
- sterilisiert
- kondensiert (Kondensmilch, Dosenmilch)

Man sollte nur die naturbelassene Milch wie Vorzugsmilch bzw. Biomilch verwenden und pasteurisierte, gekochte oder sterilisierte Milch nicht bevorzugen. Bei Erhitzung über 45 °C beginnen die Veränderungen des Eiweißes der Milch. Am schonendsten ist Erwärmung im Wasserbad. Verwenden Sie Milch nie als bloßes Getränk, das man schnell herunterstürzt, sondern nehmen Sie nur kleine Schlucke, die sie möglichst gut einspeicheln. Magenempfindliche sollten der Frischmilch etwas Bio- oder Sanoghurt zufügen.

Milch gehört zu den wichtigsten basenüberschüssigen Lebensmitteln. Von den Sauermilcharten sind die Produkte Sanoghurt, Bioghurt und Biogarde durch ihre Bakterienarten besonders darmfreundlich und können häufig gegessen werden. Auch Buttermilch, Dickmilch, Kefir, saure Sahne und Schmand sind wertvoll. Bei Joghurt sollte darauf geachtet werden, dass sie mit Lactobacillus acidophilus oder L. casei hergestellt sind. Diese Joghurts sind milder als mit L. bulgaricus hergestellte.

Sahne wird als wichtiger Eiweiß- und Basenspender zum Verfeinern von Saucen, für Nachspeisen und als Schlagsahne verwendet. Quark zählt ebenfalls zu den wertvollsten, leicht verdaulichen Eiweißspendern, ist aber milder Säurespender. Daher empfiehlt sich die geschmacklich günstige Mischung mit der basenspendenden Süßmilch oder Sahne, auch mit naturbelassenem Öl. Letzteres hebt auch die stopfende Wirkung von reinem Quark auf.

Wertigkeit der Nahrungsmittel nach Kollath

Biologisch vollwertig **Lebensmittel: Frischkost**	**fast vollwertig/teilwertig** **Nahrungsmittel: Kochkost**	**teilwertig/minderwertig** **Industriekost: konservierte Kost**	**eventuell schädlich** **Präparate: Chemikalien**
Vollmilch, Sauermilcharten, Sahne, Quark, Käse, Schafs- und Ziegenmilch	pasteurisierte Milch, gekochte Milch	Milchkonserve, Kondensmilch, haltbare Milch, Trockenmilch	Milchpräparate, Milcheiweiß, Milchzucker
Wurzelgemüse, Blüten-, Stiel-, Blatt-, Salat-, Fruchtgemüse usw., Wild- und Würzkräuter	gedünstetes Gemüse, Kartoffeln, Gemüse-Basen-Suppen, Pilze	Gemüsekonserven (erhitzt, sterilisiert), Trockengemüse, Konservensuppen	überdüngtes Gemüse, Gemüse-Fertiggerichte, Kartoffelstärke, Vitaminpräparate, Aromastoffe
Frischeier von Landhennen, Hackfleisch, frischer Rogen	Ei: gekocht, gebraten Fleisch: gekocht, gebraten, gegrillt Fisch: gekocht, gebraten	Trockenei, Fleisch-, Fischkonserven, Mastfleisch, Würste	Eiweißpräparate, Fleischextrakte, antibiotisch-hormonell gefütterte Tiere, Konserven mit chemischen Rückständen, Hormonpräparate
Fett: naturbelassen, kalt gepresste Öle, Landbutter	hochwertige Edelmargarinen mit hoch ungesättigten Fettsäuren	raffinierte Industrieöle, gehärtete Margarine, Speck, Butterfett	denaturierte Fette, Kunstfette, extrahierte Öle
Getreide (Schrote): gekeimt, gequollen, frisch gemahlen, Nüsse, Hefen	gekochte Getreidegerichte, Vollkornfladen,-knäcke, -mehl oder -grieß	Mischbrote, Weiß-, Feingebäck, Teigwaren, Zwieback	Auszugsmehle, Stärke (Pudding), süße Kekse, Kuchen, Schokolade, Konfekt
Kern-, Steinobst, Trauben, Südfrüchte, Frischmus, Honig	ungezuckertes Kompott, Mus: gekocht, Gärsäfte, Most	Fruchtkonserven, gezuckerte Kompotte, Säfte	Zucker, Süßwaren, Konserven
Quellwasser, ungechlortes Leitungswasser, Mineralwasser	Kräutertee, erstklassiges Bier, naturbelassener Wein	gechlortes Wasser, Industriegetränke, künstliche Mineralwässer, Kaffee, Tee, Kakao	Kunstwein, Destillate, Branntwein, Schnaps, Likör, Industrie-Kunstgetränke

Kuhmilch-Alternative

Leider hat die Kuhmilch-Unverträglichkeit sehr stark zugenommen. In solchen Fällen wird auch oft anstelle reiner Kuhmilch die Mischung von $^{1}/_{5}$ – $^{1}/_{4}$ Sahne mit $^{4}/_{5}$ – $^{3}/_{4}$ Wasser, also eine »Sahnemilch« erstaunlich gut vertragen. Ebenfalls gut vertragen werden Schafs- und Ziegenmilch, deren Joghurt, Quark und Käse sowie Hafer-, Reis-, Kokos- und Sojamilch. Auch ungezuckerte Mandelmilch ist eine Alternative.

Gemüse steckt voller Vitalstoffe

Gemüse, am besten biologisch angebaut, stellt einen grundlegenden, besonders wertvollen Bestandteil unserer Nahrung dar. Möglichst frisch und naturbelassen ist es reich an aufbaufördernden Vitalstoffen und basenspendenden Substanzen. Der wertvollste Basenträger ist das an leicht verdaulicher Stärke, Eiweiß, Kalium und Vitamin C reiche Volksnahrungsmittel Kartoffel, besonders als Pellkartoffel zubereitet. Kombiniert mit Quark oder Salat bietet die Kartoffel eine gute Ergänzung zu Fleischgerichten, während die grundsätzlich ungünstigen basenraubenden Kohlenhydrate wie Weißmehlprodukte, Teigwaren, Nudeln, Nockerln, Knödel, polierter Reis usw. auch als Fleischbeilage entschieden abzulehnen sind.

Als wertvolle Vitalstoff- und Basenspender dienen auch Frucht-, Blüten-, Blatt-, Wurzel- und Stangengemüse, Kastanien, Sojabohnen sowie Wild- und Gewürzkräuter. Salat und Kräuter sind besonders wärmeempfindlich. Säurespendende Ausnahmen sind beim Gemüse die eiweißreichen Hülsenfrüchte, Linsen, Bohnen, aber auch Spargel, Artischocken und Rosenkohl. In der MAD werden die Gewürzkräuter sowie die leicht verdaulichen Gemüsesorten bevorzugt. Tiefkühlkost verliert gegenüber der Frischkost nur 10% an Wert. Tiefkühlen ist daher die beste Methode der Aufbewahrung. Dennoch sollten frische Lebensmittel bevorzugt werden. Tiefkühlkost ist aber oft noch wesentlich günstiger als zu lange gelagertes Marktgemüse. Bei Fruktose-Intoleranz muss manchmal auch bei Gemüse reduziert werden. Es sollten auch keine Gemüsesäfte getrunken werden. Wenn Sie für Ihre Suppen und Saucen auf Gemüsebasis zusätzlich etwas Bio-Streuwürze verwenden wollen, dann achten Sie besonders darauf, dass diese weder Aromat, Glutamat, Hefe noch Michzucker enthält.

Ei, Fleisch, Fisch nur in Maßen

Das von biologisch artgerecht gehaltenen, gesunden Tieren stammende Eiweiß, besonders in Form von weich gekochtem Ei, Kalb- und Hühnerfleisch, zartem Rindfleisch, Lamm oder Wild sowie nicht fetten Fischarten, gehört zu den wenig verdauungsbelastenden Nahrungsmitteln, sofern auch die entsprechende Zubereitung stimmt. Fettes Fleisch ist schwer verdaulich und überdies zu reich an Cholesterin. Auch herkömmliches Schweinefleisch sollte gemieden werden. Das Schwein ist ein durch Mästung krank gemachtes Tier, dessen Stoffwechselschlacken besonders im Fett deponiert sind, das auch bei magerem Schweinefleisch mitverzehrt wird. Eine Ausnahme sind artgerecht biologisch gehaltene Schweine. Grundsätzlich sollte tierisches Eiweiß keineswegs täglich genossen werden. Im Übermaß führt es zu Kapillarverdickung, Gefäßinnenwandschäden und vorzeitiger Verkalkung. Hier hilft eine eiweißarme MAD oder eine Eiweiß-Abbau-Diät. Gleichwohl ist aber auch nicht das andere Extrem, die fleischlose Kost, anzuraten. Die überwiegende Mehrzahl der Vegetarier gerät früher oder später in einen Eiweißmangelzustand. Ein Zuviel, vor allem an Rohkost als »Ersatz« des fehlenden tierischen Eiweißes, führt immer zu Gärungszuständen mit Säure- und Fuselbildung. Die falsche Quantität wandelt die Basen zu Säuren um, daher: gemischte Kost mit fleischfreien Tagen und alles in bescheidener Menge.

Fett

Während sich die naturbelassenen Fette, beste kalt gepresste Pflanzenöle und gute Landbutter im Säuren-Basen-Gleichgewicht befinden, gehören die gehärteten und raffinierten Industriefette und Öle mit ihren Transfettsäuren, handelsübliche Margarinen usw. zu den stärksten Basenräubern, indem sie im Organismus Basen an sich binden.

Die Deutsche Gesellschaft für Ernährung (DGE) empfiehlt, 30% des Tages-Energiebedarfs mit Fett zu decken. 10% sollte mit gesättigten Fettsäuren (z.B. Butter) gedeckt werden, 10–13% mit einfach ungesättigten Fettsäuren (z.B. gutes Olivenöl) und der Rest mit mehrfach ungesättigten Fettsäuren (z.B. kalt gepresstes Lein-, Raps-, Hanf- und Walnussöl). Um das Herz-Kreislauf-Risiko (Todesursache Nr. 1) möglichst gering zu halten, sollte das Verhältnis von Omega-6-Fettsäuren zu Omega-3-Fettsäuren maximal 4:1 betragen. In der Regel liegt dieses Verhältnis bei 20:1.

Samennahrung, Getreide, Nüsse

Je stärker ein Getreide durch Verarbeitungsprozesse zu Industriekost umgewandelt wurde, desto müheloser erfolgt seine Aufschließung im Verdauungsapparat und desto ärmer ist es an biologischem Gehalt. Während der MAD wird sogar nur die besonders leicht verdauliche, aber biologisch wertlose Semmel verwendet, da während der Ableitungsdiät die Verdauungsschonung Vorrang hat. Anschließend sollte man aber, soweit verträglich, auf hochwertigeres Brot, wie zum Beispiel dünnes Vollwert-Knäckebrot, Dinkel- oder Roggenbrot übergehen. Leider sind im Allgemeinen die heute üblichen Vollkornbrotsorten für Menschen mit wenig körperlicher Betätigung oft schon viel zu schwer verdaulich und erzeugen Gärung und Blähungen.

Die Empfehlung, zum täglichen Frühstück einen frisch gemahlenen, unerhitzten Frischkornbrei aus biologischem Anbau als Müsli mit Obst und Milch einzunehmen, ist vom Standpunkt der Zufuhr biologischer Werte richtig. Vom Standpunkt der Ernährung des Organismus ist es jedoch fraglich, ob der jeweilige Verdauungsapparat diese Kost auch richtig auszuwerten vermag. Grundsätzlich hat man von wenigeren, aber gut im Organismus aufgenommenen Vitalstoffen einer leicht aufschließbar gemachten Kostform mehr als von den vielen Werten einer schweren Vollwertkost, die im geschwächten Verdauungsapparat in Zersetzung übergeht. Gerade beim Getreide muss jeder die dem Maß seiner körperlichen Leistung und seiner individuellen Verdauungskraft entsprechende bescheidene Menge, bekömmliche Art und Zubereitungsform finden.

Haferflocken und Mais stellen besonders leicht verdauliche, bekömmliche Getreidearten dar. Alle Vollwertgetreide wie Buchweizen, Naturreis, Dinkel, Weizen, Roggen usw. zählen zu den milden Säurespendern. Die industriell bearbeiteten Kohlenhydrate wie Weißmehlprodukte, Feingebäck, Zwieback, Kuchen, Teigwaren, polierter Reis und vor allem Fabrikzucker und alle Süßigkeiten stellen starke Basenräuber dar.

Nüsse wie Walnüsse und Mandeln sind hochwertige fett-, eiweiß- und mineralstoffreiche Lebensmittel. Sie sind milde Säurespender. Walnüsse beinhalten zudem die wertvollen Omega-3-Fettsäuren.

Bioobst, Gemüse- und Fruchtsäfte

Frisches, naturbelassenes, ungespritztes Obst ist reich an Vitalstoffen und Basen spendenden Substanzen. Außerdem beinhaltet es viel Zellulose. Da der menschliche Verdauungsapparat Zellulose nicht direkt, sondern nur indirekt über den Umweg der Vergärung verdauen kann, stellt Zellulose einen Ballaststoff dar, der sich in zu großer Menge entsprechend belastend auswirkt. So wertvoll bescheidene regelmäßige Obstzufuhr sein kann, so ungünstig wirkt sich jedes Zuviel aus.

Zu viel Obst wandelt den Basenspender durch Vergärung in einen Säurebildner um, was besonders für die gärungsfreudigsten Obstsorten wie Kirschen, Zwetschgen usw., auch Kompotte und pure Fruchtsäfte, gilt. Da Rohkost als Vorspeise am besten vertragen wird, sollte sie besser vor als nach der Kochkost genossen werden. Trockenfrüchte sollten ungeschwefelt, ungebleicht, ungezuckert und nicht paraffiniert sein. Mischungen von Obst mit Milch oder Milchprodukten können die Bekömmlichkeit beider Produkte wesentlich verbessern.

Die günstigste Anwendung von Gemüse- oder Fruchtsäften erfolgt nie pur, sondern in Verdünnung, am besten mit Wasser, Milchprodukten oder Schleimen wie Leinsamen, beispielsweise als Ergänzung zum Leinsamentee oder mit Linusit Gold. Alle Gemüse- und Obstsäfte sind bei Fruktose-Intoleranz zu meiden.

Gewürze und Kräuter

Bitte beachten Sie, dass Fertigmischungen von Gewürzen und Kräutern häufig mit Glutamat oder Geschmacksverstärkern, mit Milchzucker und Hefe angereichert und daher generell ungünstig sind. Bei Histamin- sowie Laktose- und Fruktoseunverträglichkeit sind solche Mischungen völlig zu meiden. Es ist daher ratsam, die Gewürze und getrockneten Kräuter einzeln zu kaufen. Auch Salzmischungen mit Kräutern sind zu hinterfragen.

Verwenden Sie jedenfalls Frischkräuter so gut Sie können, auch eingelegte Frischkräuter in guten Ölen. Salz hingegen sollten Sie deutlich reduzieren, ganz egal, welches es ist.

Leinsamentee

1 EL Leinsamen (ganz oder auch geschrotet) mit ¼ l Wasser kalt aufsetzen, einmal aufkochen, abkühlen, durchseihen. Als Anreicherung kann man bescheiden Gemüse- oder Fruchtsaft (Karotte, Apfel) dazugeben. Nur in kleinen Schlucken einnehmen, einspeicheln, eventuell gemeinsam mit zum Kauen zwingendem Brot einnehmen.

Getränke: am besten Wasser

Das beste Getränk ist gutes Quellwasser, dann folgen Leitungswasser, stilles Mineralwasser, dünn gebrühte, einfache Biokräutertees oder Kräuterteemischungen, die man von Zeit zu Zeit wechseln sollte, danach Grüntee und dann Schwarzteesorten, aber dünn gebrüht. Fruchtsäfte sollten nur in sehr starker Verdünnung genossen werden. Bier ist ein in bescheidener Menge bekömmliches Getränk. Je bitterer, desto bekömmlicher. Guter Wein kann in kleinen Dosen eine wertvolle Arznei darstellen. Likör zählt zu den ungünstigsten Getränken.

Kaffee ist ein beliebtes Genuss- und Anregungsmittel. Bei übermäßigem Konsum belastet es Magen, Leber und Nieren. Es führt dem Körper unerwünschte Säuren (Kaffeesäuren) zu. Wer im Alltag eine Anregung braucht, sollte auf Grüntee umsteigen.

Lebendige Substanzen

Lebendige Substanzen sind Bestandteile der naturbelassenen Lebensmittel, deren Bedeutung erst seit den Forschungen von H. P. Rusch bekannt zu werden beginnt. Wo es Leben gibt, gibt es auch Bakterien; Bakterien, die zum überwiegenden Teil der menschlichen Gesundheit förderlich sind. Mommsen hat sie daher als Gesundheitserreger, im Gegensatz zu den Krankheitserregern, bezeichnet. Sämtliche Pflanzen benötigen lebendige Substanzen. Sie nehmen diese aus ihrem Nährboden auf und verwenden sie zu ihrem Wachstum, ihrem Aufbau und zu ihrer Fruchtbarkeit. Was für die Pflanze der Humus, ist für Mensch und Tier der Verdauungskanal mit seinen Bakterien. Interessanterweise finden sich im Verdauungskanal des Menschen die grundsätzlich gleichen Bakterienarten wie im Humus. Auch der Mensch benötigt zur Erhaltung und Wiedergewinnung seiner Gesundheit die Mithilfe dieser Urformen des irdischen Lebens. Die lebendigen Substanzen machen einen Kreislauf durch: Mit dem individuellen Tod des Einzelwesens gehen kleinste Reste in die Erde über. Sie gelangen schließlich über Bodenbakterien wieder in Pflanze, Tier und Mensch und mit deren Tod zurück in die Erde.

Auf diese Weise ist der Mensch durch Aufnahme von naturbelassener Kost und anderer echter Lebensmittel mit allen Lebewesen verbunden und in den Kreislauf des biologischen Lebens eingeschlossen. Aus dieser Sicht ist die sterile Konservenernährung, beginnend schon beim Säugling, der anstelle der lebendigen Muttermilch nur biologisch tote Konserven oder Präparate erhält, extrem gesundheitswidrig.

Aus dieser Sicht soll auch vor allen, die natürliche Bakterienflora des Menschen schädigenden Eingriffen gewarnt werden. Schon durch chemische Düngungs- und Unkrautvertilgungsmittel, aber auch durch Medikamente wird gerade der »Humusboden des Menschen«, sein Verdauungstrakt, empfindlich geschädigt.

Anstelle der Gesundheitserreger wirken als Folge auf die Schleimhäute oft abnorme Bakterienarten, deren toxische Stoffwechselprodukte die Gesundheit untergraben. Wenn die MAD allein nicht ausreichen sollte, um normale Verhältnisse herzustellen, wird der Arzt Ihnen die Zufuhr bestimmter wertvoller Bakterien oder die sogenannte Symbioselenkung zur Florasanierung verordnen. Gerade bei Kindern und Jugendlichen, die schlecht gedeihen oder an Abwehrschwäche gegen Infekte leiden, tritt dadurch meist schon nach kurzer Zeit ein überzeugender Erfolg ein.

Alle Energie, die wir in unseren Körper aufnehmen, kommt von der Sonne. Über die Nahrungskette nehmen wir als wichtigsten Ernährungsbestandteil Licht in uns auf und genau diese Lichtenergie wird in den Zellen gespeichert. Je mehr unsere pflanzliche Nahrung sonnengereift ist bzw. Lichtenergie speichert, umso eher können wir die darin enthaltene Kraft und Energie aufnehmen.

Der Säure-Basen-Haushalt

Unser Organismus kann die aufgenommene Nahrung nur richtig verdauen und seine Abbaustoffe ausscheiden, wenn sein Säure-Basen-Haushalt im Gleichgewicht ist. Durch die Forschung des Chemikers und Arztes Friedrich Sander wissen wir, dass unser Magen einerseits Säure produziert, andererseits im Gleichgewicht dazu Basen an das Blut absondert. Unser Blut benötigt fortlaufend Basen zur Neutralisation der ständig anfallenden Säuren, wobei das Blut selbst immer und unter allen Umständen leicht basisch bleiben muss. Seine Überschüsse an Basen liefert das Blut an die basenliebenden Verdauungsdrüsen ab: Speicheldrüsen, Leber, Bauchspeicheldrüse und Dünndarmdrüsen.

Diese Drüsen produzieren daraus innerhalb von 24 Stunden im Schnitt:

- 1 Liter Speichel,
- 1 Liter Gallensaft,
- 0,7 Liter Bauchspeichel,
- 3 Liter Darmdrüsensekret.

Eine tolle Leistung des Körpers, wozu er auch Flüssigkeit von außen braucht!

Somit werden pro Tag nahezu 6 Liter basische Drüsensekrete erzeugt, die der Körper zur Verdauung der Nahrung, Neutralisierung und Ausscheidung verschiedener Mineralsäuren des Stoffwechsels – Kohlensäure, Salzsäure, Schwefelsäure, Phosphorsäure usw. – benötigt. Außerdem besitzt der Organismus, um sich von allen mit der Nahrung zugeführten und im Stoffwechsel entstehenden Säuren rechtzeitig befreien zu können, folgende entsäuernde Regulationsmechanismen:

- Die Lungen entsäuern durch Ausatmung von Kohlensäure.
- Die Nieren entsäuern durch Ausscheidung von Harnsäure.
- Über die Haut wird saurer Schweiß abgegeben.
- Der Darm scheidet sauren Stuhl aus.
- Das Blut puffert durch eine eigene Basenreserve Säure ab.
- Notventile wie Genitalschleimhaut, Talgdrüsen, Tränendrüsen usw. können notfalls durch ihre Sekrete und Exkrete Säuren ausscheiden.

Was passiert bei Übersäuerung?

Durch verschiedene anhaltende Fehler in der Ernährungs- und Lebensweise gelangen fortlaufend zu viele Säuren ins Blut.

Das führt zu folgenden Mechanismen:

- Das Blut liefert zu wenig oder gar keine Basen an die Verdauungsdrüsen ab, wodurch die Leistungen von Leber, Dünndarm, Bauchspeicheldrüse minderwertig werden.
- Überschüssige Säuren werden in die Grundsubstanz und in andere Gewebe abgeschoben, in Muskeln, Sehnen, Nerven, wo immer ein Depot geschaffen werden kann; dadurch werden alle diese Gewebe übersäuert, was zu Weichteil- und Gelenkrheuma, Stoffwechselleiden, Gicht, Steinablagerungen, Arteriosklerose und zu vielen anderen Krankheitsprozessen führt.
- Das Blut zieht basische Substanzen aus den Geweben ab, was zur Entmineralisation von Kalzium, Natrium, Magnesium, Kalium usw. führt. Diesem Mineralschwund folgen Gebissschäden, Knochenbrüchigkeit, Entkalkung. Aufbausubstanzen werden auch aus Gefäßwänden entzogen, wodurch Arterien und Venen ihre Elastizität verlieren, sich ausdehnen, schlängeln und brüchig werden. Dies belastet wieder die Blutzirkulation.

Wenn also der Organismus trotz seiner entsäuernden Regulationsmechanismen seines Säureüberschusses nicht mehr Herr wird, tritt Übersäuerung der Gewebe ein.

Nun genügt ein kleiner Anstoß, eine Unterkühlung, falsche Bewegung, Überforderung, eine kleine Infektion, und der Betreffende wird ernstlich krank. Der kleine Anlass ist auf »sauren Boden« gelangt, der schon für Entzündungs- und Leidensprozesse ausreichend vorbereitet ist. Nach den Forschungen von Sander, Worlitschek und anderen Stoffwechselexperten spielt sich die Mehrzahl aller schwerwiegenden Krankheitsprozesse am Boden der Übersäuerung im Stoffwechsel ab. Das heißt, dass ein beträchtlicher Teil aller akuten und chronischen, aller allergischen und degenerativen Prozesse, einschließlich Krebs, durch Übersäuerung = Verschlackung = Vergiftung des Stoffwechsels mitverursacht wird und zumindest auch von dieser Seite aus behandelt werden muss, wenn ein Dauererfolg erzielt werden soll.

Übersäuerung entgegenwirken

Abhilfe gegen Übersäuerung zu schaffen, heißt also:

- Ursachen beseitigen
- Organismus entschlacken durch Fasten-Darmreinigungs-Ableitungskuren
- Basen zuführen (durch Nahrung, Flüssigkeit, evtl. Basenmittel)

Eine Übersäuerung des Körpers kann jedoch verschiedene Ursachen haben:

- **Fehler im Bereich der ernährungsbeeinflussenden Faktoren:** Mangelhaftes Kauen und Einspeicheln fördert Kostzersetzung im Verdauungsapparat. Gärung produziert

Säure und diese muss abgepuffert werden durch Basen (= Basenraub). Jedes Zuviel an Essen benötigt Mehrverbrauch an basischen Verdauungssekreten (= Basenraub). Die Einnahme von überwiegend säurespendenden und basenraubenden Nahrungsmitteln, wie in der üblichen Normalverbraucherkost, führt ebenfalls zu Übersäuerung (siehe Säuren-Basen-Tabelle Kap. »Basenüberschüssig ernähren« (S. 202)).

- **Fehler in der Flüssigkeitszufuhr:** Die zu geringe Flüssigkeitszufuhr von Wasser, Mineralwasser und Kräutertee führt zu verringerter Schlacken- bzw. Säure-Ausschwemmung über Nieren, Darm, Haut und Lungen. So wie der Mensch weniger und seltener essen sollte, müsste er mehr und häufiger trinken.
- **Fehler in der Lebensweise:** Es fehlt dem Normalverbraucher ausreichende Bewegung an frischer Luft. Wir sollten täglich mindestens einmal richtig zum Schwitzen kommen, weil wir nur dadurch das Ausscheidungsorgan Haut richtig zum Entsäuern bringen.

Was wirkt sauer, was basisch?

Unser Organismus benötigt in der Nahrung sowohl Säuren als auch Basen. Während aber jeder Überschuss an Basen mühelos aus dem Körper ausgeschieden wird, muss der Körper jede mineralische Säure zunächst mithilfe von Basen neutralisieren, bevor er sie eliminieren kann. Unsere Dauerkost sollte daher ein Säure-Basen-Verhältnis mit Überschuss an Basen aufweisen.

Man unterscheidet in der Nahrung:

- Säurenüberschüssige und säurebildende Nahrungsmittel (Säurespender und Säureerzeuger),
- basenüberschüssige und basenbildende Nahrungsmittel (Basenspender und Basenerzeuger),
- Nahrungsmittel im ungefähren Säuren-Basen-Gleichgewicht.

Säurespender

Sie führen dem Körper Säuren zu oder werden im Stoffwechsel des Körpers zu Säuren abgebaut. Sie bestehen vorwiegend aus Eiweiß.

Dazu gehören:

- Fleisch, Geflügel, Wild, Würste, Speck, Innereien, Leber, Nieren, Hirn, Fleischbrühe
- Fisch
- Käse, Quark (Topfen), Hüttenkäse
- Ei (Eiweiß ist säureüberschüssig, Eigelb allein basisch)
- Hülsenfrüchte, Spargel, Rosenkohl
- Erdnüsse, Essig, Senf
- stark kohlensäurehaltige Getränke, Sekt, verschiedene Industriegetränke
- Walnüsse (gering säureüberschüssig)

Säureerzeuger (Basenräuber)

Zu ihrem Abbau muss der Organismus Basen liefern, weshalb sie auch Basenräuber genannt werden:

- Fabrikzucker, Süßigkeiten, Konfekt, Schokolade, süße Torten, Speiseeis
- Weißmehlprodukte, Teigwaren, Nudeln, Zwieback, Kuchen usw.
- gehärtete, raffinierte Fette und Öle, gewöhnliche Margarine (Konsummargarine), billige Salatöle usw.
- geschälte und polierte Getreide, polierter Reis, weiße bis graue Brote
- Getränke, Bohnenkaffee, schwarzer Tee, Limonadengetränke (Cola usw.), Alkohol, am wenigsten Bier
- Vollgetreide wie Vollreis, Weizen, Haferflocken, Maisgrieß, Buchweizen, Gerste, Roggen, Vollkornbrot usw.

Basenüberschüssige und basenbildende Nahrungsmittel

Sie führen dem Körper Basen zu oder binden Säuren an sich:

- Kartoffeln (besonders Pellkartoffeln), Kartoffelpress-Saft mit Karotten
- Milch (roh), Vorzugsmilch, Sahne, Schlagsahne, Pflanzencreme
- Basensuppen
- Gemüse, Blattgemüse, Wurzelgemüse, Gemüsefrüchte, auch Sellerie, Zwiebel, Rote Bete,

Sojabohnen, Kastanien, Gemüsesuppen
- Obst, auch Dörrobst, Mandeln (Mandelmilch)
- Wildkräuter wie Löwenzahn, Brennnessel usw.
- Gewürzkräuter wie Kresse, Petersilie, Schnittlauch, Majoran, Thymian, Rosmarin, Salbei, Oregano usw.
- Eigelb
- stilles Mineralwasser

Nahrungsmittel im Säure-Basen-Gleichgewicht

- Wasser
- naturbelassene beste Qualität von Fetten und Pflanzenölen, gute Butter
- frische Mandeln
- Hirse
- Sauerkraut
- Kombinationen von Säure- und Basenspendern

Basenüberschüssig ernähren

Bei der Zusammenstellung der Kost kommt es darauf an, ausgesprochene Basenräuber wie Zucker zu meiden und die wertvollen säureüberschüssigen Nahrungsmittel wie Fleisch, Fisch, Käse, Getreide mit basenüberschüssigen Nahrungsmitteln passend zu kombinieren. Dazu eignen sich beispielsweise mittags sämtliche, im Rezeptteil angeführten Gemüsebrühen, Basensuppen, Apfel-Karotten-Vorspeisen sowie Pellkartoffeln, nahezu alle Gemüse und Blattsalate. Die Mahlzeit sollte in ihrer Zusammensetzung einen zumindest leichten Basenüberschuss aufweisen. Das heißt auf dem Teller immer ⅓ Fisch oder Fleisch und ⅔ Gemüse oder Gemüse und Kartoffeln. Falls dies einmal nicht zutrifft, lässt sich leicht ein Ausgleich schaffen durch

- wenig essen,
- bei der nächsten Mahlzeit Basen bevorzugen und
- vermehrte körperliche Leistung zur Säure-Ausscheidung (Ausatmung, Ausschwitzung usw.).
- Sämtliche Gerichte der MAD sind aus der Sicht des Säuren-Basen-Haushaltes und aus der Sicht einer leicht verdaulichen Trennkost zusammengestellt.

So funktioniert basenüberschüssige Ernährung

Ungeeignete Nahrungsmittel		Geeignete Nahrungsmittel	
Weißmehlbrot	sauer	Knäckebrot	sauer
Konsummargarine	sauer	Landbutter	neutral
Käse oder Wurst	leicht bis stark sauer	Obst-Getreide-Mix	schwach basisch
Konservenaufstrichpastete	sauer	oder Dörrobst	schwach basisch
weiches Ei	sauer	oder 1 Tomate	basisch
Honig als Aufstrich	sauer	oder 1 Apfel	basisch
Marmelade als Aufstrich	sauer	oder 1 Banane	basisch
Kaffee mit Zucker	stark sauer	Milch mit Malzkaffee oder mit etwas Tee	basisch basisch
Rindssuppe (Fleischbouillon) mit Einlage wie: Nudeln, Nocken, Reis, Fleischknödel	stark sauer sauer	Basensuppe oder Gemüsesuppe	basisch
Fleisch oder Fisch	stark sauer	Fleisch oder Fisch	stark sauer
mit Nudeln, Reis, Knödeln oder Pommes	sauer	Dampfkartoffeln oder gedämpftes Gemüse	stark basisch
Salat mit Billigessig und billigem Öl	sauer	Salat mit wenig Apfelessig und kalt gepresstem Öl	basisch
Torte, Kuchen	stark sauer	Kastaniendessert, etwas Obst, Milchcreme	basisch
Soufflé, Pralinen	stark sauer	Nachspeisen nur gelegentlich, keineswegs täglich essen	
Erbsensuppe oder Rindsuppe	sauer	Basensuppe oder Gemüsesuppe	stark basisch
Nudelgerichte	sauer	Maisgrieß	leicht sauer
Schinkensauce	stark sauer	mit Wurzelgemüse	stark basisch
Brot und Gebäck	sauer	Gemüsesalat mit kalt gepresstem Öl	stark basisch
Fertig-Pudding mit Fruchtsirup	stark sauer	Vanillepudding hausgemacht	basisch
Dieses Essen führt unweigerlich zu Übersäuerung und Krankheit.		Dieses Essen fördert die Normalisierung des Säure-Basen-Haushalts, aber nur wenn man richtig isst (ausgiebig kauen), nur in bescheidenen Mengen isst und ausreichende körperliche Bewegung hat.	

Ihr Genuss-Wochenende nach der MAD

Es passiert leicht, dass man durch Stress, Ablenkung und auch zahlreiche Verführungen im Restaurant oder Café wieder in alte, ungesunde Ernährungsmuster verfällt. Nutzen Sie das Wochenende, um mit den folgenden Menüvorschlägen gezielt gegenzusteuern.

Gönnen Sie sich und Ihrer Verdauung mit unseren Menüvorschlägen ein Genuss-Wochenende zur Entspannung und Entlastung. Wenn Arbeitsdruck und Stress von Ihnen abfallen, ist es leichter, sich wieder bewusster um die richtige Ernährung zu kümmern. Diese MAD-Genuss-Wochenenden haben allerhand Vorteile:

- Es gelingt Ihnen umso besser, durch die leichte und qualitativ hochwertige Ernährung am Wochenende Ihren verbesserten Gesundheitsstand zu pflegen.
- Je besser Ihnen diese Neuorientierung der Ernährungsweise im Alltag gelingt, umso dankbarer wird Ihr Organismus mit entsprechendem Wohlgefühl reagieren.
- Sie bleiben mental am Ball und werden immer wieder erinnert an die MAD, die Ihnen gut getan hat, und das zunehmend verbesserte Lebensgefühl.

Erlaubt ist auch hier, was gut vertragen wird. Wir geben Ihnen noch einige Empfehlungen mit auf den Weg, die Ihnen die gesunde Ernährung erheblich erleichtern.

Verzichten Sie auf das Abendessen: Es wurde wissenschaftlich festgestellt, dass der Körper eine gewisse »Ruhezeit« braucht, um die Verdauung anzukurbeln. Wenn immer wieder gegessen wird, ist unser Organismus einfach überfordert, er braucht immer wieder Insulin für die Kohlenhydratverdauung. Aus einem Zuviel an Kohlenhydraten wird plötzlich Fett. Dieses angelagerte Fett kann erst dann verbrannt werden, wenn der Körper 14 Stunden lang durchgehend fasten kann, ohne dass dazwischen gegessen wird. Das gilt auch für Alkohol, Säfte und alle Limonadengetränke. Haben Sie um 17 Uhr das letzte Mal gegessen, dann gibt es um 7 Uhr Frühstück. Nur so werden Sie einen guten Appetit auf das bevorstehende Frühstück verspüren!

Nur reifes Obst essen: Richten Sie sich nach der Jahreszeit und bevorzugen Sie heimische Früchte und Beeren. Früchte sollten im Idealfall bis zur vollen Reife am Baum beziehungsweise am Strauch bleiben. Sie entfalten dann nicht nur ihr volles Aroma, sondern auch die in ihnen wohnenden Heilkräfte. Sie sind nicht vergleichbar mit weit transportiertem, nachgereiftem, begasten oder bestrahltem Obst.

Wenig Salate oder Rohkost: Machen Sie Blattsalate mit kalt gepressten Pflanzenölen, Meersalz und hochwertigen Essigsorten an (allgemeines Rezept siehe nächste Seite). Da Rohkost blähungsfreudig ist, sollten Salate immer nur mittags gegessen werden. Am Abend eignen sich alle gekochten und marinierten Gemüse mit hochwertigem Olivenöl.

Bereiten Sie frisch zu: Die Gerichte sollten möglichst frisch zubereitet werden. Richten Sie sich nach der Jahreszeit und bleiben Sie unseren heimischen Lebensmitteln treu. Dann sind alle Inhaltsstoffe enthalten, die wir brauchen. Vermeiden Sie ein Zuviel an Tiefkühlkost und Konserven. Die fertig gekochten Speisen sollten möglichst bald verzehrt werden. Ein Aufwärmen bringt immer Qualitätsverluste mit sich. Wenn Sie beruflich viel unterwegs sind und kein frisch zubereitetes Essen oder nur Kantinenkost bekommen können, ist es möglich, das Essen durch Zugabe von etwas Ingwer, Kardamom oder Ginseng aus der Gewürzmühle, Frischkräutern oder guten kalt gepressten Pflanzenölen qualitativ aufzuwerten. Das müssten Sie mitnehmen. Olivenöl fängt freie Radikale stark ab. Ingwer und andere Gewürze regen das Verdauungsfeuer sehr gut an.

Nehmen Sie warme Nahrung zu sich: Nehmen Sie nach Möglichkeit, zumindest aber einmal am Tag, vorwiegend warmes Essen, Suppen, Getreidebreie und warme Getränke zu sich. Behalten Sie auch die hoffentlich lieb gewonnene Tradition der Basensuppe vor dem Hauptgericht am Mittag bzw. als leichtes Abendessen bei. Im Unterschied zu den Basensuppen, die während der MAD genossen wurden, können Sie ab jetzt zusätzlich etwas Zwiebel oder Lauch verwenden und mehrere Gemüsesorten miteinander mischen. Jetzt können Sie auch Gemüsesorten verwenden, die mehr Verdauungsleistung erfordern, wie Blumenkohl, Brokkoli oder Kohlrabi. Ein allgemein gültiges Rezept für die Basensuppe nach der MAD finden Sie auf der nächsten Seite. Die Faustregel für alle pürierten Basensuppen lautet: Pro Liter Gemüsebrühe verwenden Sie insgesamt ca. 300 g küchenfertig geputztes und geschnittenes Gemüse. Bei Kürbis, Tomaten und Zucchini bis 500 g. Hier empfiehlt es sich, zur besseren Bindung ein paar Kartoffelwürfel mitzukochen.

Legen Sie einen Flüssigkeitstag pro Woche ein: Richten Sie sich einen festen Tag pro Woche ein, an dem Sie nur flüssige Nahrung zu sich nehmen z. B. frisch gekochte Gemüsebrühe oder 3-mal täglich eine große Schüssel Basensuppe. Trinken Sie an diesem Tag zwischendurch ausreichend Kräutertees, Gemüsebrühe oder nicht zu kaltes Wasser, aber bitte keinen Alkohol. Der regelmäßig durchgeführte Flüssigkeitstag verhindert, dass sich Giftstoffe oder Schlackenstoffe ansammeln können. Er beugt somit Gesundheitsstörungen vor und verjüngt Körper und Geist.

Auf den eigenen Rhythmus achten: Die Natur wiegt sich im Rhythmus und auch für uns Menschen ist der Rhythmus von großer gesundheitlicher Bedeutung. Die Erkenntnis, dass es ungünstig ist und krank macht, gegen natürliche, innere und äußere Gesetzmäßigkeiten zu handeln und zu leben, wird sich zunehmend auch in unserer Alles-ist-möglich-Gesellschaft durchsetzen. Rhythmus ist die Wiederholung von Ähnlichem, nicht von Gleichem.

Grundzubereitung nach der MAD

Basensuppe

4 Portionen • 20 Min.

50 g Lauch oder Zwiebeln • 50 g mehlige Kartoffeln • 250 g Fenchel oder andere Gemüsesorten • 1 l Gemüsebrühe • 1 EL Butter (10 g) oder Olivenöl • 2 EL Sahne • Meersalz • geriebene Muskatnuss • 2 Zweige Zitronenmelisse oder andere Kräuter

- Gemüse waschen. Zwiebel schälen und wie Lauch klein schneiden. Kartoffeln schälen und klein schneiden. Beim Fenchel den Strunk entfernen und grob schneiden. Das Fenchelgrün mit verwenden. Die Zitronenmelisse von den Stielen zupfen und Blätter grob schneiden.

- Lauch oder Zwiebel in einem Kochtopf mit Butter oder Olivenöl kurz andünsten, Fenchel und Kartoffelwürfel zugeben, mit Gemüsebrühe auffüllen, salzen und in etwa 5 Min. weich kochen lassen. Im Mixer mit Sahne, frisch geriebener Muskatnuss und Zitronenmelisse pürieren.

Lebensmittelverträglichkeit: L laktosefreie Milchprodukte verwenden, F ist fruktosefrei, G ist glutenfrei, H ist histaminfrei

Tipp Mit ca. ¼ TL frischem Ingwer, etwas Galgantwurzel oder Kardamon aus der Gewürzmühle bringen Sie mehr Schärfe oder Würze in die Suppe. Das sorgt auch für mehr innere Hitze und facht das Verdauungsfeuer an.

Nährwerte pro Portion ›kcal 60 ›KH 3 ›E 2 ›F 4

So wird Salat zubereitet

Blattsalat mit Kräuterdressing

2 Portionen • ca. 10 Min.

100 g beliebiger Blattsalat (z. B. Kopfsalat oder Feldsalat) • 2 EL Sauerrahm • 2 EL kalt gepresstes Pflanzenöl • 1 EL weißer Balsamico, naturreiner Apfelessig oder 1 TL Zitronensaft • 1 TL frisch geschnittene Gartenkräuter • Meersalz

- Salat putzen, waschen und gut abtropfen lassen. Sauerrahm, Salz, Öl und Essig in einer Schüssel gut vermischen

- Salat mit der Hälfte des Dressings anmachen und in 2 Salatschüsseln anrichten. Restliches Dressing darüber verteilen und mit frischem Rucola, Kerbelkraut oder Kresse garnieren.

Lebensmittelverträglichkeit: L laktosefreie Milchprodukte verwenden, F ohne Apfelessig und Zitronensaft zubereiten, G ist glutenfrei, H ohne Essig und Zitronensaft zubereiten

Tipp Natürlich kann der Salat auch nur mit Öl und Essig angemacht werden. Verwenden Sie dazu die hochwertigste Qualität von kalt gepressten Pflanzenölen und den besten Essig. Für das Dressing können Sie statt Sauerrahm auch Joghurt (weniger Fett) oder Crème fraîche (mehr Fett) verwenden.

Nährwerte pro Portion ›kcal 85 ›KH 1 ›E 2 ›F 8

Animiert zum Wassertrinken

Erfrischungsgetränk

2 Liter • ⏲ 5 Min.

2 l Wasser • 2 Zweige Minze • 2 Apfelspalten • 2 Orangenscheiben • 2 Zitronenscheiben

● Der einfachste Erfrischungsdrink für den Alltag ist ein Glaskrug mit kaltem Wasser, versetzt mit einem Zweig frischer Minze, mit Apfelspalten, 2 dickeren, halbierten Orangenscheiben und 2 Zitronenscheiben.

● Alles in einem großen Glaskrug ansetzen und kurz stehen lassen, damit das Wasser Geschmack annimmt. Das sieht appetitlich aus und animiert zum Trinken. Verwenden Sie bei gut gekühlten Getränken besser keine Eiswürfel.

● Mit etwas Wasser am Boden des Kruges kann der Inhalt mit Kräutern und Obst über Nacht in den Kühlschrank gestellt und am nächsten Tag noch einmal mit frischem Wasser aufgefüllt werden.

Lebensmittelverträglichkeit: L ist laktosefrei, F ohne Obst zubereiten, G ist glutenfrei, H ohne Zitrusfrüchte zubereiten

Nährwerte pro Portion › kcal 0 › KH 0 › E 0 › F 0

Mit Oliven als Einlage

Cremige Kartoffelsuppe

4 Portionen • ⏲ 15 Min.

300 g mehlige Kartoffeln • 50 g Frühlingszwiebel • 2 EL Olivenöl • 150 g grüne Oliven • 1 EL Majoran • 1 l Gemüsebrühe • 4 EL Sahne • 4 TL Sauerrahm • Meersalz • Muskatnuss • Pfeffer

● Kartoffeln waschen, schälen und in Würfel schneiden. Frühlingszwiebel waschen, putzen und in Ringe schneiden. Majoran von den Stielen zupfen.

● In einem Topf Zwiebelringe in Olivenöl kurz anbraten, Kartoffelwürfel zugeben, mit Gemüsebrühe auffüllen, salzen, und in etwa 10 Min. weich kochen. Im Mixer mit Sahne pürieren, mit Pfeffer aus der Mühle, Majoran und frisch geriebener Muskatnuss gut abschmecken.

● Jetzt erst die Oliven untermischen, die Suppe anrichten und mit Sauerrahm und Majoran garnieren.

Lebensmittelverträglichkeit: L laktosefreie Milchprodukte verwenden, F ist fruktosefrei, G ist glutenfrei, H ist histaminfrei

Nährwerte pro Portion › kcal 150 › KH 17 › E 3 › F 5

Durch den Safran gelb gefärbt

Safranrisotto mit Schafskäse

4 Portionen • 30 Min.

2 Schalotten • 1 Bund Jungzwiebeln • 1 EL Petersilie • 200 g Risottoreis oder Vollkornreis • 700 ml Gemüsebrühe • 1 große Prise Safranfäden • 2 EL Olivenöl • 1 EL Butter (10 g) • 2 EL Sahne • 125 ml Weißwein • 100 g Schafskäse • Meersalz • Pfeffer

- Schalotten schälen und klein würfeln. Jungzwiebeln waschen, putzen und in Ringe schneiden. Petersilie waschen und grob schneiden.

- Zwiebel und Schalotten in einem Topf mit Olivenöl und Butter glasig anschwitzen, den Reis mit den Safranfäden zugeben und mit Gemüsebrühe auffüllen.

- Bei geringer Hitze zugedeckt ca. 20 Min. (Vollkornreis 45 Min.) mit Deckel al dente garen lassen. Dabei immer wieder umrühren und Flüssigkeit kontrollieren.

- Nach ca. 15 Min. Wein und Sahne untermischen. Kurz vor dem Fertigwerden salzen, etwas pfeffern und Petersilie untermischen. Risotto auf 4 gewärmten Suppentellern anrichten und mit dem zerbröselten Schafskäse bestreuen.

Lebensmittelverträglichkeit: L laktosefreie Milchprodukte verwenden, F ohne Wein zubereiten, G ist glutenfrei, H ohne Wein zubereiten

Tipp Bei Gemüserisotto das klein geschnittene, frische Gemüse zugleich mit dem Reis zugeben. Frische Kräuter sowie Rucola oder Löwenzahn erst kurz vor dem Servieren hinzufügen.

Nährwerte pro Portion ›kcal 305 ›KH 45 ›E 8 ›F 7

Mit Dinkelmürbeteig

Gefüllter Apfelkuchen

8 Portionen • 20 Min. + 30 Min. Kühlzeit + 35 Min. Backzeit

225 g Dinkel, frisch gemahlen • 150 g Butter • 70 g brauner Zucker • 1 Eigelb • Meersalz • Vanillezucker • etwas Zitronenschale • 800 g säuerliche Äpfel • 70 g brauner Zucker • 100 g Rosinen • 2 EL Rum • ½ EL Zimt • 1 TL Vanillezucker

- Dinkelmehl, Eigelb, Zitronenschale und Vanillezucker vermengen und mit Butterstückchen zu einem festen Mürbeteig verkneten. In Folie wickeln und 30 Min. im Kühlschrank ruhen lassen.

- Äpfel schälen, entkernen und grob in eine Schüssel raspeln. Mit Zucker, Zimt, Rum, Rosinen und Vanillezucker vermischen.

- Teig halbieren; den Boden ca. ½ cm stark auf einem Backblech verteilen (evtl. vorher ausrollen). Füllung etwas ausdrücken und gleichmäßig verteilen. Zweite Teighälfte ausrollen, in mehrere Bahnen zuschneiden und über die Apfelfüllung legen.

- Im vorgeheizten Backofen bei 180 °C ca. 35 Min. backen. Kurz abkühlen lassen, mit Vanillezucker bestreuen und eine Portion noch warm genießen.

Lebensmittelverträglichkeit: L laktosefreie Milchprodukte verwenden, F nicht geeignet, G Buchweizen- statt Dinkelmehl verwenden, H ohne Rum zubereiten

Tipp Nach der MAD können Sie Ihr Biogetreide mit einer Getreidemühle selbst frisch vermahlen.

Nährwerte pro Portion ›kcal 270 ›KH 37 ›E 3 ›F 12

Sehr erfrischend

Minze-Energy-Drink

2 Liter • 5 Min. + 1 – 2 Std. Kühlzeit

2 l Wasser • 2 Orangen, Saft • 2 Orangenscheiben • 1 Zitronenscheibe • 1 Msp. Meersalz • 1 Bund Zitronenmelisse oder Minze • 1 EL Honig

- Orangen auspressen. Den Saft mit Honig und Salz kurz erwärmen und in einen Glaskrug geben.

- Mit frischem Wasser auffüllen. Die Frischkräuter mit langem Stiel in den Glaskrug stecken und die Orangenscheiben und Zitronenscheibe halbieren und zugeben.

- Wenn möglich, 1 – 2 Stunden kühl bzw. im Kühlschrank stehen lassen, damit das Wasser Geschmack annimmt. Aufrühren und über den Tag verteilt trinken. Etwas Wasser kann dazwischen mal nachgegossen werden.

Lebensmittelverträglichkeit: L ist laktosefrei, F nicht geeignet, G ist glutenfrei, H ohne Zitrusfrüchte zubereiten

Nährwerte pro Portion ›kcal 25 ›KH 5 ›E 0 ›F 0

Nur saisonale Blattsalate verwenden

Blattsalat mit Fenchel

4 Portionen • 10 Min.

150 g Kopfsalat • 1 kleine Fenchelknolle • 50 g Walnüsse oder Pinienkerne • 1 EL Schnittlauch • 150 g Feldsalat • 2 EL kalt gepresstes Olivenöl • 1 EL Balsamico-Essig • Meersalz

- Salat putzen, waschen, gut abtropfen. Fenchel putzen, halbieren, Strunk entfernen, vierteln und in dünne Scheiben schneiden. Die Walnüsse grob hacken. Den Schnittlauch sehr klein schneiden.

- Salat in einer Schüssel trocken mischen, dann salzen und mit Olivenöl und Balsamico-Essig schmackhaft anmachen und auf 4 Teller verteilen. Mit den Walnüssen oder Pinienkernen garnieren.

Lebensmittelverträglichkeit: L ist laktosefrei, F evtl. ohne Nüsse und Balsamico-Essig zubereiten, G ist glutenfrei, H ohne Nüsse und Balsamico-Essig zubereiten

Nährwerte pro Portion ›kcal 120 ›KH 3 ›E 4 ›F 11

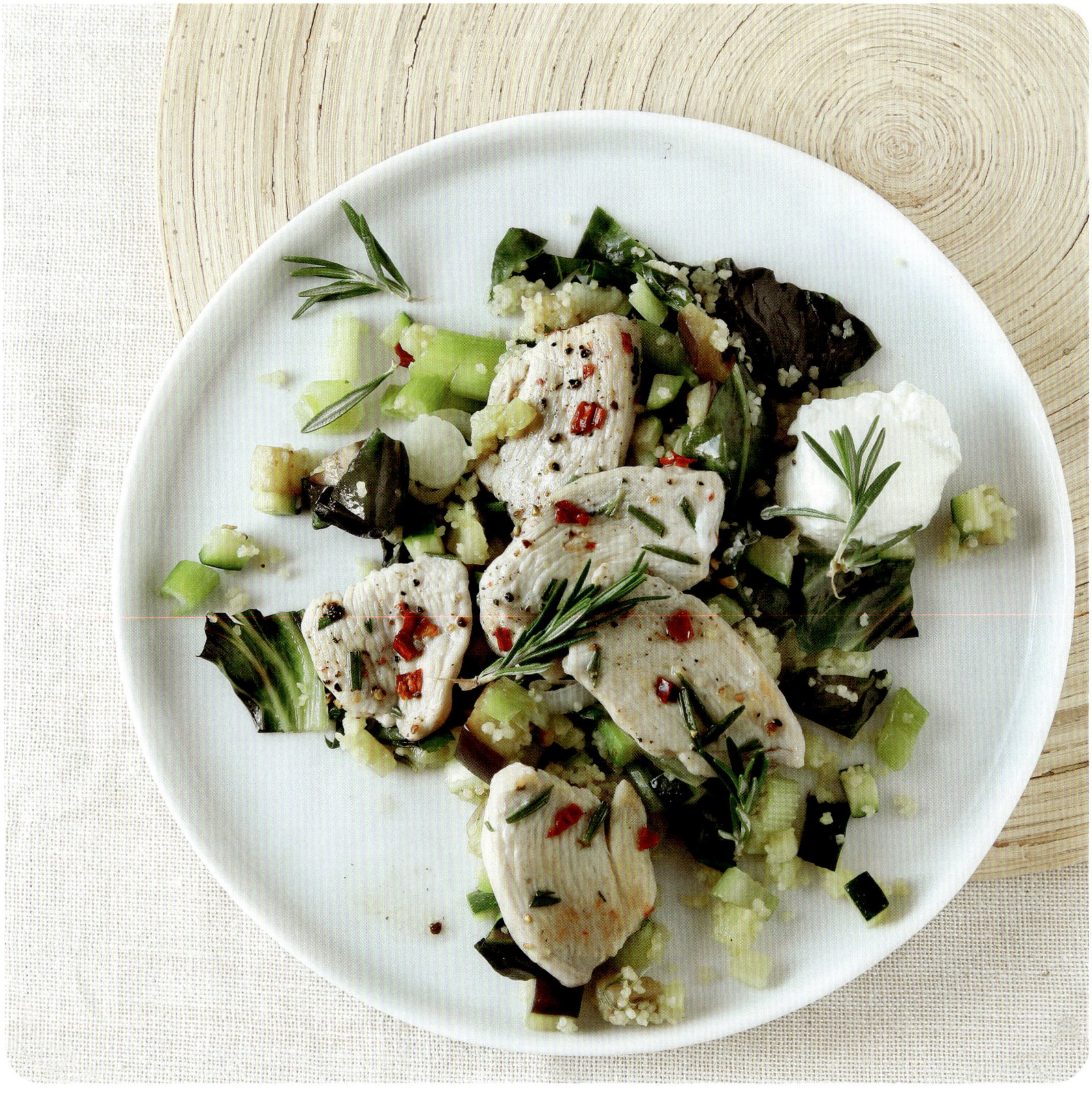

Mit Couscous

Hühnerbrustgeschnetzeltes mit Gemüse

4 Portionen • 25 Min.

2 Hühnerbrustfilets à 120 g • 100 g Frühlingszwiebeln • 1 Zweig Rosmarin • ½ kleine Chili-Schote • je 1 kleine Zucchini, Aubergine, Fenchel • 100 g Mangold • 1 EL Rapsöl • 1 EL Olivenöl • 4 EL Couscous • 60 ml Weißwein • 125 ml Gemüsebrühe • 4 TL Sauerrahm

- Hühnerbrustfilet in Streifen schneiden. Gemüse waschen und putzen. Frühlingszwiebel in Ringe schneiden. Zucchini, Aubergine und Fenchel klein würfeln. Rosmarin von den Stielen zupfen und klein hacken. Chili entkernen und klein hacken. Mangold mit Stiel klein schneiden.

- Fleisch salzen, mit Rosmarin, Chili und Pfeffer würzen und in einer großen beschichteten Pfanne mit Rapsöl rundum kurz anbraten und herausnehmen.

- Olivenöl zugeben und Zwiebelringe, Zucchini, Aubergine, Mangold und Fenchel kurz anbraten. Mit Salz und Pfeffer würzen. Wein und Gemüsebrühe dazugeben und mit Deckel 2 – 3 Min. weich dünsten lassen. Couscous darüberstreuen und 2 – 3 Min. zugedeckt quellen lassen.

- Hühnerfleisch untermischen, auf 4 gewärmten Tellern anrichten und mit Sauerrahm garnieren.

Lebensmittelverträglichkeit: L laktosefreie Milchprodukte verwenden, F ohne Weißwein zubereiten, G ist glutenfrei, H Fleisch frisch einkaufen und gut kühlen, Wein evtl. weglassen, Zucchini statt Aubergine verwenden, ohne Mangold zubereiten

Nährwerte pro Portion › kcal 230 › KH 19 › E 37 › F 8

Locker-luftig

Hirse-Erdbeer-Roulade

1 Roulade (8 Stücke) • 10 Min. + 8 Min. Backzeit

3 Eier • 60 g Hirsemehl • 1 EL Honig • 4 EL Erdbeer-Marmelade • 1 EL Sesam • Vanillepulver • Meersalz • etwas Zitronenschale

- Ofen auf 190 °C vorheizen. Backblech mit zugeschnittenem Backpapier vorbereiten. Eier trennen.

- Eiweiß mit einer Prise Salz zu Schnee schlagen. Eigelb mit Honig, Vanille und Zitronenschale cremig rühren.

- Eischnee und das eingestreute Hirsemehl zugleich mit einem Schneebesen locker unterheben. Die Masse auf ein Backblech mit Backpapier etwa 1 cm stark ausstreichen. Mit Sesam bestreuen und etwa 8 Min. backen.

- Danach auf ein zweites, mit Mehl bestäubtes Backpapier stürzen, Papier abziehen. Mit Marmelade bestreichen und gleichmäßig einrollen. Mit etwas Vanillezucker bestreuen und pro Portion 2 kleine Rouladen abschneiden.

Lebensmittelverträglichkeit: L ist laktosefrei, F nicht geeignet, G ist glutenfrei, H ohne Zitrone zubereiten

Variante Mit Mehl aus Buchweizen, Amaranth, Quinoa oder Mais ebenfalls glutenfrei oder mit Dinkelmehl.

Tipp Idealerweise vermahlen Sie das verwendete Getreide erst kurz vor Gebrauch. Das garantiert volle Nährwerte und besten Geschmack.

Nährwerte pro Portion › kcal 80 › KH 10 › E 3 › F 3

Geschmacksintensive Äpfel verwenden

Apfelschalengetränk

2 Liter • ca. 10 Min.

2 – 3 Äpfel (Schale) • 2 l Wasser • 3 Nelken • 1 Zimtrinde • 1 – 2 EL Bienenhonig oder Ahornsirup

- Äpfel gut waschen, abtrocknen und dann schälen. Apfelschalen, Nelken und Zimtrinde in einem Topf mit kaltem Wasser übergießen, aufkochen lassen und ca. 10 Min. kochen.

- Vom Herd nehmen und 20 Min. ziehen lassen. Honig einrühren, abseihen und das erste Glas noch warm trinken.

Lebensmittelverträglichkeit: L ist laktosefrei, F nicht geeignet, G ist glutenfrei, H ist histaminfrei

Tipp Aus den geschälten Äpfeln lässt sich beispielsweise ein Apfelstrudel zubereiten. Das Apfelschalengetränk schmeckt sowohl warm, kühl als auch gut gekühlt. Wenn es sehr heiß ist, können Sie das Getränk auch gut gekühlt statt Eistee trinken.

Nährwerte pro Portion › kcal 8 › KH 2 › E 0 › F 0

Vorspeisen-Klassiker

Tomate mit Schafsmozzarella

4 Portionen • 10 Min.

4 große Fleischtomaten • 400 g Schafsmozzarella • Meersalz • Pfeffer aus der Mühle • 1 Bund Basilikum • 4 EL kalt gepresstes Olivenöl

- Tomaten waschen, den Strunk ausschneiden, auf der runden Seite leicht einritzen und 1 – 2 Min. ins kochende Wasser geben. Die Haut abziehen und jede Tomate in 4 dickere Scheiben schneiden.

- Die Tomatenscheiben auf 4 Teller verteilen und dazwischen dachziegelartig mit in Scheiben geschnittenem Mozzarella und Basilikumblättern belegen. Darüber das Olivenöl verteilen und mit Meersalz und Pfeffer aus der Mühle würzen.

Lebensmittelverträglichkeit: L laktosefreie Milchprodukte verwenden, F nicht geeignet, G ist glutenfrei, H nicht geeignet

Nährwerte pro Portion › kcal 325 › KH 4 › E 20 › F 25

Schnell gemacht

Seebarsch auf Gemüse

4 Portionen • 20 Min.

- 4 Seebarschfilets à ca.100 g
- 2 EL Olivenöl
- 4 EL Basensauce (Seite 41)
- 4 EL Gemüsebrühe
- 2 EL Sahne
- 1 Fenchelknolle
- 1 Mangold
- 2 Tomaten
- 1 Bund Basilikum
- Meersalz
- Pfeffer aus der Mühle
- ½ TL Zitronensaft

● Basilikum waschen, Blätter von den Stielen zupfen und grob schneiden. Seebarschfilets mit Zitronensaft einpinseln und mit Pfeffer aus der Mühle würzen. Etwas Basilikum darauf verteilen und leicht andrücken.

● Gemüse waschen und putzen. Fenchel halbieren, Strunk entfernen, noch mal halbieren und in Streifen schneiden. Tomaten einritzen, kurz in kochendes Wasser geben, Haut abziehen, halbieren, Strunk entfernen, entkernen und klein würfeln. Mangoldblätter mit Stiel in kleine Stücke zu etwa 3 cm schneiden.

● In einer beschichteten Pfanne Mangold und Fenchel mit 1 EL Olivenöl anschwitzen. Salzen und pfeffern, die Gemüsebrühe angießen und etwa 3 – 5 Min. weich dünsten lassen. Dann die Tomatenwürfel, das restliche Basilikum, Sahne und die Basensauce untermischen und das Gemüse warm halten.

● In einer weiteren Pfanne mit Olivenöl die Barschfilets wenig salzen und bei nicht zu starker Hitze (damit das Basilikum nicht verbrennt) beidseitig 2 – 3 Min. leicht anbräunen, dann vom Herd nehmen, zudecken und etwa 5 Min. durchziehen lassen.

● Den Fischsaft zum Gemüse mischen. Das Gemüse auf 4 vorgewärmten Tellern mittig anrichten und die Barschfilets darauf verteilen.

Lebensmittelverträglichkeit: L laktosefreie Milchprodukte verwenden, F ohne Tomate und Zitrone zubereiten, G ist glutenfrei, H nur absolut frischen bzw. TK-Fisch verwenden, ohne Mangold, Tomaten und Zitrone zubereiten

Tipp Mit Gewürzen variieren: Wenn Sie kleine Gewürzmühlen kaufen, dann können Sie in eine Mühle getrockneten, klein geschnittenen Ingwer füllen, in die zweite Mühle getrockneten Galgant und in die dritte Mühle Kardamom. Damit können Sie zusätzlich Abwechslung und Schärfe zur Ankurbelung Ihres Verdauungsfeuers in die Rezepte bringen. Ideal auch für die Basensuppen.

Nährwerte pro Portion › kcal 175 › KH 4 › E 24 › F 7

Mit Vanilleeis

Crêpes mit warmen Cointreau-Erdbeeren

4 Portionen • 35 Min.

- 2 Eier
- 20 g Butter
- 200 ml Milch
- 130 g frisch gemahlenes Dinkelmehl
- 1 Prise Meersalz
- 2 TL Rapsöl
- 1 Schale Erdbeeren
- 1 EL Bienenhonig
- 40 ml Cointreau
- 4 Kugeln Vanilleeis
- 4 Minzeblätter

● Milch mit Eiern und flüssiger Butter verquirlen, das Dinkelmehl mit einem Schneebesen untermengen und mit einer Prise Salz würzen. Den Teig 15 Min. ruhen lassen.

● Die Erdbeeren waschen, putzen und klein schneiden.

● Eine kleine Pfanne mit Rapsöl einpinseln, heiß machen und etwas Teig (durch Drehen der Pfanne) gleichmäßig dünn verteilen und beide Seiten goldgelb backen. Auf einen Teller geben und die nächsten Crêpes backen.

● Erdbeeren mit Honig und Cointreau in einem Topf warm machen.

● Je eine Kugel Vanilleeis in die Mitte der Crêpes geben, den Crêpe darüberschlagen und mit den warmen Erdbeeren anrichten. Mit frischer Minze garnieren.

Lebensmittelverträglichkeit: L laktosefreie Milchprodukte verwenden, F nicht geeignet, G mit Buchweizen- statt Dinkelmehl zubereiten, H ohne Erdbeersauce zubereiten

Tipp Sie können natürlich auch andere Früchte wie etwa Himbeeren, Heidelbeeren oder Johannisbeeren (auch tiefgekühlt) dazu verwenden oder die Crêpes einfach mit einer beliebigen Marmelade bestreichen.

Nährwerte pro Portion › kcal 313 › KH 40 › E 10 › F 12

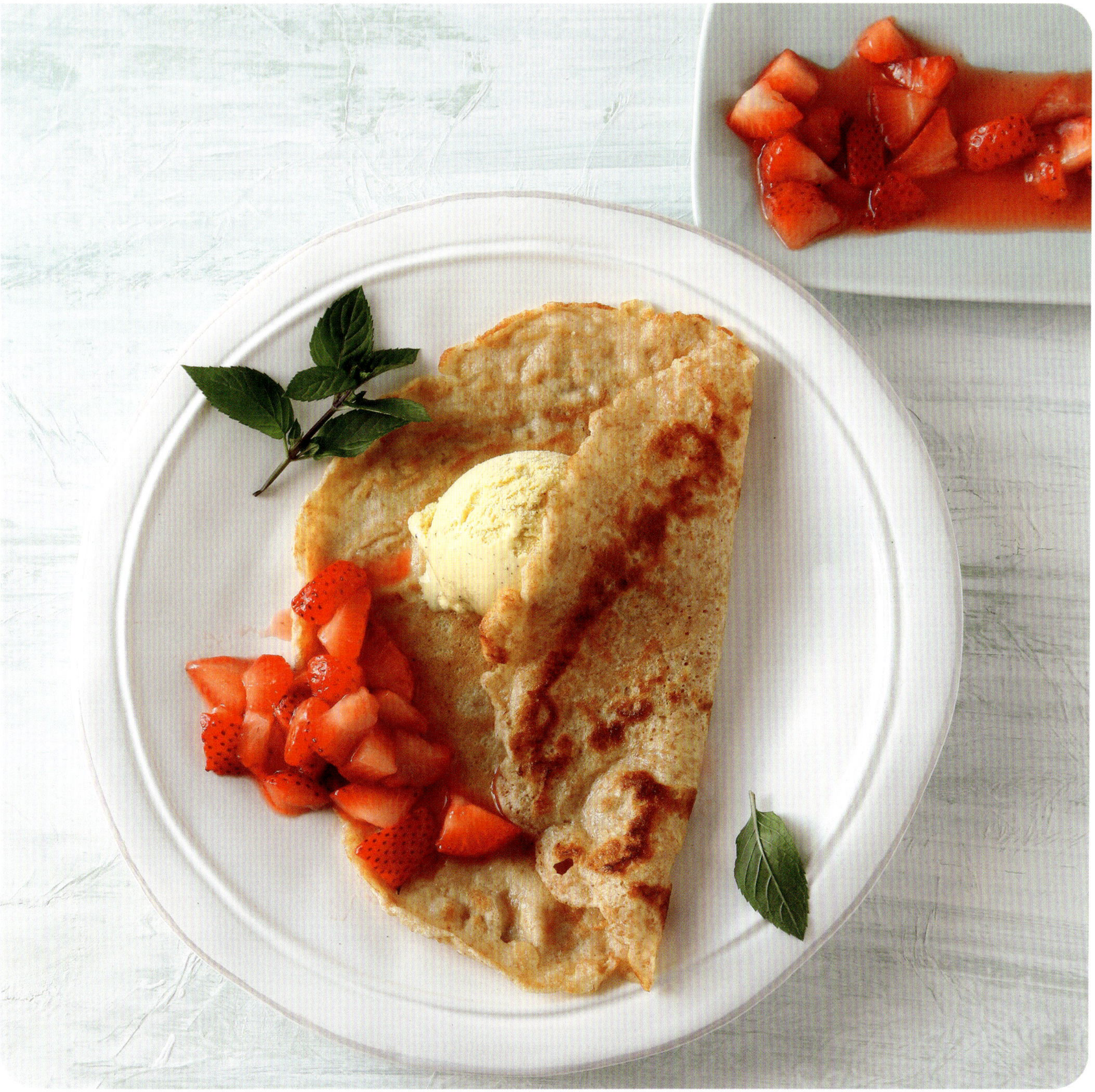

Rezept- und Zutatenverzeichnis

Stichwortverzeichnis

Bibliografische Information der Deutschen Nationalbibliothek
Die Deutsche Nationalbibliothek verzeichnet diese Publikation in der Deutschen Nationalbibliografie; detaillierte bibliografische Daten sind im Internet über http://dnb.d-nb.de abrufbar.

Programmplanung: Uta Spieldiener

Redaktion: Anne Bleick, Stuttgart
Bildredaktion: Christoph Frick

Umschlaggestaltung:
Dominique Loenicker, Stuttgart

Umschlagmotiv (und Bild S. 3):
Chris Meier, Stuttgart
Fotos im Innenteil: Chris Meier, Stuttgart
Foodstyling: Daniela Sonntag, Stuttgart
Zeichnungen: mit freundlicher Genehmigung der Autoren

19. Auflage

TRIAS Verlag in Georg Thieme Verlag KG
Rüdigerstraße 14, 70469 Stuttgart, Germany
www.trias-verlag.de

Printed in Germany

Satz und Repro: Ziegler und Müller, Kirchentellinsfurt
gesetzt in: APP/3B2, Version 9.1 Unicode
Druck: AZ Druck und Datentechnik GmbH, Kempten

Gedruckt auf chlorfrei gebleichtem Papier

ISBN 978-3-432-11227-5

1 2 3 4 5 6

Auch erhältlich als E-Book:
eISBN (ePUB) 978-3-432-11228-2

Wichtiger Hinweis: Wie jede Wissenschaft ist die Medizin ständigen Entwicklungen unterworfen. Forschung und klinische Erfahrung erweitern unsere Erkenntnisse. Ganz besonders gilt das für die Behandlung und die medikamentöse Therapie. Bei allen in diesem Werk erwähnten Dosierungen oder Applikationen, bei Rezepten und Übungsanleitungen, bei Empfehlungen und Tipps dürfen Sie darauf vertrauen: Autoren, Herausgeber und Verlag haben große Sorgfalt darauf verwandt, dass diese Angabe dem Wissensstand bei Fertigstellung des Werkes entsprechen. Rezepte werden gekocht und ausprobiert. Übungen und Übungsreihen haben sich in der Praxis erfolgreich bewährt.

Eine Garantie kann jedoch nicht übernommen werden. Eine Haftung des Autors, des Verlags oder seiner Beauftragten für Personen-, Sach- oder Vermögensschäden ist ausgeschlossen.

Geschützte Warennamen (Warenzeichen) werden **nicht** besonders kenntlich gemacht. Aus dem Fehlen eines solchen Hinweises kann also nicht geschlossen werden, dass es sich um einen freien Warennamen handelt.

Die abgebildeten Personen haben in keiner Weise etwas mit der Krankheit zu tun.

Datenschutz: Wo datenschutzrechtlich erforderlich, wurden die Namen und weitere Daten von Personen redaktionell verändert (Tarnnamen). Dies ist grundsätzlich der Fall bei Patienten, ihren Angehörigen und Freunden, z. T. auch bei weiteren Personen, die z. B. in die Behandlung von Patienten eingebunden sind.

Das richtige Rezept für jede Indikation

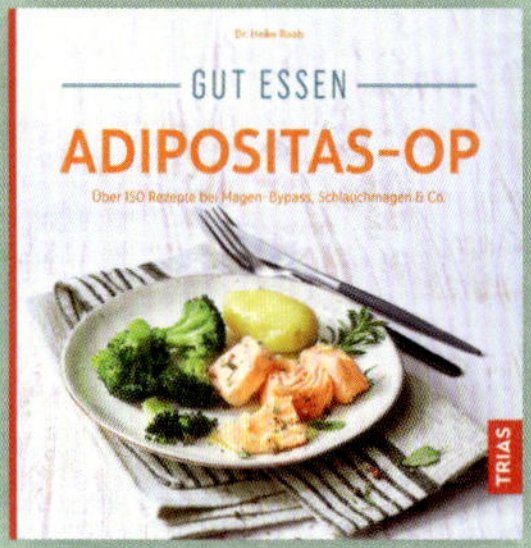

Heike Raab
Gut essen Adipositas-OP

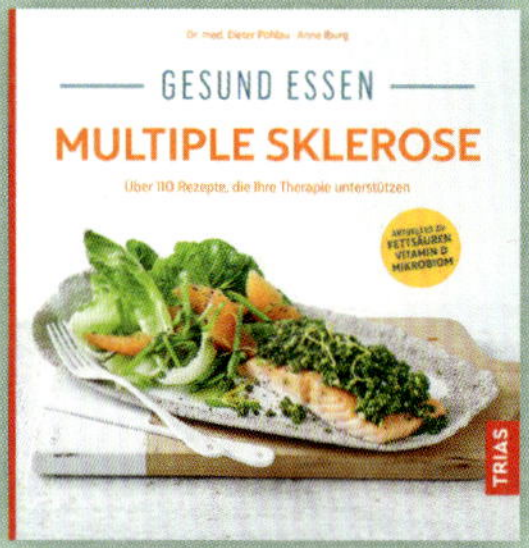

Dieter Pöhlau/Anne Iburg
Gesund essen Multiple Sklerose

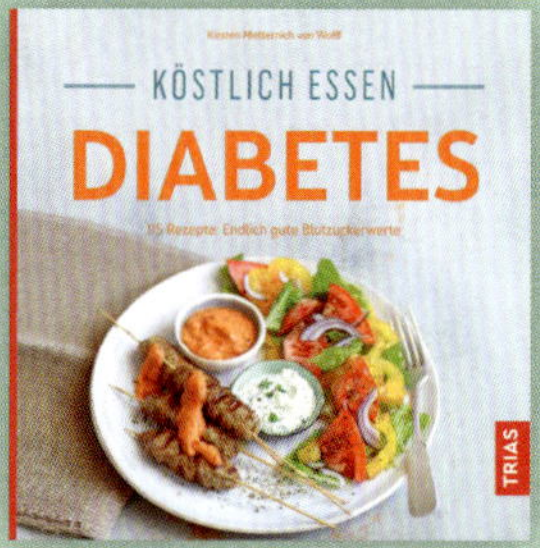

Kirsten Metternich
Köstlich essen Diabetes

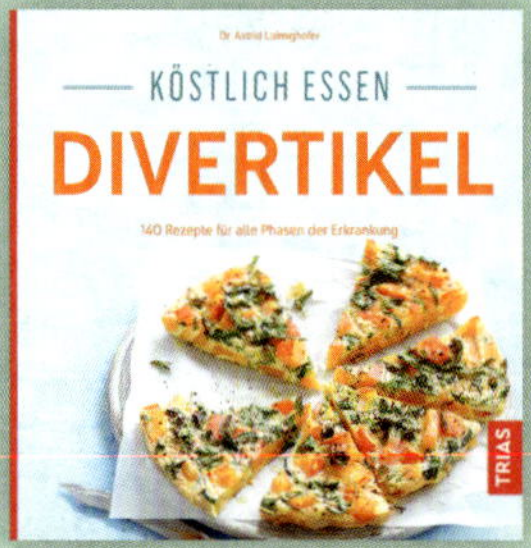

Astrid Laimighofer
Köstlich essen Divertikel

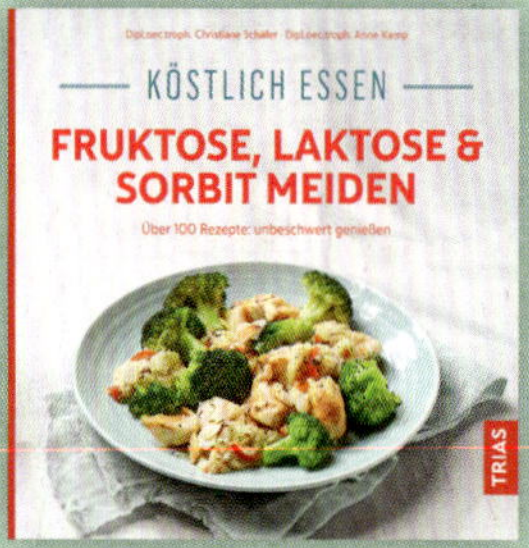

Christiane Schäfer/Anne Kamp
Köstlich essen Fruktose, Laktose & Sorbit meiden

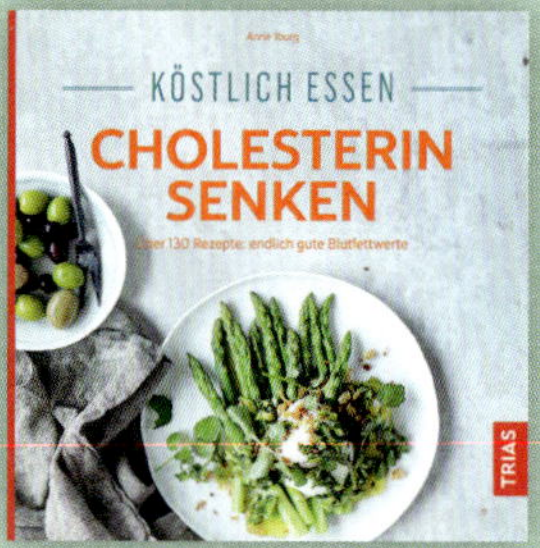

Anne Iburg
Köstlich essen –Cholesterin senken

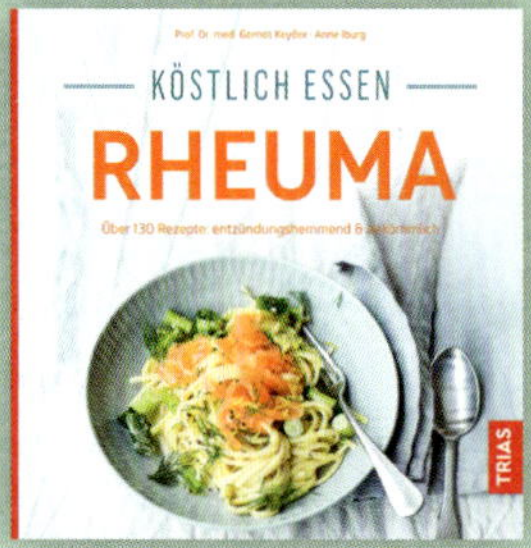

Gernot Keyßer
Köstlich essen – Rheuma

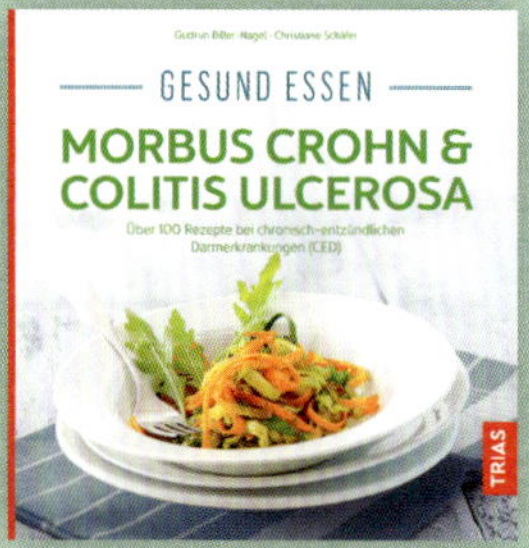

Gudrun Biller-Nagel
Gesund essen – Morbus Crohn & Colitis ulcerosa

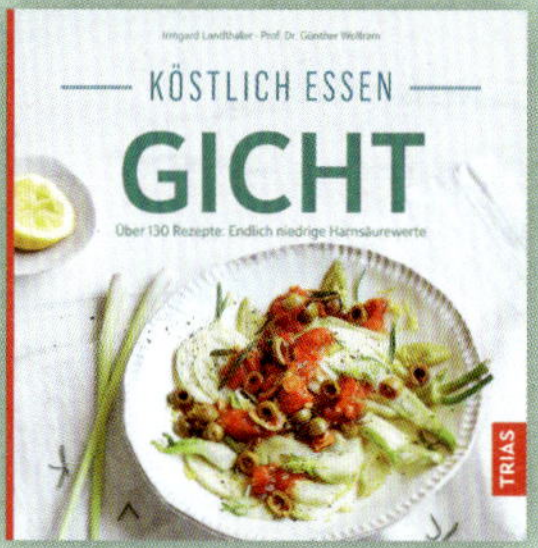

Irmgard Landthaler/ Günther Wolfram
Köstlich essen bei Gicht

Auch erhältlich als E-Book!

Mehr Bücher finden Sie hier:
www.trias-verlag.de

TRIAS